U0383508

精子战争

[美] 罗宾·贝克———著

李沛沂　章蓓蕾———译

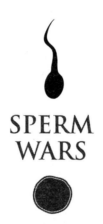

SPERM
WARS

广东旅游出版社
GUANGDONG TRAVEL & TOURISM PRESS

悦读书·悦旅行·悦享人生

中国·广州

图书在版编目（CIP）数据

精子战争 / (美) 贝克著; 李沛沂, 章蓓蕾译. —广州: 广东
旅游出版社, 2014.8（2020.11重印）

ISBN 978-7-80766-889-3

Ⅰ.①精… Ⅱ.①贝…②李…③章… Ⅲ.①性知识②性心
理学 Ⅳ.①R167

中国版本图书馆CIP数据核字（2014）第139275号

广东省版权局著作权合同登记号：图字19-2014-038号

SPERM WARS: INFIDELITY, SEXUAL CONFLICT, AND OTHER BEDROOM BATTLES

Copyright©1996 BY ROBIN BAKER

This edition arranged with THE SUSIJN AGENCY LTD

Through BIG APPLE AGENCY, INC., LABUAN, MALAYSIA.

Simplified Chinese edition copyright©2014 Boyabooks Culture Media Co. Ltd

All rights reserved.

精子战争
JINGZI ZHANZHENG

广东旅游出版社出版发行
（广州市荔湾区沙面北街 71 号 邮编：510130）
印刷：北京晨旭印刷厂
（地址：北京市密云县西田各庄镇西田各庄村）
联系电话：020-87347732 邮编：510130
787 毫米 × 1092 毫米 16 开 21.75 印张 353 千字
2014 年 8 月第 1 版第 1 次印刷
2020 年 11 月第 2 次印刷
定价：70.00 元

［ 版权所有 侵权必究 ］

本书如有错页倒装等质量问题，请直接与印刷厂联系换书。

目录

　　人类精子头部的宽度仅有3微米，一次射精释放出上亿个，但一个如此微小的精子却对人类行为中极其重要的部分——男女两性的性活动——造成深远影响。而这种影响则是借由演化方法及两性间不同的繁衍利益所产生的。本书作者贝克博士在《精子战争》里主要是站在演化的角度，根据精卵结合产生后代的目的来探索男女两性的各种繁衍策略及多姿多彩的性活动。

　　从繁衍后代的角度来看，男性对生殖的投资可以说非常之少。因为男性仅需提供一个精子与卵子结合就够了，而剩下来的怀孕、生产、哺乳等一连串任务可以全部交由女性来做。对男性来说，他们如果想要生出更多的子女，增加适应度，最佳策略就是尽可能和更多的女性性交，使她们为自己生出后代。这也许是一般男性普遍都具备的花心、不易拒绝性诱惑、容易产生性冲动等特质的原因所在。

　　说到受精，既然只要一个精子就能与卵子结合，那么为何男性每次射精都需要释放出上亿的精子呢？又为何大部分的精子都不具备受孕能力呢？旧有的理论认为，这是为了让男性本身的精子互相竞争，最适于受精的精子才能与卵子结合，但作者贝克却从另一角度思考这个问题。他认为，男性射出如此庞大数量的精子并不是为了手足相残，而是为了和其他男性的精子竞争。因为在大部分男性都想尽量让更多女性为自己生育后代的情况下，男性之间便会发生冲突，甚至彼此生出嫉妒之心，并要尽量防止"自己的女人"再和其他男性性交。但即使如此，在某些情况下，男性仍然无法避免和其他男性共享一名女性，于是男性的身体便演化为能够产生大量精子，目的是希望采取"精"海战术，以量取胜，借此提高其本身在精子战争中获胜的几率。

由于男性一次射精所释放出的精子数目会受到生理上的限制，譬如身体能量、空间、资源分配等，因此精子数量并不能无限制增多，正如睾丸的体积不能无限增大一样。在男性的精子中，除了少数真正的精英分子——取卵者——能够使卵子受精外，一部分精子演化为能够杀死敌方精子的杀手，另一部分精子则演化为能够阻碍敌方精子行动的阻挡者。由于不同形态的精子执行不同的任务，精子战争便因此更加激烈。

作者贝克在本书当中也曾应用博弈理论来探讨同性恋、强奸者等在整个社会中的比例。为了让读者更容易理解这个理论，我们在此可以举出另一个类似的简单例子来解释。假设整个社会中所有男性都只和自己的伴侣性交，这时若有一名男性产生出"和他人伴侣性交"的特质，那么这名男性不仅会和自己的伴侣生出后代，也会和其他男性的伴侣生出后代。如此一来，这名男性的适应度显然有所增加，他所拥有的这项特质也会经由其后代而在整个社会广为流传。

相反，若是整个社会的男性都疏于守护自己的伴侣，而忙于在外寻找和他人伴侣性交的机会，这时一名专心守护自己伴侣的男性反而能保证拥有自己的后代。并且这名男性此时反而拥有较高的适应度，这种特质也会逐渐在整个社会广为流传。因此，上述两种特质（"和他人伴侣性交"和"专心守护自己的伴侣"）达到某种比例时，两者的适应度便会相等，它们在整个社会所占的比例便可保持平衡状态。

本书作者贝克是一名曾在曼彻斯特大学任教的生物学者，他在本书里提出了动机性的证据，并以他自己的全新观点从头解释人类的日常行为。

自有人类以来，精子战争无时无刻不在发生。贝克依照统计数字指出，事实上，每25个英国人中，就有一人是在精子战争中产生的。本书定名为《精子战争》，是因为作者调查发现，精子在女性体内彼此战斗的实况，真的就是名副其实的精子战争。一段任何人都可能体验过的性经验，或是十分常见的外遇情景，如果采用贝克的理论来解说，立刻就会于性行为背后浮现出现在进行时的精子战争实况，精子争战的景象甚至会演变成出人意料的剧情。相信许多读者在阅读本书的过程中，都会对自己过去在某种情况下作出的反应感到恍然大悟，甚至开始深思自己的某些行为背后所隐藏的一些事实。

许多专家都认为贝克此书的深入调查比《金赛报告》《海蒂报告》更具冲击性。《精子战争》是一本以"性"为题的论著。为了尽可能地将人类性行为的基本构造赤裸裸地展现在读者面前，贝克想到以"场景"来为性行为附上明确的形象。由于贝克对各种场景细节描述得极为生动，可能有人会将这些场景评为色情文学，但这绝非作者的本意。贝克在前言中也曾强调，《精子战争》不是一本爱情故事集。他试图以生物学观点向读者阐释书中这些场景，而场景中的事件及其反响才是他想说的重点所在。贝克同样还强调，他在撰写本书中各个场景时，曾经尽量避免使用任何与感情有关的字眼，因为他希望读者在阅读本书时，能将更多注意力集中在行为本身，而非场景本身。

作为《精子战争》的译者，为了忠于作者，也为了坚持科普读物应有的客观与超然，在翻译本书的过程中，我们曾经花费很多心血来斟酌某些字眼的中译名称。另外还有一些可能引起负面联想或带有负面价值判断的字眼，在经过慎重考虑之后，我们也决定舍"耸动"而取"中立"，以免误导读者产生不必要的联想。此外，翻译时面临的另一项挑战，是作者的原文章节标题经常采用双关语，并含有多层意义。因此，对于本书各个章节的标题，我们决定不采用原文直译，而是参照各章或各场景的内容另取中文标题。

由于本书的主题是试图探讨男女两性在各种状态下进行的性行为，作者在书中再三强调，讨论某种行为并不表示支持或赞许这种行为。同样，作为本书的译者，我们若是为了讨好道德而对某些行为采取排斥、鄙视或是嘲笑的态度，并且还将这种态度反映在文字之间，这对那些行为本身并不会产生任何影响，但一名译者所该扮演的"忠实转达者"的角色，却将被我们的是非观念所击溃。因此，我们宁愿和原作者采取同样的中立态度，而把价值判断的任务交给更胜任的人去负责。

最后，我们还希望借此机会重申一遍：这是一本探讨行为的著作。作者主要是从演化角度探讨人类的生殖活动——性。或者说，作者是企图从生物学角度来探索人类的天性，而非从心理学角度来探索人性。不论本书所谈论的是天性或是人性，兽性或是理性，相信它所提供的知识必能有助于大家增强理性，抑制天性（即动物性），而让人性获胜。

（本文有删节）

　　性活动在我们的生活中一直存在着不适当的影响。人们不仅对性行为本身花费了许多精力，而且将更多心思用来渴望、谈论、巧计安排甚至糟蹋性行为。尽管我们已经对"性"煞费苦心，但在面对性冲动所引起的行为及反应时，我们仍然会感到茫然不知所措。现在就请大家看看下面的问题，你是否能够回答其中一二？

　　为什么有时我们身处幸福美满的婚姻关系中，却仍然会产生令人难以置信的冲动想要发生婚外情？为什么男性每次性交时射出的精子数量足够让美国人口总数两倍的人受精？为什么男性每次射出那么多精子之后，其中半数的精子又会从女性的两腿之间流失？为什么我们并不想生孩子但却渴望定期进行性交？为什么在我们最不想生孩子的时候，身体却和想法背道而驰并使我们怀孕？为什么在我们想要个孩子的时候，身体却不肯合作，总是不让我们成功受孕？为什么我们很难找出适于怀孕的性交时刻？为什么我们也很难找出不适于怀孕的性交时刻？人类男性的阴茎为什么是目前这种形状？男性为什么在性交过程中需要前后抽动？为什么我们会产生强烈的想要自慰的冲动？为什么有些人在睡眠中能够达到性高潮？为什么女性的性高潮如此莫测高深且难以获得？为什么有些人喜欢和同性发生性行为？

对于上述问题，人们都无法找到合理或至少大致认同的答案。其中某些问题若简单地以社会学或心理学的观点来看，经常会让我们感到困惑而不可理解，而其他某些问题则代表人类对性行为的理解已发生了一场革命性的变化。这场革命虽然是从20世纪70年代就已拉开序幕，但真正形成一股力量却是在90年代之后。而现在对于上述这些问题，我们已能给出比过去更为理性的解答。

到目前为止，这类宝贵的新知始终只被某些享有特权的学术界人士所独享。更准确地说，这些人士即是演化生物学者。本书的目的是希望将这些新知及其引发的其他知识，首度呈现给更广大的普通读者。

今天，正有一股力量在颠覆我们对性驱动力的认识。我撰写本书的目的即是想对这场革命有所帮助。这场革命所要传递的主要信息是，我们的性行为是通过长期演化而来：过去，演化的力量曾对我们祖先的性行为有决定性的影响；现在，演化的力量也同样在影响着我们。尽管长期的演化使我们的身体利用脑部来操控行为，但演化的目的主要还是在激活我们的身体，而非意识。

我认为，主导"性"演化的主要力量就是精子战争。只要一名女性体内同时拥有两名或更多男性的精子，这些精子便将彼此竞争，以赢得进入卵子的"战利品"。精子间竞争的真实情况实在有如一场战争。最近一项研究显示出令人惊异的结果：男性一次性射出的精液当中，只有极少量（不到1%）的精子是拥有生殖能力的"取卵者"（egg-getter）。至于其余的精子，过去大家曾将它们视为不良制品，但现在我们才知道，这些精子原来是被刻意制造成不具备受精能力的。其中一些被我称为"神风队员"的精子，它们的作用和受精毫无关系，主要任务是阻止他人的精子和卵子结合。

《精子战争》这本书将详细评述精子战争的动态，换句话说，也就是向大家描述不同来源的精子如何在女性体内争夺受精的特权。我在这本书里会向大家介绍许多影响精子战争结果的因素。例如，女性本身能够制造适于或不适于精子的环境，并以此来帮助或阻碍精子在其体内的活动；同时，我还将更进一步向大家介绍，不论男女两性在意识中认为精子战争发生的机会是那么微小，但演化却使他们的身体终生都在盲目地准备对付精子战争的来临。

精子战争的斗争舞台不仅构建在高度形式化的精子行动上，同时也以有意渲染、妥协、故弄玄虚甚至扰乱两性关系的方式，表现在人类这种动物的个体身上。而本书也将从上述角度以更微妙复杂的方式探讨精子之间的斗争。

人类对性的态度、感情、反应以及性行为本身不仅反映出我们的感性生活和对性生活的理性计划，同时也反映出精子斗争所形成的非理性的生物指令。我们并不需要了解这些指令何时及如何介入精子战争，我们也不需要了解这些指令如何摧毁与瓦解我们的生活规划。我们只需按照生物指令行事即可。

因此，对男性来说，即使从来不曾有意识地怀疑其配偶的忠贞，但他们的大部分性行为都是为了防止配偶使自己的精子卷入精子战争，就算是无法避免这种可能，男性也要使他的精子掌握打赢精子战争的最佳时机。相同的，对女性来说，即使她们找不出理由去怀疑或蒙骗配偶，但女性的大部分性行为不是为了操控配偶与其他男性，就是为了帮助某位男性的精子在精子战争中获得胜利。这是为什么呢？因为经过长时间演化所形成的指令支配着女性，能够掀起精子竞赛的女性才有更多机会生出具有优秀基因的后代。概括来说，我在这本书里主张，适时地选择对配偶保持忠贞或进行外遇，不论对男性或女性来说，都可算是繁衍后代的一种理想策略，而我们每个人天生确实也都能将这种真实状况反映在性行为当中。

*

大部分研究人类行为的演化生物学家，都曾花费过相当长的时间来研究其他动物的行为。他们占领的学术领域是由对其他物种的结论而推衍到人类。我个人对这方面的学习过程则其他学者不同。早在我还是学生的时候，我就坚信，将人类和其他动物同时进行性的比较研究不仅合理，而且绝对有益。因此，当我着手进行研究的时候，我从一开始就以相同的观点同时研究人类和其他动物。甚至，当我的同事还在主张将研究动物行为的结果推衍到人类的时候，我却花费了很多时间用来坚持相反的研究方式。换句话说，我所主张的研究方式是以研究人类行为所得的结果来洞悉其他物种的行为。

我早期从事的研究和性行为毫无关联。当时我研究的是动物的迁移（migration）与定位（navigation）。任何人只要曾经设法让老鼠或马找出它们回家的方向，或是曾让一只飞蛾找出南方在哪的话，他一定会对人类产生同样的兴趣。我当时是对这几种动物同时进行研究，而我在每个阶段对每种动物所获得的研究结果，也正好对其他动物的研究起到举一反三的作用。

很自然地，当我的研究兴趣最后转为动物的性活动，我的研究对象就不只是昆虫、老鼠和猪，还包括人类在内。这时我又发现一件事，任何人只要曾经尝试在飞蛾、老鼠等动物进行正常性行为过程中收集它们的精液（甚至还有些可怜的家伙会有兴趣去收集狮子和鲸鱼的精液呢），他就会知道以人类为对象进行同样的研究是多么简单的一件事。我只花了点钱买了一些安全套，那些自愿受试者们便高高兴兴地离开了实验室。几天后，他们带着自己在自然性交过程中得到的全部产品（精液），重新回到了实验室。以人类为研究对象比较省事的部分还不只如此，那些自愿受试人员还能对我提出的问题作出解答，例如，他们上次射精是在多久之前？这次射精是通过性交还是自慰？他们的性伴侣是否为长期关系的配偶？在性交过程中女性是否曾经达到高潮？如果达到，在何时？

这项实验从20世纪80年代中期展开，约有100对男女伴侣曾提供给我1000次射精的精液。由于他们提供了帮助，我和我的学生才能对这些精液进行计量与分类。在这些样本当中，约有200份精液样本是性交时射入女性体内，然后在一小时后又从女性体内流出的，换句话说，也就是"回流"。另外，还有500名男性曾经自愿提供活体精子，以便让我们进行混合精液的实验。这使我们得以在显微镜下观察到精子在遭遇其他男性的精子时，是否会表现出不同以往的行为。除此之外，我们还对全英国约4000名女性进行过问卷调查，内容包括这些女性的性行为，以及她们在外遇或团体性交过程中的反应与行为。尽管本书的基本论点是根据我自己的实验结果而来，但另一方面，世界各地的研究人员对于人类和动物的其他相关研究也对本书的论点产生了举足轻重的影响。

本书采用的最后一项资料来之不易。我曾在莫里斯（Desmond Morris）制作的电视节目《人类这种动物》（The Human Animal）中担任科学顾问，这个谈论人类性行为的系列节目所获得的争议与成就同样惊人。当节目制作单位问我，怎样的镜头才最能展现出我所进行的研究时，我特别强调女性获得性高潮的那一刻，以及男性在女性体内射精的那一瞬间。这个瞬间镜头极为宝贵但也极难摄取，数星期之后，我和莫里斯以及我的研究伙伴贝里斯，还有其他节目制作小组人员一起挤在曼彻斯特大学的一个小房间里，观看因我的建议而做成的东西。那是一卷影片，是我们在一名男性进行性交前，把一个小型光纤内窥镜贴在他的阴茎下方拍摄而成的！我曾在本书中尽了最大努力，想把我们在影片里看到的情景描述出来（请参见场景3），但那些影像造成的震撼却绝不是我的能力所能表达的。同时，我从前对性交过程中最关键时刻的科学认知，也因为这段影片而发生了彻底的改变。

另一方面，由于技术上的困难，我们如果想从其他动物身上收集到同样的资料，便须花费极多的时间。尽管这种现象会让我们产生一种错觉，认为以人类为研究对象就不会遇到任何问题，但对研究人类行为的学者来说，他们永远担心受测对象腼腆害羞、夸大其词，甚至恶作剧。无论如何，我们在这项实验中获得的合作成果还是令人感到十分惊喜。大部分的自愿受试者显然都能理解提供真实资料的价值，同时也明了诚实胜于一切的意义。

*

在以生物学观点对人类进行研究的过程中，我们必须随时警惕，以保证所有的数据资料都不曾遭受不良影响。对研究人员来说，让他们感到烦恼的事情还不只这一点。很多研究人员会发现，从生物学和社会规范的角度分别来看同一件事时会有矛盾产生。这种观点之间的差距则会让人觉得，我们想从生物学角度来阐释人类行为，简直就是毫无意义的举动。就拿人类的性行为来说，诸如节育或道德观等，不论这些现象来自宗教还是社会，甚至有一些是由生硬的法律条文造成的，看起来却像是人类独有的产物。相同的，人类在决定与"性"或繁衍后代有关的活动时，有时会牵涉到经济因素，这也是只有在人类身上才能发现的独特现象。综上所述，既然我们已经知道人类具备了上述的独有特色，那么又怎能用观察其他动物的角度来观察人类呢？

事实上，上述现象对大多数人来说并没什么特别。或者说，人们不愿把这些现象看得太特别。拿节育来说，这种现象并非人类独有。我在本书的场景16里面也曾说明过，节育基本上是哺乳类动物的特性，而目前我们的身体拥有的各种自然节育机制，则是从前人类（prehuman）与早期人类的祖先身上继承而来。一名狩猎民族的女性终其一生所能生的子女人数，几乎和现代工业社会的女性相同。狩猎民族的女性凭借的只是承传哺乳类的自然节育法，而现代工业社会的女性则可能在她衣橱的抽屉里装满安全套、子宫帽或口服避孕药之类的东西。

再拿前面提到过的经济因素来说，基本上，这种现象也无任何新意可言。现代男女把"性"作为换取金钱的手段，这种做法相当于其他动物（例如我们的祖先）以"性"作为换取生活空间与食物的本能。人类在获得社会与经济保障之前，会企图暂时延缓繁衍后代，这种现象其实和其他动物并没有什么不同。许多哺乳类动物在加入更好的群体，并获得更佳的生活空间与更多的食物之前，也会暂时延缓繁衍后代。我们在老鼠和猴子身上都能观察到相同的现象。即使是从事性交易的女性，她们以"性"换取金钱的行为，我们也能在其他动物当中观察到类似的现象。关于这一点，我在本书的场景32中有详细说明。

除了上述节育与性交易之外，生物社会对性行为加以制约也非人类社会独有的现象。所有生活在大型群体里的鸟类或哺乳类动物都有其雌性与雄性应该遵守的群体规范，以及群体独有的道德标准。这些规则通常是由领导阶层的雌性或雄性所制定，同时以其本身拥有的力量来强制执行这些规则。不仅如此，这些规则还能以教育的方式广为传播。一般来说，群体中上一代的行为会对下一代的行为产生影响。上述群体规则在动物社会当中（例如在人类社会中）可能引起的结果是，部分社会成员会企图采取某些方式以规避社会制约的力量。最近一些以"父权"（paternity）为题的研究则显示，这些尝试规避制约的成员其实经常都能得逞。

由于一般人根本搞不清楚我们的行为当中究竟有多少是真正来自生物的本能，因此很多人经常会把动物的生物性行为与文化性行为混为一谈。举例来说，我经常听到有人主张，如果没有文化的制约，生物指令（biological imperatives）最终将会导致长期伴侣关系和核心家庭的消失。但事实上，驱动人类两性追寻长期伴侣并与伴侣共同养育子女的，是生物指令，而非社会规律。同样的，大部分鸟类和哺乳类动物也因为相同的生物指令而表现出类似行为。对这些动物（或人类）来说，它们不需要任何宗教或文化规律来强迫自己建立家族。一切都是源于自然。相同的生物指令也会驱使某些个体（不论是鸟类、猴子还是人类）将其长期伴侣视为终生的伴侣，并且终生对伴侣保持忠贞。对个体来说，能否终生都对伴侣保持忠贞，则要视伴侣的品质、个体所处的环境以及可供接受的选择而定。同样的，不论对男性或女性（或其他雄性与雌性动物）来说，上述生物指令也会驱使他们经常预期或准备进行偶然发生的外遇行为。

　　大致来说，外遇行为算是较罕见的，也不需要任何宗教或文化上的驱动力。人类对外遇行为最大的抗拒力量主要来自个体的配偶，以及所有个体的配偶。这种抗拒力量不仅是对人类，即使是对其他哺乳类动物或鸟类来说，也是同样强烈的。这种生物性的制约力量则显示，即便没有来自文化的压力或是禁忌，外遇行为也不至于泛滥到不可收拾的程度。从文化上来看，现代西方工业社会的外遇现象和许多鸟类社会的情形大致相同。上述社会对一夫一妻制都表示赞许，而对外遇则采取贬抑的态度。人类社会的外遇情形要是和其他灵长类动物（例如狒猿和长臂猿）比起来，可能还比它们更胜一筹。每个人类社会之间的外遇情况都不相同，但这些差异和社会制约力量之间的关系却并不明显。有些社会对外遇行为采取视而不见的态度；有些社会对外遇行为虽不鼓励，但却能默许；有些社会则甚至会将当事人（特别是女性）处死。不管怎么说，任何社会都有外遇现象存在，即使是在将外遇当事人处死的社会也不例外。这些社会之间最大的不同，是成员对外遇行为的保密程度，以及成员是否准备承认自己的外遇行为。对研究人员来说，这才是最关键的问题。但事实上，我们至今仍然不清楚人类不同社会之间外遇行为的差异在哪里。

　　生物指令与社会规则在现代人类社会当中如何发生交互作用？这实在是个引人入胜的题目。不过，我在这本书里对于社会规则的部分较少涉及。这并不是因为我想贬损社会规则的力量及其对日常行为造成的影响。由于本书主要是以生物学观点阐释各种现象，为了避免让读者混淆不清，我决定在书中较少提及社会规则。同时，我也希望通过着重描写性行为的生物基础，使我的理论能和更多社会（包括以各种不同标准的社会性、道德观、宗教规范与信仰所构成的社会）中的更多成员都能产生密切联系。

　　尽管现代工业社会的成员很可能就是阅读本书的典型读者，但大部分人类社会仍然对一夫多妻制或同性恋之类的性行为采取包容、宽恕甚至鼓励的态度。如果我在本书当中过分抨击某些性行为造成文化对立的背景，这么做对我并没有好处。因为对那些来自更开放的社会文化背景的人们来说，这部分很可能会显得毫无意义。因此，我希望将本书的重点放在性行为及其生物基础上，以期让这本书和所有读者都能有所关联。

　　所有的社会都不尽相同，因为每个社会本身都有各自的发展历史。而且，整个世界的每个社会都不断以不同的方式在发展。社会以各种方式进行演化的过程并非随意而为，这些变化很可能是根据生物指令而来。研究社会演化的学者不仅能够明了社会进化的生物性因素（如生态学或疾病的危险），同时也能了解形成社会道德标准和宗教信仰的重要指针。举例来说，农业社会比较倾向于一夫多妻制，而狩猎民族社会及工业化社会则较倾向于一夫一妻制。我们在场景30和场景31里曾对疾病的危险与可能性，以及社会对同性恋行为的接受度之间的关系有所说明。总而言之，从演化的规律来看，生物指令可能驱使社会上的多数成员公开进行某些行为，而社会则对这些行为采取宽容的态度。同样，对那些少数成员从事的以及无法公开进行的行为，社会则采取贬抑的态度。

在演化过程中，某些性行为逐渐转为暗中进行，某些性策略逐渐变成少数势力，这些现象全都是受到生物指令的驱使。同样的，社会成员对性行为所采取的某些偏执观念与伪善态度，也是受到生物指令驱使才逐渐形成的。对于这些现象，我除了在这本书里有所说明外，每当书中提到某种性行为可能对其他人造成威胁时，我还会重新提出上述说明来解释这些现象。尤其有趣的是对性的假道学。因为就某些性行为来说，通常能从其中获得最大成就的代表性人物，也就是那些以压迫或抨击等方式，防止他人在暗中从事和自己相同的行为的社会成员。因此，当我们发现社会规范的立法者或促成者正放纵于他们所禁止的行为时，也不必大惊小怪。同理，对于其他灵长类动物的统治阶层所表现出的类似行为，我们也没必要再去自讨没趣地加以指责。

当然，人类社会一旦经过演化而形成其本身的规则与规范后，不论这些规范内容如何，也不论这些规范的形成过程是否和其他社会极为不同，社会内在的制约力量将会强迫每个成员适应这些既成规范。当社会所处的环境发生了变化，同时，生物指令开始驱使多数社会成员的行为变得并不适合过去的规范时，这种内在压力就不可避免地减缓整个社会进化的过程。这时，社会成员不是被迫放弃自己所渴望的行为，就是迫使自己的行为变得更隐蔽。总而言之，从结果来看，社会中的多数成员似乎能够掌握整个社会未来发展的方向。

文化与生物之间的互动关系显然非常复杂且充满动力。两者不仅彼此影响，同时其本身也不断发生变化。社会与技术上的最新发展（例如儿童保护机构与父子血亲鉴定）很可能会给文化与性行为带来极为深远的影响。而在这些进展出现之前，对先进国家来说，影响最深远的进展显然就是现代避孕法的日渐普及。这项进展已在先进国家当中对整个社会及性行为产生极大的影响，同时，未来也会在发展中国家造成相同的震撼效果。

至于现代避孕法会对受制于生物指令的自然节育产生怎样的影响，这实在是个有趣的问题。对于这一点，我在这本书里面也会有所说明。我还可以向读者保证，这些进展将会带来令人惊异的结果，例如安全套的出现其实反而可能会使男性所生的子女人数有所增加；口服避孕药除了会影响到女性所生的子女人数之外，更会对女性在"何时""和谁"生下子女上起到决定性的作用。但不管怎么说，现代女性一方面受制于生物本能的原始驱动力，另一方面却能够依赖口服避孕药的协助，因此，事实上她们手中都对自己繁衍子孙的命运握着不可轻视的掌控权。即使如此，许多女性读到这里，可能还是会悲伤地想起她那经过精心设计的人生规划，竟会毁于一次或两次令人难以理解的一时疏忽。女性这种自发性与自我毁灭式的行为是否表示她的身体和大脑之间存在矛盾？或者是她所拥有的现代人格与她原有的生物本能彼此冲突？对这个问题感兴趣的读者，可以参考本书的场景6、场景19到场景26，这部分内容可能会让大家获得一些启示，感到轻松一些。

*

作为一名生物学者，我在发表自己的研究成果时，自始至终都只考虑到要以适于接受学界人士批评的形态呈现出来。因此，我的研究论文里面充满了专业性术语、数据、表格与图解。这些资料也许适于表达研究成果，但对一般读者来说，不免让人觉得难以接近。由于本书的研究主题主要是对性行为加以阐释与解说，而对大多数人来说，性行为仍然是一种难以理解且不可捉摸的经验，所以在我着手进行有关研究时就知道，这项研究主题显然将会引起大众的广泛兴趣。我所获得的研究结果也显示，性行为有其基本规则。性行为本身除了具备一切世俗性，如令人困窘、给人愉悦、充满风险、带来罪恶、不辨是非等，还有自身的基本规则。

在撰写本书的过程中，我为了将上述有关性行为的基本规则展现在读者面前，同时也将性行为带入现实生活里，才想到在书中创造一系列的假想场景。我在每个场景里都以某种形式表现出性行为之间的对立状态，除了男性与男性、女性与女性之间的对立状态外，最常出现的是两性之间的对立状态。另外还有许多场景则从各个层面探讨精子战争。就我个人的观点而言，我认为精子战争是所有性行为的基本要素。我在全书的每个场景后面都附上了说明，同时也试图以一名演化生物学者的身份对各种性行为加以解释。

对我们每个人来说，你我都是因为在过去某个关键时刻，我们父亲的精子钻进了母亲的卵子，而得以来到人世。在受精的一瞬间，整套指导个体发展过程的复杂指令立即被打开了开关。这些有关个体发展的指令一半来自父亲，另一半来自母亲，最终创造出今日的你我。如果我们的父母不是按照当时的方式与当时的对象进行性交，今天也就不会有你我存在于这个世界。

每个生命诞生的背后都隐藏着一个故事，你我的诞生也不例外。但这些故事的细节至今鲜为人知。举例来说，我们不太可能弄清自己的母亲在受精的瞬间是否曾经到达高潮。就算我们知道母亲在怀上我们的那次性交中曾经到达高潮，也无法弄清她究竟是在性交前，还是性交后，或者是和父亲同时到达高潮。我们也无从知道在成为母亲体内胎儿的几天前或几小时前，我们的父母是否曾经有过自慰。他们之中是否有人是双性恋者？我们受精时的那次性交是否为一次外遇行为？母亲怀上我们的同时，她的体内是否只有一名男性的精子？我们称之为"父亲"的那个男性，是否真的就是那个提供精子生出你我的男性？

通常，大多数人都是从长期伴侣关系的男女之间的例行性交中诞生出来的。不只是今日如此，这种行为可能至少已经持续了三四百万年以上。或许，例行性交中的受精丝毫不足为奇，但例行性交本身却有其令人惊异之处。这也是我在这本书里想向读者介绍的。此外，还有约20％的人是从非例行性交过程中诞生出来的。这些生命诞生的背后隐藏着更为引人入胜的故事情节。我在这本书里也会向读者介绍许多此类故事。

在撰写本书的过程中，我遇到的问题之一是，我想说明的许多行为都须附上明确的形象以便于读者理解。我在这本书里描述的许多场景与细节，就字面上来看，可能有人会将之视为色情文学。我曾试图不要如此毫无保留地直接描述，也曾希望每个场景或每项细节不至于使读者感到困窘或难以忍受。至于每个场景之后的说明部分，我则在其中尽可能地提出足够的理由来支持结论。总之，读者在阅读这本书的过程中可能稍微需要一点耐心，因为尽管书中提及的所有行为要素最终都能获得适当解说，但我并没有在介绍场景中的事件之后立即作出说明。

举例来说，书中有两个场景是关于自慰行为的。其中之一是描述男性的自慰，另一个场景则是描述女性的自慰。我在这两个场景之后都对自慰功能有所解释。另一方面，这本书中的其他场景里也经常出现与自慰有关的性行为，但我对这些行为就不再多加解说。因为只要能从有关自慰行为的两个场景中明了自慰的功能，其他场景里的行为和自慰之间的关联也就不言自明了。

《精子战争》是一本以"性"为主题的科学论著，不是一部爱情故事集。在撰写本书的过程中，我尽力将人类性行为的原形赤裸裸地展现在读者面前。因为如果要以生物学观点来阐释这些场景，其中的事件及反响才是最重要的。对演化生物学家来说，他们的根本兴趣是"人类为何会出现这种行为"，以及"这种行为会给人类繁衍结果带来什么影响"，诸如"人们对这种行为的感觉如何"和"认为人们对这种行为的感觉如何"之类的问题，则完全不感兴趣。当人类的本能驱使我们从事某些特殊行为时，我们的确会经历某些感觉与感情。例如喜爱与恐惧、欢愉与兴奋等字眼，都能依次表明我们在意识里想要按照思考过程表现感觉与感情的企图。我在撰写本书中的各个场景时，曾尽量避免使用上述与感情有关的字眼，因为我希望读者在阅读本书的过程中能将更多的注意力集中在行为本身上。

尽管这本书里很少用到与感情有关的字眼，但这并不表示书中人物不曾表现适当的感情。例如场景37里那对伴侣之间终生不渝的爱情，以及场景8里那个男人对他"儿子"的亲情，即使没有多加说明，这些感情也是显而易见的。场景18里面描述的那名十四五岁的少女与中年男子之间的关系几乎相当于某种非法行为（在某些人类社会里），但对他们两人来说，这段关系却充满了浪漫与激情。场景36里那名困惑的男子一次又一次地重复恋爱与失恋，他不断努力，想找到一名关系持久的伴侣，也想彻底弄懂女性的性行为，但在他的整个人生里，却不止一次地失望。至于像场景9里那名女性可能感受到的对配偶的恐惧与怨恨，以及场景33与场景34里被强奸的女性遭受到的心理创伤与痛苦，则根本不需要多费笔墨来加以形容，因为场景中的人物所表现的行为已经表明了一切。

*

有人认为，《精子战争》似乎把女性描绘成个个充满心机、善于耍诈，并且表现得很虚伪。也有人提醒我，《精子战争》可能会让我变成女权主义者攻击的对象。这种说法让我感到十分惊讶，因为在撰写本书的过程中，我一直以为这本书也许能够有助于矫正以"男性至上"观点来看待性行为的传统做法。这种观点实在是一种可耻的双重标准，长久以来，在许多人类社会里，传统的定论（通过男性作者一代一代传颂至今的某些理论）认为，男性由于受其生物本能的影响，才不得不去拈花惹草。但在《精子战争》这本书里，我提出的看法是，没有哪一种性别能以本能或其他借口作为独享利益的理由。只要在环境许可的条件下，男女两性生来都会在"保持忠贞"与"进行外遇"之间作出选择。以繁衍成果的角度来看，男女两性不仅能从外遇行为当中获利，同时，他们要求配偶保持忠贞也能给自己带来好处。而令人感到矛盾的是，传统的双重标准可能会超出男性天生直觉所能理解的范围，因为只要给予女性自由，她们也能变得和男性一样放荡不羁。因此，在那些男性主控整个文化态度的社会里，强行推崇双重标准可能正好反映出一种共同的男性沙文主义行为，而这种行为的背后，则隐藏着男性不甘被戴绿帽子的心理。

不论对男性或女性读者来说，如果有人想在本书当中寻找偏见用以支持或反对异性，我都会感到非常失望。因为我在这本书里非常公平地对两性分别给予了抨击与赞美。每当我在描述阴茎前后抽动的威力或是男性统治的权力时，一定也会同时列举出女性对此所采取的对抗策略的相对实例。无论如何，就算是在男性统治的社会里，如果有人一定要我指出两性繁衍竞赛的胜利者究竟是谁时，我大概会选择女性。因为尽管有少数男性可能获得完全的繁衍胜利，尽管大多数男性的身体永远都在尝试将恶劣环境尽为其用，但在两性之间性活动的各个阶段，男性几乎总是会被女性的巧计或策略打败。

如果我是一名女性，上述结论很可能会使女权主义运动者对我大加赞许。然而，由于我是一名男性，这很可能会被视为在宣布女性误入歧途的罪状。对于这类说法，我能给出的唯一回答是，我从来未曾有过这种企图。和大多数研究人员一样，在进行观测的过程中，我所扮演的角色只不过是一名记录者、分类者和解说者。至于价值判断的任务，我把这个部分留给其他人来做。

我所采取的中立态度，在我解决写作过程中遇到的最后一个问题时，发挥了举足轻重的作用。对大多数人来说，我在书中描述过的许多行为说得好听是"不含是非观念"，说得难听则是犯罪。以我的立场来说，我必须远离所有是非道德的标准，因为我所从事的工作的目的，是要摒弃偏见与挑剔的眼光来解释人类行为。我对某种行为欠缺价值判断的态度则会给我带来一项麻烦：很多人会认为我对那种行为表示宽容甚至是在鼓吹那种行为。在这里我必须特别强调，我绝不是要对任何行为作出价值判断。正像我在场景33里解释强奸行为时说过的，我在涉及反社会行为时所进行的第一个步骤，即是设法理解驱动这种行为的生物指令，唯有这一点才是我对行为解说的最终目的。

01

繁衍竞赛

场景1 回忆过去

泛黄的照片里有几张面孔，他们和注视着照片的这名年轻女人之间，相隔几百年的距离。年轻女人非常喜爱这张照片。每次到祖母家去玩，她总是要祖母把这张照片拿给她看。照片里是3张孩子的面孔，他们早已逝世多年，但老古董式的相机却把久远以前的童年瞬间收进了镜头。3个孩子站着排成一列，最年长而且身材最高的孩子站在最左边，其次是身高、年龄较低的孩子，按着顺序向右排开。站在两端的男孩年龄大约是10岁和2岁，而站在正中间的女孩则大约是5岁。

每次看到这张照片，年轻女人都会感到自己和未知的过去之间有一种关系。照片里是她的曾祖母和曾祖母的两个兄弟。如果不知道这一点，光凭想象，会让人联想到照片里的女孩就是正在欣赏照片的她。因为照片里的曾祖母，和她童年时代的脸庞简直相似到极点。祖母把这张脸叫作"家族的脸孔"，而她的亲戚拥有这张面孔和这双眼睛的，的确相当多。

她注视照片半晌，接着便要求祖母"再说一遍"家族的故事。老妇人摸索着从相册里面拿出一张很大的纸，然后才开始讲述过去的故事。这是一张家谱。她祖母不只对自己的家谱感到骄傲与欣慰，也非常喜欢把家谱和照片拿给儿孙们欣赏。

年轻女人很专心地倾听祖母叙述，同时也决定要把祖母的话都好好儿地记下来。照片里，曾祖母的兄弟之一很早就去世了，也没留下后代。年轻女人的曾祖母从小生在贫苦之家，不过她后来不仅长大成人，还摆脱了贫困的家庭背景。曾祖母从一个小女孩变成美丽的少女，当时曾经受到村中所有年轻男人的追求。曾祖母后来到一个大户人家去当女佣，不久，就怀了这家少爷的孩子。那时在曾祖母肚里的婴儿，就是现在正在讲述故事的祖母。

所幸那个大户人家并没把曾祖母赶走，他们接纳了她，让她成为全家的一分子。整个事情发生得太快了，除了曾有过一些谣言之外，也没人敢肯定地说那个新生儿是个私生子。曾祖母和她丈夫后来一直保持良好的关系，他们又生了4个孩子，全都是男孩。而且，在当时算是十分难得的，几个孩子居然全都养活了。

现在，祖母指着照片里年纪最大的男孩，他该算是祖母的舅父。但他可没他姐姐那么幸运，终其一生，都没法摆脱贫困的命运。他也生了5个孩子，这一点倒是和他姐姐一样，可是其中的3人还在婴儿时期就夭折了。剩下的一儿一女，儿子18岁那年在第一次世界大战里送了命，女儿后来虽然结了婚，却没生孩子。这个女儿在她50多岁的时候，也紧随数年前去世的父母，孤独地离开了这个世界。照片里那个最年幼的男孩有着一对大眼睛和迷人的微笑，他是曾祖母的弟弟，在拍完这张照片两年之后，感染上麻疹，夭折了。

年轻女人和她祖母一起目不转睛地盯着这张家谱。家谱的形状像是一座金字塔，最上面写着照片里3个人的名字，最下面写着和年轻女人同辈的50多个表兄弟姐妹的名字。女人注视着家谱，突然发现一件事，是她从前不曾注意到的：和她同辈的50多人当中，不论是谁，只要按照家谱上的记载往前代去找，就能追溯出他们的源头全都是照片中间的那个女孩，也就是他们的曾祖母。而站在两端的男孩，不用说，没有一个后代是属于他们的。

年轻女人弯下身子想把家谱看得更清楚一些。她想从家谱里面找出，还有没有人像照片里的两个男孩一样没有后代。最引人注目的是她祖母的一个兄弟，她怎么也想不起这位舅公的名字了，不过他那形状奇特的鼻子倒是无人不知无人不晓。年轻女人又找到另外两条中断的家谱线，但这时她已经无法继续保持弯腰的姿势，只好直起身子，离开了家谱和相册。紧接着，女人感觉到子宫里的胎儿踢了几下。她迟疑半晌，微笑着轻抚自己的肚子。至少，这条家谱线在她身上没有断掉。

我们的个人特征全都取决于基因——也就是一种决定我们成长与构造的化学指令。这些指令全被压缩在精子和卵子里面，并由家族关系传给后代，最后由我们的亲生父母传给我们。不只是"家族的脸孔"（泛指身体形态），我们还通过基因遗传到各种生理上、心理上和行为上的特征，其中包括许多性行为的特征。

这本书的目的是希望更进一步了解人类的性行为。在这本书里，我们试图深入研究为何拥有某种性策略（sexual strategies，指具备某种性行为模式）的人，要比拥有其他性策略的人更易在繁衍子孙竞赛中获胜。这里所谓的获胜标准，是以后代子孙数目来判断。因为要有足够的数目才能构成未来世代的规模。

不论在家族或是全社会人口之中，能够取得优势的，一定都是优胜祖先的后代。这些后代子孙都继承了祖先的特征。例如在场景1里那个年轻女人的同辈，他们并没有继承到无名大舅公的鼻子，而是全都继承了曾祖母的脸型。由此可知，年轻女人的同辈表兄弟们也由各代前人间接地继承了这个家族的创始者——曾祖母的"家族的性行为特征"。而同辈里并没人继承到无名大舅公的性行为特征。不论他曾经拥有怎样的性策略，显然他的策略并不成功，而且也没能传给后代。

祖先是出于某种意图才制造了大量的后代，或是因为偶然才产生这样的结果，这个问题对我们这一代来说是毫无意义的。影响我们这一代特征的主要原因只有一个：祖先当中谁留下了后代？留下了多少后代？谁没留下后代？在场景1当中，年轻女人的曾祖父母欢享性爱，最后竟给他们带来了一个婴儿，当时他们可能惊慌失措。然而，如果当时没生出那个婴儿，现在场景1里的年轻女人和她50多个表兄弟姐妹也就不会出现在这个世界上。事实上，人类每一代的成员都是在玩一种繁衍子孙的游戏，大家争先恐后地想要把自己的基因遗传给后代。每场竞赛里都有赢家，就像那张照片里的小女孩。而相对的，每场竞赛里也有输家，就像照片里的两个男孩，也就是年轻女人的曾舅公。活在这个世界上的每个人都是赢家的后代，这也可以说是赢家的性策略所产生的效果。

在同一代里，只要某些人比其他人拥有更多的后代，繁衍子孙的竞赛就会一直持续下去。在我们这一代，竞赛也和过去任何一代同样激烈、残酷。因为能把自身的基因特征留在后代身上的，终究是那些孩子生得最多的祖先，而不是那些无后或是子女生得很少的祖先。

不论我们是否了解这个事实，或是否愿意加入这场竞赛，也不论我们是否在意这种竞争，我们全都已经被预设在某种程序之下，这个程序命令我们必须成功地制造后代，并尽力地在这场繁衍子孙的竞赛里获胜。我们的祖先曾在繁衍竞赛里赢得胜利，他们遗传给后代的基因指令不只强迫我们加入这场竞赛，同时也在暗中指导我们如何获胜。当然，有些祖先在竞赛中的成绩过人，所以他们的后代也继承了能够制造多子多孙的性策略。当我们这一代在计算竞赛得分时，有些人生出的子女数目远远超过他人。现在，让我们通过这本书来探讨究竟为什么有些人能比别人更成功地繁衍后代。

02

例行公事

场景2　家常便饭

　　周末的深夜，这对年近30岁的男女正准备上床睡觉。他们一边忙着料理身边的琐事，一边频繁地进出每个房间。两个人都全身赤裸，但对他们来说，裸体就像是家常便饭，已经不再让他们立刻联想到"性"。而且，他们就算是看到对方的裸体，也不会像以前那样感到兴奋了。老实说，这两个人现在根本很少打量对方的身体。今晚是周末之夜，两人心里都明白，他们在睡觉之前必须做爱。不过，这种形式的性交已经成为他们各自遵循的例行公事。这一刻，他们偶尔会在房里擦肩而过，可是却毫无性交前戏的气氛。

　　事实上，他们上次做爱是在一星期前，也就是上个星期六。四年前他们刚刚认识的时候，两人至少每天都要性交一次（只除了她的月经期间才会暂停）。那时他们要是听到"一星期一次"，大概会觉得是个笑话吧。而现在，虽说他们的惯例是"一星期两次"，不过，"一星期一次"的频率却越来越高。从两个月以前开始，他们决定不再采取任何避孕措施。他们放弃避孕，倒不是因为急着想要小孩。至少到目前为止，他们那些30多岁的朋友还没热心地教他们如何"做人"。至于生育子女，他们宁愿一切顺其自然。而且自从不再采取避孕措施之后，怀孕的可能性反而给他们带来一丝淡淡的兴奋，刚开始那一段时间，他们甚至每星期会有三四次性交。不过，这个星期比较特别。有几个晚上，他们是分别在外面度过的，两人之间不知为何弥漫着冷淡的气氛，双方都像有意无意地在避免做爱。直到星期六早上，他们一起开车到女人的妹妹家拜访，往日的浪漫气氛还没恢复。即使是到了现在这一刻，他们都已经上床准备睡觉了，仍然能够感觉出一星期来的冷淡。首先，男人试探性地伸手去触碰配偶的裸体，紧跟着这个动作，两个人便立刻展开了他们的例行公事。

　　男人先温柔地亲吻女人的面孔，同时用手去抚摸她的乳房。渐渐地，两人开始更用力地吻对方，男人用手去抚摸女人的大腿和膝盖。不一会儿，他低下头去吸吮她的乳头，而女人这时则懒懒地用手抚摸着男人的背部和臀部。今晚，她还是像平常一样无法集中精神。像是这一刻,她的脑海里浮起了早上和妹妹的对话。不过,当男人把手伸到她两腿之间的那一刹那,女人的思绪马上回到了现实。男人这时用手拨开她那些较长的阴毛,把手指伸进阴唇之间,去试探她的阴道是否已经够湿。他认为她已经准备好了,可是女人知道她的身体还没准备就绪,而且她也不想在那么干的情况下就让他插入。于是她伸手去找他的阴茎,同时也不断地用手轻握着。女人的动作看来也像是在试探他是否已经准备好进行性交。不过,其实这是她的缓兵之计。男人停下手里的动作,然后开始有一下没一下地用手指去摩擦女人的性器。虽然他并没碰女人的阴部,但他的指尖感到(也可能是他的想象)女人的阴道已经变得越来越湿。男人松开手,调整自己身体的位置,和女人成为面对面性交姿势。女人仍然用手握着他的阴茎,她等待着适当的时机,以便引导那胀大的阴茎进入阴道里。有好几秒钟,女人用手挡在阴道和阴茎之间,她不想让男人动得太激烈,更不想让他太快就到达高潮(因为她自己还不够湿润)。然而,她马上就发现情况已无法控制,所以只好放手。男人先是轻轻地前后抽动,不一会儿,女人的阴道终于充满了润滑液,男人的阴茎这才算完全插入进去。

在阴道完全湿润之前,女人的注意力完全集中在两人的性器上,她专心致志地注意着男人是否能顺利地插入。可是,当阴道完全变湿,而且男人像平常一样开始前后抽动的时候,女人的心思又回到了她妹妹身上。男人的动作偶尔使她感到不舒服,这时她的意识才又回到现实。但即使是心不在焉,女人凭借她多年的经验,仍然能不断从喉咙里发出低声来回应男人的动作。就在这时,女人的意识突然跳到星期三晚上,她想起了那个男人。那晚和朋友在一起的时候,那个男人过来跟她搭讪。这一刻,女人心里幻想着压在自己身上的是那个男人。她的心跳越来越快,呼吸也越来越急促,喉咙里发出更高昂的声音。可是,就在幻象即将成形,她感到自己马上就要到达高潮的那一刻,男人突然做了一个特别笨拙的动作。一切幻象在那一瞬间立刻化成了泡影。时机错过了。女人迅速地发觉男人正在射精,她配合着男人的收缩发出一阵呻吟。阴道里阴茎开始逐渐变小,两人的身体一起开始放松。男人压在她身上的重量突然变得令人难以忍受,她轻轻地咳嗽起来。男人萎缩的阴茎已经从阴道里退了出来,他从她身上下来,两个人像往常一样拥抱在一起。这时,他们都对自己没能为对方多做一些而感到内疚。两人同时陷入忧郁的气氛，但紧接着，在即将沉睡之前，他们又彼此哄骗着对方"一切都很棒"。

通常，一般人都是在家里和自己的长期伴侣进行性交。而且，这种性交模式很快就变成两人之间的一种例行公事，然而，例行性交在男女两性追求繁衍成果的过程中却扮演着令人惊异的角色。

我们将在这一章里进一步说明长期伴侣之间的性交行为。由于这本书里介绍的大部分场景都会涉及各种状况与各种角色，因此，我们在最初的几个场景里（场景2到场景7），将以一对伴侣为主角，分别介绍他们从例行性交到怀孕之间的过程。尤其是对于怀孕，我们将向大家详细介绍有关怀孕的整个背景过程。

在对第一个场景进行说明之前，首先让我们借此机会对人类性行为的基本知识稍做解释。也许读者们已经知道其中大部分基本知识，但我们相信，在我们的说明当中必有一些令人惊异的部分。我们在这里所做的解释，有时可能会稍嫌繁冗。但这些解说却能帮助我们理解本书的其他部分，有些部分还和人类性行为其他较有趣的范围有关，例如男性和女性的自慰行为、女性的性高潮等。

读者当中不论是谁，只要是曾经和异性共同生活过几年的人，大概都能在场景2里面发觉一些极为熟悉的事情。也正是因为我们对这些经验过于熟悉，所以大家极可能会忽略场景里这两人的一些细微行为。事实上，场景里的这对伴侣已经共同生活了4年，在他们同居这段期间，两人进行了500次以上的性交，但没有一次曾让女人怀孕。当然，他们曾经采取过避孕措施，但也会偶有疏忽，女人应该很可能就会因此怀孕的。然而，女人迟迟不曾怀孕。即使是现在，他们已经停止采取任何避孕措施，女人仍然没有怀孕。

换句话说，这对伴侣反复进行500次性交的目的很显然不是为了怀孕。对一般的男性和女性来说，不论他们是住在卡拉哈里沙漠（Kalahari desert）的蛮荒之地，还是都市郊外的高级豪宅，在他们一生当中，平均每个人都会性交2000~3000次。在现代避孕法发明之前，大多数人所生的子女人数在7名以下。若以粗略的算法来计算，等于大约每进行500次性交才能生出1名子女。姑且不论这种算法是否正确，但结论表现得非常明白：从繁衍的角度来看，基本上，我们例行性交并不是为了制造子女。

这项结论也不只适用于人类。事实上，和其他灵长类的动物比起来，人类为了生出1名子女而进行的例行性交次数可算是相当接近"平均值"。而要是和小黑猩猩比起来，人类可能还要为自己的性交次数感到羞愧，因为小黑猩猩几乎整天都在性交。除了灵长类动物之外，狮子也可能会让人类觉得相形见绌，因为狮子必须性交3000次才能生出1名子女。就鸟类来说，有些只需性交数次就能生下雏鸟，有些则需要性交几百次才能生出后代。那么，如果不是为了繁衍后代，人类和这些动物为什么需要进行那么多次性交呢？例行性交在男女两性追求繁衍成果的过程中究竟扮演的是怎样的角色呢？

对于上述问题，最常见的答案就是，人类进行性交，是因为性交给人类（或许其他动物也和人类一样）带来欢愉。但事实真是如此吗？现在让我们一起来看看场景里的那对伴侣。当然，在他们的伴侣关系刚开始的那几个星期里，他们也曾经有过每天做爱的时期。在那段时间里，性交、身体的接触甚至对裸体的期待都能使他们感到兴奋。对这对伴侣来说，经过那阵刚开始的兴奋之后，他们的确曾经从性交当中得到过真正的欢愉。然而，最近这对伴侣却不像从前那样对性交感到兴奋了。正像我们在场景中看到的，这两人现在已经不再那么期待性交。如果他们都肯向对方诚实表达，事实上，他们都已经不再像开始那样能从性交中得到欢愉了。

从场景里的描述来看，女人完全没有从性交中得到任何欢愉的感觉。对她来说，整个性交过程令人感到不舒适，甚至还有一些疼痛，让人觉得不值得多此一举。女人从星期六的性交中得到的性兴奋，远不如她在星期三和另一个男人打情骂俏时得到的兴奋感觉。至于场景里的男人，他在前戏过程里一直觉得急躁而无聊，一心只想快点插入配偶那个还没完全变湿的阴道。在男人前后抽动的过程中，他们两人都感到非常无聊，而且都在急切地等待女人快点兴奋起来。男人在射精前几秒曾经得到短暂的快感，但是很快又立刻陷入罪恶感带来的沮丧中。更重要的是，这对伴侣不但从性交中没得到什么欢愉，他们从开始性交之前就已经知道会有什么样的结果了。

既然如此，为什么他们还要在那个星期六晚上做爱呢？而且，为什么还要在未来的每年、每月、每星期，反复不停地继续做爱呢？

在一般情况下，例行性交恰如其名，就是一个例行公事。不论人类的大脑是否能够找出适合的理由，男性和女性的身体却是天生就懂得要定期与配偶进行性交。那么人类为何要例行性交？因为例行性交会对人类的子女及后代子孙的数目与质量产生影响。尽管人类有时需要进行500次以上的性交才可能怀孕一次，尽管例行性交并不是在大脑有意识地主控下进行，但例行性交确实会影响到人类子孙的质量。

这种非出于大脑意识主控的例行性交带给人类的最大利益究竟是什么呢？对于这个问题，男性和女性所给出的答案是不同的。同时，这也是阐述本书主题的第一个实例。换句话说，我们试图在这本书里阐述的主题是：伴侣当中的一人认为是最理想的策略，对另一半来说，经常反而不是最理想的。就拿这个场景来说，男人的身体想在配偶体内维持自己的精子数量，但女人的身体在意识和潜意识两方面都在设法扰乱男人，并试图使其无法掌握最佳的射精时间。

许多灵长类的雌性动物，例如雌猩猩和雌狒狒等，在每个月最容易受孕的时期，便会表现出一些自我宣传的举动。这时雌猩猩或雌狒狒的肛门周围和外阴附近会明显地变红发光，甚至还会肿胀起来，有时连它们的胸部也会变红，雄猩猩或雄狒狒看到这些变化后会感到十分兴奋。在雌猩猩或雌狒狒身上红色的部分红得最美的时候，雄猩猩和雄狒狒便试图与它们进行性交。雌猩猩或雌狒狒最易受孕的那几天，数头雄猩猩或雄狒狒必须为了自己的目的进行激烈的争夺活动。每只雄猩猩或雄狒狒都会想尽办法不让其他同性接近自己的目标。有时，它们为了看好自己的目标甚至连进食都放弃了。

相反，许多其他的灵长类动物，特别是那些会建立一夫一妻制体系的灵长类动物（例如人类和长臂猿等），反而会将各种受孕期的迹象隐藏起来。这是为什么呢？我们可以这样来解释：如果男性弄不清女性最易受孕的时期，就无法对她进行密集式的看守。因为对男性来说，他不可能永远不眠不食地一直看守着自己的对象。而对女性来说，隐瞒受孕期可以使她掌握更多主动权，以决定自己受孕的时间与对象。特别是在女性希望进行外遇的时候，隐瞒受孕期能使女性更容易蒙骗自己的配偶。同样的，雌性长臂猿也会以相同的方式隐瞒它们的受孕期。

女性隐瞒受孕期的能力既精巧又有效率，我们不免对女性拥有的这种能力感到叹为观止。女性的身体能够准备好一种利于怀孕的状态，只要时间完全正确，她就能立即怀孕，而另一方面，女性的身体却绝不会让男性探知自己的正确受孕时间。老实说，女性这种扰乱男性探知受孕时机的繁衍策略实在是奇妙万分。

下面就让我们来详细说明一下。第一，在一般状态下，男性的精子进入女性的身体之后最多只能存活5天；第二，精子在女性体内需要一段时间（大部分男性的精子在1天内可处于最适宜受精的状态——审校者注）才能到达仍处于适宜受精的状态；第三，女性在每次月经周期内只排出一个卵子，而且卵子从卵巢排出之后一天之内就会死去。综上所述，男性如果要让女性受精，他必须在排卵前5天到排卵后12小时为止这段时间里，至少在女性体内射精一次才行。而男性如果想要掌握更好的受精机会，虽然可能性并不大（约为1/3），就必须于女性排卵前两天在她体内射精才行。在前述排卵前5天到排卵后12小时这段期间，男性射精的时机要是稍微出一点差错，女性受精的几率就会明显地减少。

由此看来，似乎所有的男性都应该仔细记录配偶每次月经开始的日期。因为，只要知道月经开始的时间，男性就可于月经开始后第12天在配偶体内射精。两天后是他的精子最适于受精的时刻，正好也是配偶月经开始后第14天，通常我们都假设这时是女性的受孕期。然而，女性的身体真是那么简单得能用这种算法来预测吗？事实上，一般女性的月经周期很少是按照预定时间开始的，而且，极少女性是真的在月经开始后第14天排卵的。这种多变性也正是女性繁衍策略的重点所在。更由于这种多变性，我们对女性的繁衍策略根本无法预测。

通常，女性月经周期（即从这次月经开始到下次月经开始之间）大约是从14天到42天。这种周期长度的变化不仅是因为女性与女性之间个体有差异，就是对同一名女性来说，每个月的月经周期长度也并不完全一样。每次月经周期当中伸缩性最大的部分，是从月经开始到排卵这段时期的长度，换句话说，这段时期正好也是对男性最重要的部分。一名正常而健康的女性不仅不会刚好在月经开始后第14天排卵，而且她排卵日前后伸缩的范围甚至可能会从月经开始后第4天到第28天之间。不论是男性还是女性，如果单靠女性前次月经开始的日期来计算，根本无法预测女性最易受孕的时间。

当然，雌性动物要阻止配偶探知自己的受孕期，光靠排卵期的变化是不够的。因为如果不看排卵期的变化，女性在最易受孕期会表现得对性交较有兴趣。单凭这一点，就能让男性很容易地看出她正处于受孕期。通常女性总是无意识地表现出一些复杂虚假的情绪与行为，主要原因就是为了扰乱男性探知自己是否正处于受孕期。首先，不论女性是否正在受孕期，她的身体在整个月经周期当中，随时都准备接受配偶在其体内射精；其次，女性的身体在整个月经周期当中经常处于一种不明确的状态，男性很难识别女性对性交的兴趣究竟是真的，还是假装的，或者是可有可无。如此一来，就算女性在最易受孕的那一两天表现出对性交的兴趣，男性也无法将之与伪装的兴趣加以区别。而女性繁衍策略当中还有一个更微妙的部分，那就是连女性自己也弄不清她的受孕期在何时。也因为这样，女性才能阻止配偶探知自己最适于受孕的时间。就女性的繁衍策略来说，她们无法在意识中知道自己最易受孕的时期，这件事本身不但不是出于偶然，而且也和女性繁衍策略中的其他要素一样重要。

正因为女性的繁衍策略如此奇妙又具有神效，所以，男性在女性的繁衍策略面前，根本无法估计到最佳射精时机。不过男性在潜意识里也有一套应对策略：设法使配偶体内持续拥有自己的精子。由这一点来看，例行性交正好能给男女双方都带来利益。男性若能保持每隔两三天在配偶体内射精一次，这样，配偶体内应该随时都能拥有他的精子。在这种情形下，男性每个月使其配偶怀孕的可能性都是1/3。只要有一次射精的时机不对，配偶就无法怀孕，这个场景里介绍的这对伴侣就是如此。

场景里的男人每次在配偶体内射精是在星期六。而他上次射精是在一周前，也就是说，他上次射入女人体内的精子在上个星期三已经全部失去了受精能力。女人是在星期四晚上排卵的，虽然直到星期五，她的卵子都还活着，而且进入她体内的也还有一些存活的精子，但这时这些精子早已失去了受精的能力。女人这次性交并没使她怀孕。她下次的月经周期则会在两星期之后重新开始。而且，她下次的月经最有可能在两周后的星期六开始。我们在此能这样有把握地预测她下次月经开始的时间，主要是因为我们能够正确地估计从排卵到下次月经开始之间的天数。通常这段时间应该是14天，即使稍有伸缩，也在13天到16天之间。

当女人下次月经开始的时候，这对伴侣就会发现他们这个月的努力又白费了。不过，对于这个结果，我们也可以从另一个角度来解释：事实上，这个月是女人的身体巧妙地主动避免了怀孕。至少，她避免了由配偶使她怀孕。

我们在前面曾经提到，女性能在月经周期当中借着要求或允许男性与其性交，以阻止男性探知她的受孕期。但这么说并不完全准确，因为在整个月经周期当中，女性对于例行性交的态度也会发生若干细微的变化。

首先，不论是男性或女性在月经期间都比较不想进行性交。有些人类社会甚至将月经期间的性交视为禁忌。而对其他在整个月经周期都进行性交的灵长类动物来说，它们也和人类一样，会在月经期间减少性交次数。即使是像狨猿那样月经期间并无出血现象的动物，也不例外。

其次，女性在排卵后的两周之内比较愿意进行例行性交。大家可能会对这个现象感到意外，因为在女性比较愿意进行性交的这段时间（排卵后的两周内），她根本不可能怀孕。而在女性可能怀孕的期间（排卵前的两周内），她的"性趣"却不太高。这里提到的差距，我们虽然可用统计数字来证明，但由于这种差距实在太过细微，所以通常男女两性都不曾注意到这个现象。而且，这种对例行性交所表现出的行为上的微妙变化，也不是因为男女双方有意识地想要避免怀孕。因为即使正在使用相当可靠的避孕法（例如服用避孕丸）的女性，也同样会有如上表现。对其他灵长类动物来说，情况也一样。换句话说，女性在不同时期对性交所产生的微妙变化主要是受到激素分泌的影响，而非大脑的控制。

综上所述，女性的身体能够巧妙地操纵"何时"或是"每隔多久"进行性交，这只是女性操控配偶受精机会的方法之一。对女性的身体来说，另外还有一个方法可供她掌控是否全部或部分接受配偶的精子。大多数人从来不曾注意过性交后留在床单上的那片潮湿，更没有人因此而对女性的身体拥有如此神奇精巧的力量感到惊叹。对于这一点，我们将在下个场景里面说明。希望大家在阅读下个场景之后，性交后床单上的那片潮湿会变得和往日不太一样。

场景3　云雨之后

　　女人从性交之后短暂的睡眠中醒过来，一种熟悉的感觉正在她的臀部周围逐渐苏醒。她睁开眼睛，瞄了一眼床边时钟上的夜光数字。从她配偶射精之后，45分钟过去了，现在她终于感到阴道里涌出一股湿潮。女人仍然处于意识蒙眬的半睡眠状态之下，她迟疑着，无法决定是起身走到厕所去，还是把面巾纸拿来。或者，干脆让那液体从阴道里流出来，任其把臀部下面的床单弄湿。

　　女人在半睡半醒的状态下想起了7年前的夏天，那时她刚从高中毕业，正要上大学。漫长的暑假刚开始，她认识了一个比她大两岁的大学男生。他们认识没几天，就发生了性关系，而且后来只要有机会，就尽可能地一直维持着这种关系。最初他们用安全套，后来她自愿服用避孕丸。夏天结束的时候，女人和她的男友分别回到自己的学校，他们的关系又持续了好几个月，两人都利用周末轮流到对方的小公寓去团聚。他们总是把星期天的下午消磨在床上，尽情享受性行为。两个人都是不到最后一分钟绝不肯下床，最后，只好在一阵慌乱中穿好衣服，赶到车站去搭最后一班电车。每次从男友住处走出来的时候，她心里明白，再过不久，等她舒适地坐在电车座位上时，就会有一股性交后留下的液体从体内渗出。而她则必须一直忍耐两腿间那种又湿又黏的感觉。

　　7年过去了，女人现在躺在自己床上，慢慢地清醒过来。她打起精神，从床上站起身，摇摇晃晃地走进厕所，先打开灯，然后坐在抽水马桶上开始排尿。当她站起身，正要伸手去扳抽水把手时，女人朝便器里面瞄了一眼，看到白色的球状物体混在自己的尿液里。女人走回床边时还没完全醒过来，她依稀觉得，自己始终没法受孕，主要的原因还是自己的身体无法接受精子。可是这种思绪转瞬间就消失了，她回到床上躺下来，不到一分钟，又重新进入梦乡。不过至少在今夜，她的床单是干的。

　　性交后，经过一段时间，"回流"会从阴道里流出来。所有与性有关的问题当中，大概再没有比"回流"更容易被人误解和厌恶的东西了。对大多数女性来说，"回流"是一种令人感到不愉快的物质，有些人甚至认为这是导致她们不孕的原因之一。

"回流"的成分来自男女双方。其中最主要的成分是精液，差不多全都会从阴道里回流出来。另外还有女性子宫颈分泌的大量黏液，以及阴茎前后抽动时阴道壁剥落下来的细胞。不过，"回流"里面数量最多的细胞还是精子，通常会有数百万之多。说到一般人对"回流"的看法，不外乎把它看成弄脏床单的原因，或是从两腿之间流下的液体。想要把这类固有观念变成积极重视的想法，可能不是一件容易的事情。我在这里说明"回流"的目的，就是希望大家了解，在繁衍子孙的竞赛里，"回流"其实是女性手中的重要武器之一。

我手边有一张斑马全家的照片，里面有一只雄马、一只雌马和一只小马，我一直很喜欢看这张照片。照片里的雄马刚完成射精，只用后腿站立着，它的两只前腿还放在雌马背上。小马像是感到很难为情似的，把脸转到相反的方向，因为它母亲的阴道里正往外涌出大量的"回流"。对斑马来说，雌马在受精后几分钟之内，就会把大部分的精液排出来。和斑马比起来，人类女性的"回流"不可能像斑马那样来势汹涌，在量的方面，也无法相提并论。但根据我对"回流"的研究，事实上，人类女性并不比斑马逊色多少。

场景3里的那位女性在排尿后，注意到尿液里面有白色的球状凝固物。如果你是女性，我希望你也能在性交后约30~45分钟的时候，拿一面镜子，试着在排尿过程中注意观察一下"回流"流出来的情景。这件事没法在厕所的抽水马桶里进行，所以你最好是在空浴缸里排尿。先蹲下来，用手将阴毛和阴唇向两侧分开，这样尿液才能笔直地排放出来。要等待时机，直到你能感觉出"回流"已经汇集一处时，再开始排尿。从侧面来看，你能看到尿液朝尿道前方排出，这时，请把力量集中在尿道下方约2.5厘米的地方，用力收缩肌肉，就能看到"回流"从阴道里流出来（如果你是男性，说服你的伴侣，让你观看"回流"排放出来的情景）。不论是男性或女性，只要亲眼看到这个过程，就不会再怀疑"回流"是来自性交时男性的部分精液。

动物当中能够排放"回流"的，不只是人类女性和斑马，其他如猴子、兔子、老鼠、麻雀，甚至所有雌性的哺乳类和鸟类都可能具有这种能力。人类女性是怎样完成这个动作的呢？对此，我必须先向大家说明两点：一是会详细介绍女性的生殖器；二是解释在性交后30分钟内的关键时期，精液发生了怎样的变化。

现在，假设你是一名医生，正要给躺在面前的女性进行诊断，这名女性仰卧在床上。首先，你把她的阴毛向两边拨开，撑开大阴唇，这样你才能看到阴道口。阴道内侧有一个小室，那是阴道前庭。如果你的视力够强，而且能把小阴唇撑得够开，就能在阴道前庭最上面的部分看到尿道口，也就是排尿的出口。

接下来，请你把两根手指从她的阴道口伸进去，轻轻地、尽可能地往里面伸进去。请你注意的是，阴道正紧紧地把你的手指包住。因为阴道里面没有任何物体的时候，它并不是一根圆管，而是一个两壁紧贴的裂缝。不但如此，阴道也不像隧道那样内外贯通。一般人都以为阴道笔直地连接到子宫，而入口处就是子宫颈，这个想法是错误的。还有，大家以为神枪手——阴茎——能直接把精液从子宫颈射到子宫里面，这也是错误的。事实上，阴道是条死巷子。当然，阴道里是有出口通往子宫的，但这条通道并非直线。想要找到这个出口，非得转个九十度的弯才行。

让我们再继续观察病人。不要把你的手指拿出来，直接把手掌转向上面，手背放在床上。子宫的形状像个倒放的洋梨，它正好就在阴道的最上面，但也可能你的手指并没办法碰到它。洋梨狭窄的那端是子宫，它从阴道的顶部向下穿出，约有2.5厘米的部分露出于阴道之中。如果你的手指够长，你的指尖也许可以触摸到子宫颈从阴道顶端向下露出的部分。子宫颈里面有一条导管，阴道和子宫是靠这条导管连接在一起的，而精子也必须经过这条导管才能进入子宫。女性生产时，这条导管会展现其惊人的构造与弹性，让胎儿从这里通往外面的世界。现在，让我们把重点放在导管有多细，以及精子如何进入子宫颈。

子宫颈内部并不是中空的。这条导管里面充满了黏液，如果你把手指放在阴道里面静待片刻，就会有一些子宫颈黏液滴落在你手指上。这种黏液是女性"回流"里面最具贡献的部分，在这本书里，我们将把它当作明星一样重视。为了理解人类的性，我们必须感谢子宫颈黏液的美妙之处与惊人作用。子宫颈黏液也满足了女性各种复杂的需求。一方面，它是保卫女性身体的最后关卡，能挡住那些随时都企图侵入子宫颈和子宫的细菌与病原体。另一方面，精子要靠它才能进入子宫，月经则要靠它才能流出子宫。也就是说，子宫颈黏液担任的是一种双向的过滤任务。

提起黏液，大多数人都有点厌恶这种又脏又黏的流动物质，这可能因为大家最常接触到的黏液是鼻涕的原因。子宫颈黏液看起来和摸起来都很像鼻涕，但实际上则完全不同。它不仅结构完美，更是保护女性健康与发挥性活力时必不可缺的生命源泉。子宫颈黏液之中含有许多纤维组织，黏液便从这些纤维组织之间的通道中浸透出去。大部分通道都非常狭窄，有时只能容纳两个精子同时并排通过。尽管如此，这些通道仍然是精子从阴道经过子宫颈通往子宫深处的高速公路。

子宫颈黏液主要是从子宫颈上方的腺体源源不断地分泌出来，这个部分离子宫最远。黏液顺着子宫颈像冰河一样缓慢地一点一点流进阴道。这条黏液冰河的流速比精子的游动要慢，但比那些企图通过子宫颈的病原体要快。因此细菌和病原体全都被挡在阴道之中，无法进入子宫颈。阴道里的酸性液体则会把它们全都杀死。在女性月经期间，黏液之中还会混入经血，这样，细菌和其他外来病原体就更难通过子宫颈了——这对女性是非常重要的，因为子宫内膜在月经期间特别容易受伤。

子宫颈黏液看起来对精子毫无影响，但事实上，它在女性的受精策略上却起到举足轻重的作用。我们在场景2曾经提到，为什么女性在非受孕期也会有性行为？理由是为了迷惑男人。闭经后的女性也会继续享有好多年的性生活，这也是为了迷惑男性。她们是为了不让配偶发现自己生殖的生命已经结束，同时，也为了防止配偶抛弃自己，再去选择更年轻并具有生殖能力的女性。事实显示，女性闭经后仍有怀孕的可能，至少在57岁之前是可能的。而且还有报告指出，甚至有70岁的女性怀孕。女性即使在怀孕期间也会有性行为，这仍然是为了迷惑男性，不过理由比较特别（我们将留在场景17中解释）。

女性的身体要经常维持一种平衡的状态，她们必须要让精子进入体内，同时又要将病菌排斥在外。很显然，在精子易于存活的状态下，病菌也极易存活。对怀孕的女性来说，精子可谓毫无用处，因此她们在性交中得到的精子，全数都会跟着"回流"一起排出体外。怀孕女性的子宫颈黏液会发挥最大的过滤效果，不让精子活着，并且尽其全力防止病菌入侵。但除了怀孕期间之外，一个具有正常性能力的女性有时会需要一些精子，因此她们的子宫颈为了让精子易于通过，就只好放松一点防御病菌入侵的功能了。在女性一生当中，让精子通过子宫颈的必要性会根据月经周期而随时调节，同样地，子宫颈黏液也在随时调节其过滤作用的强弱。

对女性的一生来说，精子在女性不易受孕的时期（例如排卵期前后以外的时期以及闭经期）几乎毫无用武之地。然而即使在这段时期，如果能让精子进入体内，女性还是或多或少会获得一些好处，因为这些精子会一直存活到下次受孕期开始，而且它们还会对下一批进入体内的新生精子发生若干影响（对于这一点，我们将在场景17中说明）。不过，女性在不易受孕期将精子储存于体内，这种做法带来的利益比较少，所以在这段时期，她们的子宫颈过滤器（即子宫颈黏液）还是会全力阻挡精子，并以此防止病菌入侵。等到排卵期即将来临，精子通过子宫颈使女性的利益逐渐增加，这时子宫颈也就对精子网开一面，变成极易通过的状态。子宫颈是按照受孕期与非受孕期的分别，来决定是否让精子通过，它同时还会调节黏液的自然过滤功能。

在女性数次频繁又漫长的非受孕期，子宫颈黏液会变得难以通过。黏液里通道的数量会减少和变得狭窄，即使精子能够进入黏液，也无法从这些通道中穿过。而且，就算精子越过了这层障碍，它的游速也会大减。在这段时期，子宫颈黏液的流速非常缓慢，不过仍然保持足够阻挡病菌侵入的流速。相反，在女性短暂的受孕期之间，子宫颈黏液也会产生变化：它所含的水分会增加，也会变得更具伸展性，同时黏液里的通道会变得比较宽阔。这个时期，精子和病菌都很容易从黏液中通过。

在女性受孕期间，精子进入子宫颈所面对的最大难题是，黏液里的通道还没变得十分通畅。这时，为了除去通道间的障碍，也为了对抗病菌感染的危险，子宫颈黏液的分泌量会比平时增加很多，这样才能将女性子宫颈内的老旧细胞及细菌残骸排出体外。女性在这段时期会比平时感觉更湿润，而且，在她们的内裤上也能看到一种透明并带有甜味的分泌物。

子宫颈黏液的变化虽然带来了好处，同时也会引起麻烦。因为黏液的变化会让女性与她的配偶看出她的受孕期。针对这一点，子宫内有时会出人意料地分泌出大量黏液，多到超出协助精子通过的需要。这种现象从排卵期前一周开始，一直持续到排卵期结束后两三天，随时都可能发生。即使我们可以从子宫颈黏液的状态来推测女性的受孕期，但由于分泌黏液的时期实在太难预料，因此这并不影响女性隐瞒其受孕期的策略。

换句话说，子宫颈黏液原本就是适于应付精子的过滤屏障。不论处于月经周期的哪个阶段，女性都可借着阻塞黏液里的通道，来加强黏液的过滤功能。通道内的障碍越多，黏液的过滤功能就越强。造成通道内障碍的因素有三点：第一是血液、纤维和月经留下的残渣，第二是白血球，第三是精子。这些障碍物通常能挡住通道数天，但最后终究还是会被黏液的冰河无情地推进阴道，然后消失于无形。子宫颈过滤功能是女性用以对付男性的最有力武器，我们将在本书后面的章节详细说明。

子宫颈黏液即使是流进阴道之后，它的任务还没完全结束。黏液继续顺着阴道壁流下去，并在阴道壁上形成一层薄膜。有些黏液会流到阴道外面去，让女性感到她的外阴唇"很潮湿"。大部分黏液会留在阴道壁上，这是为了下次性交而准备的，就算没有下一次性交，这些黏液也会留上好几天。最后，当女性在前戏过程中逐渐兴奋起来，这时她的阴道壁就会开始"冒汗"。这种汗本身并不能使阴道变得润滑，但等它和陈旧的子宫颈黏液混合在一起时，就会产生极为有效的润滑作用。到了这个阶段，阴道才算准备完成，能够接受插入与性交了。

*

到目前为止，我们已经把从性交（阴茎插入阴道）到阴道产生"回流"的基本知识都说明过了。但为了让大家更容易理解，让我们改变一下过去惯用的体内医学检验方式（internal medical examination）。现在我要开始说明的内容是一段影片，这是在性行为之前，先把光纤内窥镜（fiber-opticendoscope）贴在男性阴茎下方拍摄到的。我们将要从阴茎的角度来看看究竟会发生什么事情。为了让我更易说明，请大家假设自己也身处其中。假设你正和配偶进行面对面姿势的性交，勃起的阴茎（如果你是女性，则指你配偶的阴茎）尖端装置了一个录像机。在你面前的墙壁上，有个大型电视屏幕，这样你就能看到即将放映的影片。

首先，阴茎对准阴道挤进去，接着，阴道壁被撑开了，阴茎全部挤进去，这时你会发现镜头前方有一段距离，看不到阴道的尽头。阴茎再继续缓缓前进，就会看到阴道前方的顶部，有一个物体突出来，这就是子宫颈。它的正中央开了一个像酒窝般的小孔，此刻，它看来像是一个周围触手都被剪掉的粉红色海葵。但随着性行为的过程变化，它还会产生各种变化。

阴茎的冲刺行动开始了，这时你可以从屏幕上看到，阴茎后退时，阴道壁就会合起来。阴茎向前推挤时，阴道壁才会撑开。当阴茎全部插进去的时候，你才能看到阴道壁的尽头，还有那个突出来的子宫颈。阴茎的冲刺行动继续不停，屏幕上的插入镜头也开始发生变化。阴道较深处开始形成一个小室，里面慢慢地充满了空气，小室里面因为有黏液而显得十分润滑。接下来，更戏剧性的变化发生了，子宫颈开始伸长，并且逐渐往下降。渐渐地，它的形状不再像个海葵，反而越来越像一根较宽的粉红色象鼻。最后，屏幕上的阴茎前方映出了子宫颈"象鼻"（elephant's trunk）的前壁。这根象鼻的尖端可能已经碰到了阴道底部，但我们看不清楚。象鼻可能是为了准备应对性交的高潮，所以才暂时停留在阴道底部。接着，阴茎开始射精了，精液直喷到象鼻的前壁之上，然后再滑落到阴道底部，同时逐渐在小室底部形成一个池塘（精液池）。子宫颈这时则从小室上方降下来，伸进精液池里，现在不论怎么看，它都像是一根象鼻正在吸水。

大约1分钟左右，射精结束了，阴茎逐渐萎缩。紧跟在阴茎退出之后，阴道壁合拢了起来。阴茎被排除出去，精液池却留在阴道深处。由于阴茎萎缩后退，我们的相机也就失去了支撑，现在我们眼前的电视屏幕陷入了一片黑暗。不过已经无关紧要。现在女性体内虽有重要变化正在进行，但这一切都是在化学与显微镜的世界里发生的。

首先，最早出现的现象——就是在阴茎开始往外退出的那一刻，我们也可能在电视屏幕上看得到——是精液池开始凝固，池里的精液逐渐失去水分，变得有点像果冻的形状。接下来，精子开始离开精液池。它们的目的地是子宫颈黏液里的通道。精子只能经过子宫颈黏液和精液构成的接口，才能到达目的地。请大家把子宫颈想象成真正的象鼻，这象鼻正伸进一个很大的精液池里。象鼻里装满了黏液，当黏液碰到精液时，它并不会溶进或混进精液里面。相对的，这时会有更具体化的现象发生。

子宫颈黏液与精液在象鼻入口处形成的接口并非平面。精液变成像是手指一样的形状，朝着黏液里距离较宽的通道前进，等越过一小段距离之后，手指进入象鼻，再继续向上推进，最后到了子宫颈黏液里面。这些手指就像橡皮手套上的手指，会分成好多支。精子这时离开精液，开始在这些手指里面激烈地来回游动，然后再从手指里流进距离更窄的通道里。我们将在后面详细说明这些精子，现在，我们讨论的重点是"回流"。

子宫颈伸进精液池后，过了几分钟，象鼻开始缩回到阴道顶部原来的位置，它的形状也从象鼻变回原来的海葵。子宫颈这时已经离开了精液池，因此精子向上游进的途径也就全部都被切断了。整个子宫颈退出精液池之后，池中剩下来的精子不是被排泄出去，就是会落个早死的下场。射精之后15分钟，原本已经凝固的精液池这时又逐渐变软，同时也变得更像液体。不久，一种肉眼看不见的肌肉微动开始在无意识中进行，子宫颈里的精液、黏液、精子，还有从阴道壁上剥落下来的细胞，全都被搅和在一起。这种混合物最后全都会流到阴道前庭。平均来说，上述这段过程通常在射精后1小时之内完成，但也有可能在10分钟之内或两小时以后排出"回流"。在此之前，不论女性是站立、走动，或者排尿，都不会有"回流"流出来。而当"回流"汇集到阴道前庭时，不要说站立、走动或排尿了，即使是咳嗽一下、打个喷嚏，都可能使这出人意料的液体排出来。无论如何，就算女性正在睡觉，她的"回流"也会在两小时之内变得极具流动性，并且迟早都会渗出体外，弄湿床单。

"回流"的量时多时少，平均来说，其中含有的精子量大约是射精时送入体内的精子的半数。"回流"中精子数量的多少，取决于女性子宫的过滤功能。大约每10次射精中，会有1次精子被全部排出。比较少见的是，在子宫颈过滤功能较弱时，射精送入的精子全数留在女性体内。留在女性体内的精子数量比例并非出于偶然。

绝大多数的情况下是由女性的身体，而不是由子宫颈过滤器来控制精子数量。每次性交的时候，女性的身体会自行决定留下多少精子，排出多少精子。至于她们如何决定，以及为什么要这么做，我们将留待后面再来说明。在我们与配偶的有生之年，子宫颈的过滤能力将会举足轻重，但我们并不打算在这一节里来讨论。

场景4 保持满仓

接下来的两个星期里，这对男女的性活动突然变得十分频繁。女人对受孕期性活动的冷淡态度这时一扫而空。这是一年多以来，两人再度重新期待性交，同时两人也能充分享受他们的性行为。男人和女人在周六晚上有过一次性交，接着，第二天又连续做爱两次。第一次是在星期天的早晨两人睡醒之后，第二次是在星期天午后3点。半小时之后，两个人又尝试了一次，不过，这次男人的阴茎虽然能勃起，但他断断续续地努力了10分钟，最后不得不承认这次实在是无法射精。接下来几天，这对男女之间毫无接触。星期三晚上，女人按照惯例和女友出门去玩。星期四晚上则是男人例行和男友聚会的时间。这两天晚上，外出狂欢的那个人回到家里钻进被窝时，配偶不是真的已经睡着了，就是假装正在熟睡。不过星期五晚上，他们又发生了性行为。接着，星期六、星期天两天，他们也连续做爱。接下来的那个星期，直到女人的月经在周六早上开始之前，情况大致都和前一个星期相同。女人的月经从开始到结束的这个星期里，这对男女在她出血期间不曾发生任何性行为。

已经建立起配偶关系的男女，很少会按照固定周期进行例行性交。本书从第一章到第四章介绍的这对男女，他们已经有过10次动人心弦的性交，而且其中的9次，男人都曾在女人体内射精。不过这10次性交之间的间隔却是长短不一，从最短的30分钟（没有射精）到长达7小时（曾经射精），甚至更长至7天。

男性在这本书里被分派到的角色都处于下风，而相对的，女性却都懂得善用身体，并在每个回合中巧计取胜或蒙骗男性。在本书列出的场景里，男性永远都在拼命力图扳回劣势。这些场景可能毫无令人振奋之处，不过我们却能从中观察到男性某些令人感动的行为。一名正在射精的男性也许看起来不怎么体面，但事实上，在他射精的那一瞬间，某些令人惊异的现象正在发生。在每次例行性交中，男性注入配偶体内的精子数都是不多不少，刚好能使配偶体内精子储藏库维持"满仓",或是正好将储藏库补满。至于这种数量控制是否有助于繁衍成果，在这些场景里，我们有必要继续观察精子，以便对男性的身体做更进一步的了解。我们已经在前面的场景里看到精子游进女性的子宫颈黏液通道，接下来，精子会往何处前进呢？

这些游进黏液通道的少量灵敏精子就相当于军队的先遣部队，它们会勇往直前，一直朝女性的子宫游去。一般来说，女性在未怀孕的情况下，子宫大致和洋梨的形状相同，大小也和洋梨不相上下。女性的阴道因为阴道壁呈现紧贴相连的形态，所以整个阴道内部可算是密封状态。精子游进子宫之后，便顺着子宫壁往前移动，它们会一直游到子宫顶端，也就是洋梨最宽广的部分。事实上，子宫壁上的肌肉皱褶之间始终在不断地产生细微波动，精子进入子宫后就会乘着这种肌肉间的微动顺势滑过子宫壁。子宫顶端的两侧各有一条狭窄且有开口的输卵管（从子宫的纵断面来看，如果将子宫本身看成牛头，两条输卵管就正好位于牛角的位置）。输卵管共有两条，不过每次月经周期却只有一条输卵管里面会出现卵子。精子游出子宫之后，会继续顺着输卵管再往前游走一小段距离，最后到达休息区。这时，精子不再游动，它停止一切活动，等待变化出现。

好，现在再让我们回过头来看子宫颈的黏液通道。另一批精子会游进黏液里的斜行通道，它们将顺势游进子宫颈壁上的无数微小储藏库。这些精子也和进入休息区的精子一样，当它们进入储藏库之后，就会停止活动，尽量储存能量，并且静候时机。四五天之后，这些精子又重新恢复活力，再度游进子宫颈黏液通道，接着，也和早先游进子宫的先遣部队一样，它们将从黏液通道滑过子宫壁，最后到达输卵管内的休息区。

除了上述这批精子外，还有一批精子自始至终都留在黏液通道里。它们只会在黏液通道里原地乱转，最后不是自然死亡，就是被白血球组成的致命特攻队赶尽杀绝。男性在女性体内射精后数分钟内，这些极具杀伤力的白血球杀手便会从子宫壁出发，前往对抗入侵的异物（即精子）。白血球杀手分布在黏液通道里，只要碰到精子，不论是死是活，一律立刻将之吞噬消化。这些白血球数目最多的时候可能和精子数不相上下，不过在射精后24小时内，除了留下必要数量的白血球以便清除残余的精子外，其他白血球则全数离去。尽管这时白血球的数量可能超过精子，但它们并不会追杀已经游进子宫颈储藏库的精子。

男性每次射精大约射出3亿精子。其中半数（约1.5亿精子）都是随着"回流"排出女性体外。每次射精时射出的精子当中，只有几百个精子能够直接游进输卵管，另外约有100万个精子游进子宫颈壁上的精子储藏库，作为储备之用。不过在其后5天之内，这些备用的精子也会先后游进输卵管。从结果来看，男性每次射出的精子当中，最后约有2万个能够游过输卵管。而其余的精子，如果没有随着"回流"排出女性体外，将继续留在子宫颈黏液通道里原地乱转，最终不是被白血球吞噬殆尽，就是随着流速如同冰河般的黏液流进阴道。

*

大家可能会认为，既然男性每次射精射出3亿精子，结果却只有100万的精子能进入精子储藏库，是不是太浪费了？事实并非如此。由于男性射精的目的是使女性体内精子数量一直维持满仓，因此，这里最值得注意的一点是，女性体内的精子储藏量会随着男性射出的精子量发生变化。如果男性前后两次分别射出2亿和4亿精子，在前者状况下，女性体内的精子储藏量只会有后者状况下的一半。

每次射精之后，男女双方的身体都会采取某些策略，以求保有一条能让新鲜精子进入输卵管的通道。这条通道的有效期约为5天，而精子在其中活动最为激烈的时间则是在射精后一天到两天之间。之后，子宫颈壁上的精子储藏库中存量逐渐减少，同时精子的活动能量也随之降低。而男性为了使女性体内的精子存量维持满仓，因此才需要在精子储藏库中补充不足。只要男性能够不断将新鲜精子补入精子储藏库，他就能为自己的精子保住一条通往输卵管休息区的通道。就算是男性射出的精子数量超过了必要量，多余的精子也会被自然淘汰。这些从精子储藏库里出来的精子首先在子宫颈黏液当中到处游荡，最后则被女性体内的白血球一扫而空。有一点必须说明的是，过多的精子进入输卵管会引发危险：由于精子头部附有某种化学物质，因此卵子进入输卵管时，这些过多的化学物质很可能会把卵子杀死。但从另一方面来看，如果男性无法使精子储藏库维持满仓，能够游进输卵管的精子数量就可能过少，甚至精子储藏库还没形成就可能先变干涸。因此，所有男性都必须面临一个挑战：为了使配偶体内保有必要数量的精子，男性的身体必须根据需要量，每次在射精时调节射出的精子数量。令人惊异的是，男性的身体似乎的确能够极精确地调节其射出的精子数量。

这里所说的"调节"，让我们先大致说明一下。如果一名男性已经超过一周以上没在配偶体内射精，这时配偶体内的精子储藏量几乎等于零，所以他有必要将她体内的精子储藏库补满，他会射出4亿精子补充到她体内。而在这4亿精子当中，可能只有100万才能最后进入储藏库。但如果这名男性3天前才在配偶体内射精过，这时他只会射出2亿精子，其中约有50万个精子被补进半空的精子储藏库里。按照这种比例推算，如果这名男性3小时之前才在配偶体内射精过，这时他只会射出3000万个精子；而如果他在数分钟之前才射精过，那么这时他就连一个精子也射不出来了。我们在这个场景里也介绍过，如果男性上次射精是在30分钟之前，他可能会发现，想在30分钟之内连续射精两次是一件很困难的事情。男性的身体会很明白地告诉他：已经没有射精的必要了。他的配偶体内已经储满了，过多的射精只会造成浪费。

到目前为止，前面几个场景里介绍过的这对伴侣总共在4周之内进行了10次性交，男性已经把30亿个精子送进女性体内。正因为男性的身体具备卓越能力，能够精确地调节补充到配偶体内的精子数量，因此，不论这对伴侣进行性交的次数加倍或是减半，他的配偶所接受的精子数量总数是不会有太大分别的。

总而言之，男性的身体只会射出必要的精子数量，以维持配偶体内保有必要的精子存量。不过，男性的身体究竟是怎样调节射出的精子数量呢？在回答这个问题之前，让我们先了解一下男性生殖器官的构造以及射精行为。首先，让我们假设你是一名医生，正坐在椅子上，你的面前站着一名接受检查的裸体男性。男性的生殖器官正好位于你眼睛的高度。现在，请你先观察他的肚脐、阴毛以及装在阴囊里面的一对睾丸，还有位于阴囊之前倾斜下垂的阴茎。接下来，请你用右手握住他那柔软的阴茎。如果他有包皮，请你将包皮拨开。阴茎尖端比较粗大的半球形部分叫作龟头。龟头尖端有一个呈垂直形状的狭长裂口，尿道出口就在这里，男性排尿或射精都要通过这个出口。

现在，请你注意观察尿道。尿道从尿道口笔直地沿着阴茎背面，一直穿进男性的身体而直通膀胱。接着，再请你用眼睛注视阴毛上方，假设你能看穿这个部分，尿道刚好是在这个位置连接到膀胱之上。从这里再稍微往下方看去，尿道上连接着左右两根输精管道，两根输精管道则分别连接着一个睾丸。事实上，每根输精管道靠近睾丸段里面都密密麻麻地排列着整排的精子。输精管道与尿道连接的部分被一块核桃大小的腺体包覆着，这就是前列腺，精液的一部分便是由前列腺液制造出来的。

那么，输精管道里整排的精子是从哪里制造出来的呢？事实上，站在你面前的这位男性，即使在他静立不动的时候，他的睾丸仍在从事大量活动。睾丸里的细胞不断地以惊人的速度分裂、成长，最后变成成熟的精子。男性的心脏每跳一下，就会有1000多个新鲜的精子被制造出来。当成熟精子适于射出体外时，它们便按顺序往外排成一条单行的纵队。这些精子虽然已经排列在输精管道内，但它们仍然算是在睾丸里面，或者说，仍然还在睾丸的表面。输精管道根据它的长度与位置不同而有不同的名称：连接着睾丸的输精管道叫作附睾，从附睾连接到尿道的部分则叫作输精管道。大致说来，输精管道呈直线形，而附睾则弯弯曲曲地呈奇妙的螺旋形。

精子进入附睾之后，它们就算已经整装待发。男性每射出一些精子，排列在队伍后面的精子便依序递补。行列前端的精子随着男性射精逐渐减少，这时，另一批成熟的新鲜精子便从睾丸补充到队伍的后方。一个精子从睾丸的最深处依照顺序加入精子行列，前后大约需要花费两个月的时间。每个精子进入附睾之后，大约会在里面逗留两周，接着，还要再花上5天的时间，排队等候轮到自己进入输精管。偶尔，排在队伍后面的新生精子也可能插队跑到排了很久的精子前面去，关于这一点，我们现在不打算讨论。

下面让我们继续观察眼前这名男性，看他如何进行性交，以及如何放出两条输精管里的精子队伍。当这名男性站立在你面前的时候，他的尿道里面是一个精子也没有的。不过这时他的两条输精管里却挤满了10亿精子。尽管这些精子最后会按照先后顺序分别进入尿道，但当男性的阴茎刚刚勃起，或是阴茎插入配偶体内即将开始前后抽动时，这些精子都还不会发生任何变化。输精管与尿道之间有一块圆形的括约肌，在正常情况下，这块括约肌能防止尿液从膀胱漏出来，同时也能防止精子进入膀胱。好，接下来，精子已经进入这名男性的尿道，他已做好准备，随时都能开炮了。

在精子进入尿道的过程中，男性的阴茎根部会感到一阵愉悦的急迫感，同时，他也会感觉到自己即将射精。至于究竟何时才是射精的最后一刻，这一点，男性都能有意识地加以控制。当最后一刻来临，这名男性终于要射精了，这时前列腺制造的液体注入尿道。紧接着，肌肉开始收缩，前列腺液等和精子的混合物便一口气地从尿道冲进女性的体内。

说到这儿，相信大家已经了解男性的身体如何控制射出的精子数量了吧。男性通过肌肉运动及力量调节，以决定将多少精子从输精管道放进尿道。即便在精子进入尿道之后，男性仍然能随心所欲地再做调整。通常，男性在射精过程中会分3次到8次放出精子，这时他仍然可以按照自己的意志，来决定射出多少精子。而最后保留在尿道里的精子与精液，则在男性下次排尿时被尿液冲洗得一干二净。

说到调节射出的精子数，男性上次在何时与配偶进行过性交之类的记录都存放在脑中。显然，男性的脑部和生殖器官的肌肉组织之间存在着某种必要的相互联系。正因为脑部和生殖器官之间有这种联系，我们不难理解男性的身体为何能够如此精确地补足配偶体内的精子数量。当然，男性是不可能有意识地调节自己射出的精子数的。一名男性在性交中前后抽动，或是当精子正要进入尿道时，他不可能先问自己："这次我该射出1亿精子还是4亿精子？"在这一瞬间，他的潜意识和他的身体会替他作出一切决定。当精子即将进入尿道，或是男性正要开始射精的那一刻，他全身的各个部分都会作出反应加以配合。因此男性的意识才能不受干扰，以便让他把全部精神集中在阴茎的前后抽动以及女伴身上。

场景5　身怀六甲

星期五的晚上，从女人上次月经开始之后，已经过去21天，那次月经表示她在过去两个月里都没有怀孕。简单地说，这对夫妇曾对他们的生育能力甚感忧心。但后来他们听到一些朋友的经验，加上他们自己也努力求教，才了解到，一对没有采取任何避孕措施的夫妇，半年以上还没有怀孕的，才需要去接受治疗。所以他们现在并不那么焦急了。因为重获信心，这对夫妇决定重整旗鼓，继续把期望寄托在"下个月"。今晚，他们刚结束性交，两人都陷入了沉睡。女人今晚不会去上厕所，所以她的"回流"会把床单弄湿。

过去两周当中，他们的性生活大致按照例行性交的规律进行着，这规律是他们决定不再避孕之后定下来的。也就是说，他们通常在星期六和星期天性交，偶尔，就像这个星期，他们会在星期五也来一次。不过这个星期和平时有些不同，星期三晚上，女人从每周三的例行聚会回来之后，上床睡觉时，她先用手不断抚摸男人的身体，把他弄醒，然后又用手去触摸他的阴茎，一直弄得阴茎直立起来。接着，她主动跨坐到男人身上，用手把阴茎送进了阴道。女人的阴道里面这时已经非常湿润，阴茎很容易就滑了进去，而接下来的全部过程，也都是由女人一手包办的。渐渐地，男人也感到兴奋起来。但因为他们并不是经常采取女性在上的性交姿势，所以阴茎从阴道里滑出来了好几次。女人不得不拼命地扭动身体，最后总算让他射出了精液。今晚他们又试了女性在上的姿势，但不知为何，总是弄不好。结果，还是恢复平常惯用的面对面姿势。

就在女人沉睡的过程中，她的身体里面发生了某些变化，这些变化将永远地改变她的一生。这天清晨，她排卵了，卵子正要移到左边的输卵管等待受精。当卵子到达受精区的那一刻，刚好3个精子也同时到达。精子们开始从卵子的表皮往里钻。其中两个精子撞在一起，因为它们同时都想往表皮上的同一点的里面钻，因此它们两个都耽误了几秒钟。捷足先登的是第3个精子，它越过其他精子，勇往直前朝卵子飞奔而去。几秒之后，等其他2个精子到达时，卵子表面已经布起一层障碍物，切断了所有的入口。最先钻进去的精子成功地完成了受精任务。在这对夫妇放弃避孕后3个月，她终于怀孕了。

再过20天，到时候月经不来，女人就会去验孕。接着，要再过250天，她才会生产。不过，我们永远都不会知道孩子的父亲是谁。因为那个星期五晚上，在她输卵管里待命的精子其实来自两名男性。

现在，受精的漫长过程即将进入最后阶段，这也是男性和女性追求繁衍子孙的最后时刻。在前面几个场景中，我们已经交代了很多，包括精子从睾丸里诞生，直到被射入女性阴道的整个过程。我们也见识过精子努力地从精液池里游出来，穿过子宫颈黏液里的纤细导管，最后到达输卵管里的休息区待命。现在，精子将在这个休息区静候关键时刻的来临。

精子在输卵管里的待命时间长达一天，每次都有几千个精子同时在那里待命。它们一个接着一个按照顺序游动，沿着输卵管游出去。这些精子的最终目的是受精区，如果在那里能碰到卵子，才能完成受精。不过在大部分情况下，卵子是不会出现在受精区的，精子只不过是经过这里，走向终极的死亡。

精子到达受精区之后，它的表现有所变化。精子的尾部开始剧烈摆动，同时疯狂地按照圆形或8字形画着圈儿打转。不论何时，受精区都会有一些精子在那儿，数目从一两个到数千个不等，全都在等待卵子来临，而通常，卵子却迟迟不来。过不了多久，精子又一个接一个地游离受精区。每个精子一离开，立刻就有新生的精子在休息区过来弥补空位。精子离开受精区之后，继续顺着输卵管前进，最后游出输卵管，进入女性的腹腔。

接下来，再让我们看看卵子。

离两条输卵管末端不远的地方，有两个像是大行星似的物体倒挂在黑洞（指输卵管的开口）旁边，这就是卵巢。输卵管里有细小的纤毛，不断鼓励着体液流动，每个卵子从卵巢里排出来之后，就顺着体液的潮流，缓慢地朝向输卵管的黑洞漂流过去。输卵管末端就像是张开的人手，等待着卵子进入管内。从进入输卵管那一刻起，卵子就要展开它为期5天的迈向子宫之旅。

一个精子如果只是在受精区遇到卵子是无法完成受精的，因为卵子到达受精区的时候，身外有三层防御物质，在卵子被降伏之前，这是精子必须突破的堡垒。最外面一层的堆积层是由一堆形状不定的细胞堆积而成，这一层物质是卵子从卵巢里带来的。位于堆积层下面的一层防御物质相对较厚，这层平滑的薄膜叫作卵透明带，它是卵子本身的外皮。位于卵透明带下面的最脆弱的一层，叫作卵黄膜。

精子先用自己的头部，在卵细胞外面的数层颗粒细胞中钻出一条到达卵细胞的通路。如果这一步成功了，它就能到达下面的卵透明带，这时它的头部旁边会粘上某些化学物质，等于是它抢先上垒的奖章。接下来，精子继续用它头部的尖端往卵子里面钻。它的尾部这时激烈地摆动着往前推进。如果这个精子能最先通过了卵透明带，它就能穿过下面一层空间，到达卵黄膜，而卵子这时会紧紧抱住精子将其迎入，同时把它整个吞噬进去。卵子只要迎进一个精子，它的表面就会释放出某种化学物质，用不了几秒钟，其他的精子就不可能再钻进卵子表皮。对人类的精子来说，第二名是得不到奖品的。

精子成功地进入卵子之后，首先脱掉自己的细胞膜，然后释放DNA，这也是遗传里最重要的部分。接着，精子的DNA再与卵子的DNA融为一体。精子与卵子的DNA融合物之中含有来自父亲与母亲相同分量的基因。一个崭新的人类个体便即将产生，他（她）的性格将取决于这种来自父母双方基因的微妙混合。

根据前面的场景，通常我们都很清楚孩子的母亲是谁，因为胎儿毕竟有9个月都得在母体内成长。然而，谁是孩子的父亲呢？就像前面叙述过的，那个女人在排卵日以前的几天内，曾经从两个男人身上取得精子。一个是她的丈夫，一个是她的情人。要找出谁才是孩子的亲生父亲，我们必须把时间倒推10天。现在就让我们来亲眼见识一下精子战争吧。

03

精子战争

场景6 偶然事件

星期三晚上，按照惯例，女人和她的8名女友一起在外面聚会。这已经是她多年来的习惯。她们这一群大约有12人，不过每次并不是所有人都来参加聚会。通常，到了聚会的晚上，女人和她的女友们会把时间消磨在喝酒、聊天和共进晚餐上，有时大伙儿也会一起去夜总会。偶尔也会有其他一两个男人加入她们这一群，然后尝试着把她们其中的某人约到别处去玩。这一群女人期待着经常能像这样和女友们一块儿聊天，另一方面，想必她们也暗中期待着自己能被男人约走。这群人当中的多数都已经有了长期伴侣，不过她们仍然分享着这种不可言喻的共犯关系。

今晚，终于轮到女人被人约走了。说起来也凑巧，那个走进酒吧的男人刚好就是她从前的男友。他们是在她高中毕业那年的夏天认识的，在她上大学的第一年，男人曾经是她的周末情人。他们的这种关系一直维持了好几个月。今晚，他们立刻认出了对方，接着，几乎整个晚上，他们都坐在一起聊天，两人分别向对方叙述着自己在最后那次激烈争吵后经历的一切。女人从男人口中得知他现在在其他城市工作，这次是出差到这里来，而且就住在附近的旅馆。男人今年已经快30岁了，他有一两个女友，但还没有固定的伴侣。

男人仍然保持着健壮的体格，同时，他那拈花惹草和玩世不恭的态度也和从前一样。女人虽然曾被公认为他的女友，但自从发现男人曾经背着她跟很多女人做过背叛她的事情之后，两个人就分手了。在那段感情极为脆弱的时期，女人需要的是一个能够信赖的男人。可是现在，她已经从过去那段阴郁中走了出来，这个时候遇到从前的男人，女人感到许多过去的感情又重新涌现出来。然而这天晚上，女人最后还是回到了那群女友们的身边。

第二天中午，男人出现在女人的办公室，邀她去吃一顿简单的午餐。整个午餐时间，两个人都在谈着当天晚上共进晚餐的事情。由于是星期四，晚上刚好轮到女人的配偶和他的男友们外出聚会，因此女人觉得没有必要把她的计划告诉配偶，同时，她也不觉得把这个计划告诉配偶会得到什么好处。更何况，根据她的分析，这天晚上也不会有任何事情发生，所以根本就不值得去跟配偶提起这事。不过，为了避免被熟人碰到，女人还是把她的情人带到离城很远的一家餐厅去。

整晚，男人的表现都表明，他是期待着能把女人带回旅馆的床上去的。他表现得体贴又急躁，并且不时地找机会触碰她的身体。女人从头至尾都不曾考虑过要和他发生性行为。她虽然觉得他魅力依旧，而且他的触摸也让她感到兴奋，但男人那种对性的强烈渴望却让她感到不快，她甚至产生了防卫心理。于是，整个晚上，女人都对他表现得格外冷淡。而男人也发觉了她的态度，最后他只好放弃努力，把女人送回家。在回家的路上，两个人除了彼此开着玩笑之外，并没有继续深谈。

一直到女人快要下车之前，两人互相交谈的内容听起来都像是他们永远不会再见面了。但就在这时，女人惊讶地发现，自己对男人突然产生一种温馨的怀旧感，其中可能还有一些罪恶感，这种感觉使她忍不住在他的脸颊上亲了一下。接着，更让她惊讶的是，自己不但在男人脸颊上亲过，接下来，又在男人嘴唇上亲了一下。这阵突如其来的热情使女人感到一片慌乱，她匆匆跳下车，对男人说了一句"祝你幸福"，就走进自己家里去了。

一小时后，女人的配偶回来了。女人这时已经上床，假装正在熟睡。她的配偶喝了酒，不久就鼾声大起。女人这时回忆起晚上发生的一切，她的思绪和梦境不断地追逐着那些兴奋时刻。不知在什么时候，女人虽然没有从睡梦中完全清醒，但她很清楚地感到自己到达了高潮。

第二天一整天，女人在办公室回忆昨晚的情景，她和那个男人共度了整个晚上，但没有发生任何事情，也没有任何人知道这件事。她觉得整件事简直不可思议。女人手里忙着工作的事，但她脑袋里却不停地想着那个男人、那个夜晚、他们交谈的内容、他们的亲吻，甚至还有年轻时和那个男人共享的性生活。这些回忆让她在潜意识里持续保持着兴奋状态。一整天，她的内裤始终都是潮湿的，她甚至还到厕所去自慰了一次。

星期五晚上，女人没和她的配偶性交。不过，他们在星期六和星期天连续两天都有过性行为。星期六晚上，女人坚持要配偶在插入前先让她到达高潮。她很少在性交当中到达高潮，她也从未期待过性交高潮。通常，当她想要高潮时，她一定让自己在前戏时到达高潮。星期天早晨，女人在洗澡的时候又自慰了一次，然后，她赤裸着身子走进客厅，怂恿配偶在客厅的地板上和她性交。在周末的几次高潮过程里，甚至只是在前戏过程里，女人脑海里映出的形象并不是她的配偶（也不只是这个周末，最近这些日子，出现在她脑中的形象都不是她的配偶）。女人满脑子想的都是她和情人做爱时的情景，其中有真实的，也有想象的。

　　整个周末，女人都在暗中享受这一连串突发的性活动和性兴奋。然而，她除了独自幻想这种出轨行为之外，并没打算冒险去付诸实践。可是到了星期一早上，女人回到办公室，她的想法改变了。她的情人将在星期四离去，她可能永远都看不到他了。女人的心头涌现出一个念头，这念头让她的兴奋逐渐变为焦躁。她想，也许她应该再跟他见一面。要安排跟他见面是很容易的事情，她只要星期三晚上不跟女友们出去，就可以跟他共度一晚。她只需要拿起电话打给他就行了，事情实在简单得很。

　　这个念头让她既兴奋又害怕。女人满脑子都在想着这件事情，所以星期一这一整天她什么也没做。星期二，她终于鼓起勇气给男人打电话，可是却没人接。女人在一瞬间又丧失了勇气，再也无法拿起电话拨过去。到了星期三早上，女人的心情再次发生了变化，她原本感到的恐惧与罪恶感，现在却转变成了某种自信。为什么不能再见他一面呢？她想。他不是她的老朋友吗？而且，今晚可能是她最后的机会。更何况，上次他们共度一晚，不是什么事情都没发生吗？她实在没有必要感到罪恶或紧张，当然，可能也没有必要把这个念头告诉任何人。

　　女人第三次拿起电话打给男人，这次是他自己接的电话。他听到女人的声音之后显得既高兴又意外。男人表示，他手边正忙着工作，没时间和她讨论细节，所以请她晚上打电话到旅馆找他。女人同意了。接下来的一整天，她都处于一种兴奋状态。她先告诉同事，这天晚上的例行聚会她没法去参加了，因为她要到妹妹家去。女人在这天早上七点离开家的时候告诉配偶，晚上她会和女友们一起去夜总会，可能会晚一点回家。她的配偶抱怨了几句，但没说太多。

　　女人走进旅馆时，感到全身都紧张起来。最初几分钟，她和男人都紧张得不知道自己在说些什么。不过，等他们在旅馆的酒吧喝完第一杯酒之后，两个人好像又回到了从前。他们分手后的那六年，也好像从来不曾存在过。女人今晚的心情与行为都与一星期前的星期四那晚完全不同。他们又喝了一杯之后，女人一边说话，一边把自己的膝盖往男人膝盖靠过去。她伸出那只空着的手，不断找机会去触碰男人的大腿和手臂。男人这时提议，"为了避免这么冷的天还跑到外面去，晚餐就在旅馆的餐厅里吃"。女人立即表示同意。吃过晚饭，男人表示，他"必须到楼上的房间里"拿照片来给她看，而女人则表示，她"一直都很想看看这家旅馆的房间是什么样子的"，于是她就跟着他一起到了男人的房间。

结果男人根本没拿照片给她看。他们几乎一关上房门，就立刻亲吻起来，两人互相帮助对方脱掉了衣服。女人还没机会喘一口气，他们已经赤裸着身体倒在地板上，而且男人已经进入她的身体开始射精了。女人对男人的性急毫无准备，不过她也没想让他的动作慢下来。男人从头到尾都没考虑到安全套或是体外射精，女人也根本没想到对他提出这些要求。女人的阴道早已十分湿润，因为她已经期待了一整天。当她走进男人的房间时，她的阴道里面更是充满了润滑液。男人迅速而轻松地插入了女人的身体，转眼之间，他就完成了射精。

性交结束后，男人向女人道歉说，他那么急着想要跟她做爱，是因为他一直都是爱她的，而且他想她已经想了很久。男人接着又对女人保证，如果他们不在地板上，而是在他的床上，他一定会让她得到满足。而男人也真的说到做到了。他花了整整半小时去抚弄女人的身体。女人觉得他对自己的身体非常了解，这是她的配偶从来不曾让她感觉过的。女人到达高潮后，他们互相拥抱着休息。接着，两个人又从头开始。男人仍然很快就插入了女人的身体，但这次他变得不再那么性急，他花了很长的时间，缓慢地进行着活塞运动。女人这次在他插入的过程里达到了高潮。对女人来说，性交高潮是很少见的。就在男人即将射精前几秒钟，女人几乎同时也达到了高潮。

他们再度互相拥抱着睡过去。不过，这段安宁的时光并不持久。经过了整个晚上，女人这时才突然感到罪恶感和恐惧感袭上心头。时间已经很晚了，女人的心中充满了内疚，她非得赶快回家不可。男人让她留下来过夜，并且建议她找个理由，打电话告诉她的配偶。可是女人这时根本听不进去他的建议，她觉得自己非得回家不可。结果，她还是借口去洗手间才从男人的床上逃出来。她拒绝重新回到他身边，接着开始穿衣服。两人之间的交谈变得没有逻辑。女人这时开始对男人感到厌烦，她甚至连道别都只是随便应付了一下，就匆匆跳上了出租车。女人到家的时候，"回流"刚好从她体内流出来，弄湿了她的内裤。可是女人这时完全无心回顾

"回流"代表的那段时光，她满脑子都在盘算着回家之后该做些什么。

女人悄悄地走进家门，她怕把配偶吵醒。她先脱掉衣服，把全身都洗了一遍，然后爬上床去。女人上床之后，直接用手去刺激配偶，把他弄醒，在男人完全清醒过来之前，他的阴茎已经直立了起来。于是女人主动跨坐在配偶身上，把他的阴茎送进自己的阴道里。她花了一段时间，努力地摇晃着身体，最后总算让配偶在自己体内射精。男人在恍惚中只感觉到配偶的阴道非常湿润，但他对这件事并没去多想。这一刻，他只想集中精神好好儿享受如此省力的性交。第二天，女人的情人踏上了归途，他们从此再没见过面。第三天是女人的排卵日，很快，她怀孕了。在接下来的三个星期里，女人差不多每天都和配偶性交。当她发现自己怀孕的时候，那个晚上和前任男友的所作所为，在她脑海中的印象已经变得非常模糊。女人几乎忘掉了当时的罪恶感和恐惧感，她甚至觉得那晚的事情根本没有发生过。女人逐渐说服了自己：肚子里的孩子是她和配偶所生，因为这个月她和配偶总共做爱十六次，而她和情人只有那区区的一晚而已。

九个月之后，女人生下一个女儿。过了两年，她又和配偶生下一个儿子。又过三年，女人生下第二个女儿。她的长女逐渐长大，越长越像她的母亲。和其他两个孩子比起来，女人的长女显得比较迷人、有活力，也比较惹人喜爱。不过，这三名子女之间的差异并不算太明显，几乎跟其他兄弟姐妹之间的差异大同小异。岁月流逝，女人的配偶从来不曾怀疑过，女人怀上第一个孩子时，她的体内还同时拥有另一个男人的精子。当然了，就是连女人自己，也从未弄清在那关键的几天里自己的体内发生过什么状况。事实上，女人和配偶永远都不会知道，在她怀上长女的那一刻，其实是她那情人的小小精子钻进了她的卵子。

我们在这一章开始的两个场景里说明了精子战争的开端与过程。实际上，在这两个场景里，只有上面说明过的这个场景（场景6）与"人"有关，下一个场景（场景7）根本算不上是一幕故事。因为场景7是在描述精子战争的实际状况，所以场景本身也就是说明。场景7也因此成为本书唯一没有附加说明的一节。

我们在场景6里描述的是一个有代表性的外遇故事。场景里三名主角的行为表现都曾对"谁是长女的亲生父亲"发生影响。有一点值得我们注意的是，女人的前任男友是个拈花惹草和玩世不恭的男人，女人和这个男人所生的长女显现了更多的类似特征，这是女人和配偶所生的子女身上不具备的。此外，还有一点值得注意的是，女人到达高潮的次数与时机。这里所指的高潮包括两种：男性给予刺激引起的高潮，女性自我刺激造成的高潮。关于这一点（指女性的两种高潮），我们将在后面的场景里加以说明。在这个场景里，我们将把重点放在外遇行为本身，同时讨论情人的精子比配偶的精子更易使女人受孕的原因。很明显，这个场景的结果对三名主角的子孙繁衍都会产生重大影响。

我们曾在前面提到，女性比较倾向在排卵后的非受孕期与配偶进行例行性交，但女性出现外遇行为时却完全没有这种倾向。另一方面，女性在其受孕期间更倾向与配偶之外的男性性交。而且，在上述情况下，女性和外遇对象一般也不会采取避孕措施。

这样说来，既然我们能够依照调查统计归纳出女性的外遇行为模式，那么女性体内必定存在某种周期，这个周期对女性出现外遇的情绪与行为都会产生影响。关于这一点，我们不仅能从这个场景里面找到一些蛛丝马迹，从这对伴侣（指这个场景里的那对长期伴侣）第一次出现的场景里，也能看出一些迹象。在我们开始观察这对伴侣的第一个月，女人没有怀孕。她当时正在受孕期，却没有兴趣和配偶做爱。我们将她不能怀孕的理由解释为女人身体的原因（而不是这对伴侣的失误）。因为这时女人身边唯一能够和她性交的男人就是她的配偶，但她的身体却作出判断（这种判断完全和大脑意识无关），认为配偶这时还不适合担任她第一个孩子的父亲。女人的身体也就按照本身的判断行事，这样，即使是在受孕期，也觉得对配偶提不起"性趣"来。

到了这个月，女人遇到了从前的情人，这表示女人对第一个孩子的父亲人选有了选择权。女人选择的正是她的身体所中意的人选。女人和情人前后共有两次进行外遇的机会，第一次是在星期四，接着是下个星期三，但女人只选择了其中的一次。星期四那次约会是由她的情人主动安排的，而且女人这时正在非受孕期，所以女人的身体并没感到非常想和情人发生性行为。星期四的晚上，尽管情人很想和女人性交，但她那冷淡的态度却使男人始终无法接近她。然而，到了下个星期三，女人的心情发生了变化。因为女人从这个星期的星期一开始进入了受孕期，想要再看情人一眼的念头开始萦绕在她的心头。但直到星期三之前，这个念头背后的动机始终没有达到最后的顶点，因为星期三这天才是女人最易受孕的日子。不过包括她本身在内，没有任何人知道这个秘密。

星期三晚上，女人的心情和肢体语言都和上个星期四截然不同了。这天晚上两人的行为仍然是由男人主导，女人虽然在一星期前就明显地表示出对他没有兴趣，但这天晚上，女人却欣然表示配合。两人进入旅馆的房间之后，女人为了想要获得男人的精子，又进一步表现出她要配合男人的意愿。在几乎没有前戏的情况下，女人愿意让男人插入她的体内，并立即在她体内射精。在这段过程里，女人完全没考虑过怀孕的问题。也许事后她会对当时的情况作出合理化的解释：自己是被一时的兴奋与激情冲昏了头才作出那件事。但事实却很简单：她的身体在两天之后即将排卵，所以她这时急于获得情人的精子。女人后来又要男人再次在她体内射精，关于第二次性交的理由，我们留待以后再来说明。女人在得到了男人的精子之后，立刻又不想再和男人在一起。对她来说，接下来要做的事是马上回到配偶的身边。

*

女人的身体为何在潜意识里突然对情人发生了情绪上的变化呢？主要原因可能有两个，其中之一是源于她的意识（虽然女人可能会给自己找出其他的解释）。因为女人的身体在潜意识中采取的基本策略是：不管孩子的父亲是谁，最适于协助她养育孩子的人选还是她的配偶。这是她的基本策略中最重要的一点，因此任何外遇行为都绝对不能被她的配偶发现。女人由于害怕被配偶发现，便在身体上出现了一些惊恐的反应，这些反应都是由潜意识主导。然而，要决定何时才是外遇的适当时机，以及要利用什么借口进行外遇，这些细节就必须靠女人的主观意识来作出行动。事实上，女人的意识与身体之间看起来配合得相当不错。根据研究调查显示，类似这个场景里的一次外遇性行为通常很难被发现。即使是长期的外遇性行为，被发现的可能性也只有50％。例如我们在这里讲的例子，这个场景里的女人就很成功地将她外遇行为的痕迹掩饰了过去。

另一个原因是，在女人的身体采取的策略里，有某些部分是连她的意识都无法理解的。女人离开男友，回到自己家里，她花了很大的工夫和自己的配偶性交。在女人的意识里，她会将自己这种行为解释为"避免遭到配偶查验"。当时，只要能让配偶在她体内射精，那么即使在床单上留下了潮湿的痕迹或是精液的气味，配偶都不会对她产生怀疑。但有一件事是女人没有意识到的：在得到情人的精子之后，她的身体又同时感到自己也需要获得配偶的精子。事实上，女人的身体早已作出决定：情人比配偶更适于担任第一个孩子的父亲。可是情人和配偶的精子在战争中究竟谁胜谁负，这个结果还是个未知数。如果情人的精子比配偶更具繁殖力与竞争力，女人当然愿意让情人的精子使自己的卵子受精。而要得出"谁的精子更强"的结论，唯一的办法就是让两个男人的精子举行一场大战。换句话说，是女人的身体想在两个男人之间掀起一场精子大战，而上述做法则可能是使她达到目的的唯一机会。

只要是两名或更多男性的精子进入一名女性体内，他们的精子就得拼命去争取使卵子受精的机会。精子大战既不是简单的游戏，更不是普通的赛跑，而是名副其实的战争——两队（或更多队）精子大军之间的战争。同时，就像所有动物都有雌雄两性之分，今天活在这个世界上的所有男女所拥有的性特征，也都是通过这种精液与精液之间的战争（或者说是精液之间彼此威胁）产生的结果。精子战争发生的频率以及重要性都远远超过我们的想象。根据英国的一项研究指出，约有4%的英国人是通过精子战争诞生到这个世界上来的。换句话说，每25个英国人当中，就有一个人产自精子战争——亲生父亲的精子和另一名（或数名）男子的精子在母亲的生殖器官内进行的一场大战。如果各位觉得这个数字不算什么，那么让我们换个角度来看，这个数字也表示：大约从1900年到现在，我们每个人的祖辈当中都有一个是从精子战争中诞生出来的。换句话说，我们每个人之所以生存在这个世界上，都是因为我们的前代拥有竞争力极强的精子，并且在精子战争中取得了胜利。

我们在场景6里面曾经说过，通常，女性的身体一次只能制造一个卵子，所以，每场精子战争只能有一名胜利者。偶尔，女性也可能同时制造两个卵子，这时她就有可能生出一对异卵性双胞胎。在这种情况下，精子战争就可能产生另一种结果：两队平手。事实上，到目前为止，已有不少惊人的记录显示，有些异卵性双胞胎的确分别拥有不同的父亲（尤其在两队精子来自不同人种时，结果最为明显）。而根据最新统计显示，即使从外观上不能明显区别，但每400对双胞胎当中，就有一对双胞胎分别拥有不同的父亲!

前面曾提到怀孕的关键时刻，现在让我们回头再来继续观察场景中的女人。女人的卵子进入输卵管的时候，有3个精子同时到达卵子附近。它们全都是情人的精子。如果我们这时到输卵管的休息区去看看，就能发现休息区里正有无数精子都在安静待命，等候前往战场。休息区里90%以上的精子都来自情人的身体。虽然女人的配偶曾经尽其全力，想靠例行性交保住优势，但在这场精子战争中，女人的配偶已经注定要吃败仗。提到例行性交，我们在前面说过，男性进行例行性交的目的主要是想让女性的输卵管里能够持续拥有固定数量的取卵者精子。除了上述作用，例行性交还能帮助男性的身体针对精子战争进行备战工作，至于备战规模则根据战争的风险度来决定。男性的身体首先衡量配偶体内是否可能拥有另一名男性的精子，然后才调整例行性交时射入配偶体内的精子数目。男性的身体主要是根据上次性交后，他和配偶共处的时间来决定这次要射出多少精子。如果两人已有一星期以上不曾性交，那么男性的身体会根据过去8天之内，他与配偶共处的时间来决定射出的精子数目。

这种算法看似简略，但却相当有效。男性与配偶共处的时间越少，配偶进行外遇的机会就越大。如果男性花了80%以上的时间与配偶共处，那么配偶外遇的可能性几乎等于零。而如果男性与配偶共处的时间连10%都不到，那么配偶外遇的可能性就会超过10%。换句话说，就男性的身体来看，上次性交之后与配偶共处的时间越短，这次性交时配偶体内已经拥有其他男性精子的可能性就越大。在这种情况下，为了在即将发生的精子战争中增加本身精子队伍的胜利几率，男性身体就需要制造更多的精子，而且这也是男性所能采取的唯一对策。

根据上面提到的各种状况，男性在不同状况下射出的精子数目差异相当大。例如我们在这里介绍的有关外遇的场景，星期三晚上，女人回家之后又和配偶进行性交。男人的身体必须决定这次要射出多少精子，虽然他仍旧处于睡眠状态，但他的身体已经算出上次和配偶性交是在3天之前（即星期天）。而通常在间隔3天的情况下，男人只需要补充3亿个精子到配偶体内。接下来，男人的身体又算出上次性交之后，他花了50%的时间和配偶共处，因此配偶外遇的可能性只能算"普通"（即可能性并不高）。所以他只要按照平均比例补充精子到配偶体内就够了。如果在过去3天里，男人和配偶整天都待在一起，配偶外遇的可能性就几乎为零，这时男人可能只需补充1亿个精子到配偶体内。相反，如果两人当中的一人从星期一早上离去，直到星期三晚上才回来，女人外遇的可能性就大大增加，因此男人可能就会射出5亿个精子。

　　另一方面，对女人的情人来说，情况则完全相反。这是他过去6年来第一次在女人体内射精，而且，在过去8天当中，他只和女人共处了几小时。男人的身体在射精之前判断（当然也判断得非常正确），女人体内极可能已经拥有另一个男人的精子，因此他决定射出6亿个精子补充到女人体内。半小时之后，男人的身体又将1亿个精子射进女人体内。就这个"外遇的星期三"来说，从情人将数目相当于配偶精子数两倍的精子军队送进女人身体的那一刻起，这场精子大战就已经拉开序幕。换句话说，战争才一开始，情人的精子队伍就已经占了两倍的优势（因为配偶只射出3亿个精子，但情人在射进6亿个精子之后，接着又射进1亿个精子）。等到战争进行到最激烈的时候，攻取卵子的优胜者即将产生。这时，情人的精子队伍和配偶比起来，则已经取得9倍的优势（请大家回忆一下，前面我们说过，女人输卵管休息区里等待出征的精子当中，情人的精子占了90%）。在两队精子大战的过程中，究竟是什么原因使情人的精子能够占到如此绝对的优势？让我们先来观察一下这些精子士兵吧。

　　说起人类的精子，大家可能立刻会联想到最常见的精子模样：精子包括头部、颈部和一个细长的尾部。每个精子看起来都是形状雄伟、动作活泼。精子的头部其实很像动物的鳍形肢体，头部外围呈椭圆形，整个头部则像个被压扁的椭圆，上面还戴着一顶头盔，头盔里面装着一些重要的流体物质。精子头部的内部则密集压缩着整套DNA，精子攻取卵子后，将带着这一整套的DNA进入卵子的核心部分。精子头部看来有点像棒棒糖的顶端似的，连接在短小坚硬的精子颈部之上。精子中部相当于发电厂，这里蓄积的能量能够使精子尾部进行游动。精子游动时是借着缓慢摆动尾部的动作掀起细微波浪，而精子本身便借此随波前进，并能毫不费力地通过女性的体液，顺利完成旅程。

　　很多人对上述的精子形象都非常熟悉，但事实上，男性在正常情况下射出的精液里，只有半数的精子是类似上述的形象。一队精子大军的构成分子其实比我们想象得更具有多样性。举例来说，有些精子的头部很大，有些则很小，还有些精子的头部甚至会小到像针尖一样，这么小的头部里面当然无法装载整套DNA。有些精子的头部呈圆形，有些则像雪茄形状，还有些像梨或是哑铃的形状，甚至有些精子头部的形状呈不规则状，我们根本无法用语言加以形容。此外，也有些精子拥有2个或3个，甚至4个头部（非常罕见）。这些精子要算是名副其实的怪物军团。

　　精子的多样性不仅表现在头部的形状上。以尾部来说，有些精子的尾部很短，有些则拖着一条卷曲如弹簧的尾部，还有些精子拥有2条尾部，甚至3条、4条（比较少见）；也有些精子像是驼背，整个中部都弯成90°；另外还有些精子将本该丢弃的细胞物质还背在身上，看起来就像背着背包的登山运动员。一般来说，一队精子军队当中只有60%的精子拥有我们熟知的形象（身手矫健、充满活力），其余的精子则像我们上面举例介绍过的，都和一般形象相去甚远。但无论如何，这些形象特别的精子在精子战争中也分别负有重要任务。

　　现在让我们回过头来看前面提到的场景，在"外遇的星期三"发生的那场精子战争里，从头到尾都是情人的精子队伍在唱主角，战况完全呈现一边倒的局面。双方精子的胜算比例最后甚至从2：1提高到9：1。为了让大家进一步了解战况，我们必须带着显微镜进入女性身体，以便仔细观察整个战况的演变。下面就让我们重新回到那个重要时刻——女人和她的情人进入旅馆房间，立即脱掉衣服，在地板上开始性交。

场景7　精子战争

女人和她的情人一起倒在地板上，两个人即将进行性交，女人体内这时已经存有一些精子。因为在上个周末进行例行性交的时候，她的配偶总共射进6亿个精子到她体内。大部分的精子后来分成好几批，随着"回流"排出了体外，但现在仍有一些还存活在她体内。这些残存下来的精子将在精子战争中产生怎样的影响，主要取决于精子所处的位置。

女人的阴道深处，现在还有一些动作已经相当迟缓的精子，它们是随着子宫颈黏液流出来的。正是因为女人期待着现在这个外遇的时刻，所以子宫颈黏液一整天都不断地从子宫颈缓慢地渗进阴道。每一滴黏液里都带着一些她配偶的精子。不久，这些精子都会消失在子宫颈里的战场上。而另一方面，子宫颈储藏库里还有少量的精子不断补充进来。它们进入子宫颈黏液里的通道，徒劳无功地试图补回那些消失在阴道里的精子数目。然而，消失掉的精子数比补充进来的精子数要多得多，所以今天一整天，她配偶的精子对子宫颈的防御能力越来越弱。

子宫颈黏液里的精子并非都是光滑圆润的。它们是一群游手好闲的阻挡者（blocker），主要任务是挡住后面的精子，避免它们进入子宫颈分泌腺的储藏库或是子宫里。精子先遣队的模样各式各样，有尾巴卷成一圈的，有身体弯曲的，也有扛着一个大背包的，还有长着一个大头或者长着两个、三个、四个头的，因此它们能够很有效地挡住任何一条狭窄的黏液通道，它们也会两个排在一起完成任务。总之，女人的情人插入阴茎时，配偶的精子突然势力大减，这时子宫颈黏液的通道里几乎已经没有任何阻碍力量了。

不过，这些先遣队并不是配偶精子军队里唯一的防御力量。子宫里还漂浮着其他类型的精子，数目也在递减。这些体型瘦长且动作灵活的精子看起来都很相像，但它们的任务并不是受精。这些被叫作"杀手"（killer）的精子浮游各处，专找其他男性的精子大干一场。杀手每碰到一个精子，都会上前去查看一下对方头部表面的化学物质。要是发现和自己头部的物质成分相同，它就认定这个精子是自己的同伙，然后就继续去检查下一个精子。到目前为止，女人身体里面的精子几乎全是同伙，所以杀手的致命攻击一次也没派上过用场。很多杀手现在已经动作缓慢，而且大部分都因年老而逐渐死亡。最年老体衰的杀手，已经在女人的子宫里待了三天以上了。而那些活动力较强的杀手，则是刚从子宫颈储藏库里出来的精子。

杀手并非只负责巡视子宫，有些杀手会在输卵管里面游荡。还有一小部分孤军奋斗的精子，在女人左边卵巢附近的腹腔里游动。另外还有一种叫作"取卵者"的精子，紧跟在杀手身边在输卵管里移动，它们是女人的配偶留下的最后一小批精子，专门负责受精任务。杀手和取卵者看起来十分相似。它们外表圆润光滑，动作灵活，但取卵者的头部比杀手稍微大一点。如果女人现在排卵的话，配偶的精子还有受精的机会。然而，她排卵期还要过两天才会到，所以现在正是精子战争双方的生死关头。

女人的情人才插入没几下，就在她阴道里留下了自己的精液池。子宫颈降了下来，伸进池里，精子的先遣部队开始进入子宫颈黏液里的通道。这批先遣部队里大约包括了五亿个杀手、百万个取卵者和一亿个阻挡者。有些子宫颈黏液的通道被配偶精子里的阻挡者挡了起来，不过因为这些先遣队员现在只剩下了少数几个，所以黏液里的通道目前可说是畅通无阻。情人的精子队伍随波逐流，长驱直入。几百个取卵者受到杀手的保卫，很快地往受精区攻去，从子宫颈向子宫前进。剩下来的取卵者和部分杀手，以及新生的阻挡者，总数大约有数百万个，它们全都一起往子宫颈壁的储藏库游去。这些精子到达目的地后，静观其变，等候有朝一日轮到自己上阵。还有一些杀手比前面两批部队动作更慢，它们跟随在先遣队之后，缓慢地经过子宫颈进入子宫。这些后援部队像是已经预料到自己还必须等上一段时间似的，一进入子宫颈黏液里之后，就分散于各个通道，并且立刻卷起尾巴安心等候时机的来临。

情人精子里的某些取卵者永远不会到达输卵管。就像我们曾经观察到的，子宫里剩下的配偶的精子杀手已经不多，不过这些仅存的杀手仍会竭尽全力去对付情人的精子。只要双方的精子杀手相遇，一场精子大战就此展开。大约在一小时之内，两队精子的杀手为了尽量抓出对方的精子，会游得比平常更快。它们的目的是用自己帽子里装着的致命鸡尾酒，把敌方精子的取卵者和杀手统统毒死。战斗过程是两个精子以头相撞。根据我们观察，两方的精子相遇之后，它们会用头顶试探对方，先把彼此头部表面的化学物质拿来对比一番，再查验双方物质的异同。杀手一旦发现是敌方精子，它会用自己那尖锐的头部去戳对方头部的敏感部分，每戳一下，同时也注入一些致命的毒液。这样戳过几下之后，杀手便离开去找下一个猎物。

每个杀手都带着足以杀死大量敌军精子的毒液，但由于它没有多余力气制造更多的新毒液，所以它那帽子里的化学物质会变得越来越少。最后，杀手为了多杀死一个敌人，会使出全身力气，把自己的脑袋戳进敌人头部，放出最后一滴致命毒液。这场精子大战不断进行着，战场上随处可见这种两头紧连的精子尸体。

刚开始的小规模战斗中，配偶精子的杀手不辱使命，用这种头顶头的方式，给敌人头上裹上一层毒液，因而消灭了一些情人精子里的取卵者和杀手。不过，配偶精子的杀手所占的优势并没持续很久。接下来，是侵略者大举反击，情人精子的杀手伴随着取卵者开始反攻。两队杀手都是名副其实的敢死队员，它们拼了命地想要歼灭对方。然而，配偶剩下的最后一批精子部队还是以1∶1000的比例大败给情人的精子部队。

接下来，双方的厮杀依旧，但战场移到了输卵管。情人的精子部队虽然小有损伤，但它们很有组织地把配偶所剩的最后一点取卵者和杀手一扫而空。一小时之后，女人和她的情人再次发生性行为时，第一场战斗已经结束，女人身体里面连一个配偶的精子都没有了。不过更精彩的还在后面，这是因为，在这场特别的精子战争里，第二次性交所起到的作用远比我们预料的重要。

到目前为止，情人的精子始终处于优势，但是，真正的精子战争却并没开始。女人回家之后，她的身体驱使她跨坐到配偶身上，把配偶的阴茎塞进自己的阴道里，然后刺激他在里面射精。真正的精子战争从这时才算正式展开，而这场精子大战是由女人亲手引爆的。即使她的配偶又送进了3亿个新鲜精子战士到战场上，战况仍是呈现一边倒的情势。

配偶送来的新鲜精子从精液池里拼命往上游动的时候，它们碰到一个难题。因为这时子宫颈黏液里的通道，已经差不多都被堵塞住了，通道里面不仅有大量情人的精子，还有女人本身的白血球。这两者数目相当，合作无间，因此配偶的精子就无法像两小时前情人的精子那样，从精液池里游出来。配偶的精子从精液池里蜿蜒地排成一列，一直排到被堵住的子宫颈黏液通道的前面。正因为这样，在女人排出"回流"之前，只有少数配偶的精子能够脱离精液池。

不仅如此，就算它们好不容易离开了精液地，并且在子宫颈黏液里找到了通道，配偶的精子还会碰到其他的难题。因为取卵者和杀手组成的少数先遣队在进攻子宫时，会遭到大批情人的精子杀手的挑战。即使有一两个配偶的精子能逃过被杀的命运，等它们快要离开子宫的时候还是会碰到另外的难关。因为两条输卵管都很狭窄，它的宽度刚好只够卵子从里面降下来。而且，在输卵管的入口处还有情人的精子大军围堵，情人的精子杀手也在四处巡逻，大部分配偶的精子企图穿越封锁线时都遭到杀害。不仅如此，就算有少数几个配偶的精子有幸逃脱，到了输卵管里的休息区，它们还是有可能碰到情人的精子杀手，因为那些杀手一直不断地在整个休息区巡视着。

另一方面，配偶的大部分精子也在子宫颈里努力尝试着冲进颈壁上的储藏库，但储藏库的入口不仅有情人的精子杀手在巡逻，而且储藏库里面早就装满了情人的精子大队。偶尔，也会有些配偶的精子能艰难地穿过黏液里的通道，进入一个还没被占据的储藏库，不过绝大部分的配偶精子都被困在了子宫颈黏液里，最后，情人的精子和女人的白血球所组成的混合部队会把它们杀个精光。

星期三发生的这一切，显然是情人的精子部队占了优势，接下来的两天里，这种情况依旧没有改变。星期四和星期五两天，女人忙于工作，子宫颈黏液里的两队精子数目渐渐地变少。有些精子随着黏液落进了她的阴道，剩下来的精子则被白血球组成的后续部队一扫而空。那些储藏库里的精子虽然取代了子宫颈上部的先遣队，但由于它们无法及时弥补损伤，所以先遣队的数目越来越少。子宫里的精子杀手在战役中尝到败绩，不过在星期四这天，从子宫颈储藏库里来了一些新生的后补部队，补足了精子部队的数目。与此同时，杀手的数目也开始减少。配偶和情人的取卵者（主要是情人的）缓缓离开子宫颈的储藏库，向输卵管的受精区游去。它们在途中会和来自子宫的敌军杀手对阵，这些杀手几乎全都来自情人的精液，大部分配偶的取卵者都会败下阵去。到了星期五晚上，也就是排卵前数小时，输卵管里情人的取卵者数目超过了配偶方，比例约为100:1。

星期五晚上，女人和配偶发生性行为的时候，离她排卵只剩一小时了。这时，由于子宫颈黏液里的杀手数目减少了很多，所以配偶的精子才能比较容易通过子宫颈黏液。大部分精子都朝着已经半空的子宫颈储藏库前进，取卵者和杀手组成的先遣部队却直接向输卵管前进。为数极多的配偶精子到了子宫后，不是被正在巡逻的情人精子杀手消灭，就是前进速度大减。不过，进入子宫的配偶精子数却足以拉近它与情人精子数的比例，两者比例从100：1变成了10：1。就在这时，女人的两个卵巢之一排出了一个卵子，与此同时，某种化学讯号也立即传到旁边的输卵管。这个讯号一传出去，那些正在休息区的精子们立刻振奋起来，一股精子大潮从输卵管向受精区涌入。这真是一场赛跑，一场障碍赛跑，因为输卵管里仍然还有一些杀手，主要都是情人的精子杀手。事实上，不久前才射入女人身体的配偶的精子为数甚少，不过它们的动作却比情人的精子快得多。如果其他条件都够公平，配偶的精子仍有希望获得受精的机会。

而事实上，其他条件并不公平。配偶的精子接二连三地碰到情人的精子杀手。当卵子和第一个精子到达受精区时，情人和配偶的精子数之比已经拉近到了5：1，不过这仍然不够。最先到达受精区的三个精子都是情人的精子，其中第一个到达的赢得了受精的荣誉。一小时后，配偶的新鲜精子占领了情人的精子在女人生殖器官里的所有据点，现在，配偶的精子在输卵管里大权在握。不过，为时已晚。9个月后将有一个小女孩诞生到这个世界上，而她叫爸爸的那个人却不是她的亲生父亲。这将是个永远的秘密。

04

计算代价

场景8　虎父虎子

男人的神志清醒过来，他痛苦地将放在病床上的左手掌心向上翻过来。男人的配偶伸出手，握住他的手掌。她碰到他那冰冷的手掌，感到一阵心痛。两人的视线交织在一起，女人对男人点了点头，以此回答他那无声的询问。

男人心里明白，死神的脚步已经离自己不远了，但眼前这一切令他还不能立刻死去。他给自己定下最后一项任务，他必须尽可能再撑一段时间，才能把这个任务完成。男人刚服过药，他一边忍受着疼痛，一边担心自己熬不过去。他的儿子正从地球的另一端坐飞机赶来看他。男人决定拼了老命也要再看儿子最后一眼，要不然他死不瞑目。

男人闭上眼睛，再度陷入半睡半醒的状态。往事历历在目，他感到自己穿梭在过去和现在之间。他觉得自己好像又走进那个第一次遇到配偶的房间，这个女人后来成了他的终身伴侣。他又看到一片血水，那是他的儿子从产道滑入这个世界时带出来的。对，他还看到了那个妇产科护士，她高举着他的儿子，说出男孩的性别，并且立刻告诉他，这个儿子有多么像他。紧接着，婴儿被包好交到父亲手里。他是那么小，皱巴巴的小脸朝上仰着，下嘴唇颤抖着，像是正在吸吮一个不存在的奶头。这是男人一生中最激动人心的时刻，他的亲生骨肉正被他抱在怀里。

回想到这儿，男人再次睁开了双眼。他的身边还是只有配偶一个人。她生下他们的长子之后，就不想再生了。男人对这件事并不在意。由于只有一个独生子，所以他们并不太在意花费，同时还要提供给孩子舒适的生活环境与足够的成长及教育经费。另一方面，他们也发现，孩子生得少，生活才容易过得富足一些。生长在这种优越环境下的孩子，长大之后也更容易获得成功，因此父母在孩子身上投资的时间和金钱就能更迅速地得到回报。

在孩子成长的过程中，男人曾经三次受到过外遇的诱惑。不过每次遇到这种情况，他都能在最后关头及时刹车，他害怕自己的家庭因此而被毁掉。失去配偶会让男人感到伤心，但失去儿子则会让他心碎。他和儿子的关系非常亲密，两人总是分享着所有父子之间能够分享的东西。就连在儿子的脾气变得古怪的青春期，男人也会陪着儿子一起度过。儿子大学毕业后事业蒸蒸日上，男人内心有一种无比的骄傲感。随后，他看到儿子身边终日围绕着一群漂亮的女孩，她们都想吸引儿子的注意。其中一名漂亮的女孩最后成了他的儿媳。儿媳共生了5个子女，这些接二连三蜂拥而至的孙子孙女让男人成了整个家族的大家长。

回忆过去发生的这一切，男人觉得他像是正在高举着一张属于自己的照片。事实上，他现在的病床边，正好放着一张这样的照片。过去几年里，这张照片一直放在他家的客厅里。儿子的事业不断地取得成功，在儿子移居国外之后，这张照片更显得意义非凡。照片是由职业摄影师帮他和儿子、孙子一起照的。男人认为照片里面装着的是他的王国。男人只要一谈起这张照片，就会变得很开心，因为照片代表着他对这个世界和后代的贡献。任何一件艺术品都无法像他的贡献那样久远地流传，因为男人的儿子和孙子都继承了他的基因。同时，他的儿孙们很快也将继承他的庞大财产。

想到这儿，男人看见一个年轻男子走进他的病房，他的心脏猛然一跳。他相信那个人就是他的儿子。儿子看来气色不错，脸上写着成功，而且显得格外年轻。男人微笑起来，他终于完成了任务。他已经撑得够久了。

男人的配偶明白他已经去世了，他的手越来越冷。他终于离开了人世。女人以为自己早已流干了眼泪，谁知眼泪还是源源不断地滚下来。她等待了片刻，然后找来一名护士。女人又沉思了好一会儿，然后，走到病房外面继续等待儿子。两小时之后，儿子终于赶到了。一见面，母亲就把不幸的消息告诉了儿子，接着，两个人一起走进病房，并肩站在已经完全变冷的男人身旁。母亲想要安慰儿子，她尝试着向儿子叙述男人临终前的一切。她说，父亲最后一次恢复意识的那段时间，一直谈论着他和他们全家。

儿子大声地哭了起来。他诅咒着飞机延误起飞，还有路上的交通堵塞。儿子也顾不得自己将来是否会感到后悔，他突然失去了理性，朝着母亲大声叫骂，并且指责母亲的不忠。一想起母亲这个不可告人的秘密，他就觉得伤心。她几乎让他痛苦了10年，也让他心情沉重了10年，这种心理负担最后沉重得让他不得不选择移民出国。儿子最不能原谅母亲的是，她让他一直到现在都对自己感到厌恶。在他回国的这段漫长旅途中，他始终不断地问自己：我为什么这么担心呢？他又不是我的亲生父亲。

我们在这本书里曾经介绍过一些男女，他们都借着外遇行为来加强自己的繁衍成果。然而，无论如何，外遇必须在"较少代价带来较多利益"的前提下，才算是有利的行为。

在这一章里，让我们来讨论一下发生外遇行为时必须付出的代价。我们将在场景8到场景11当中，举例说明外遇行为必须付出的代价与造成的危害。有过外遇行为的男女可能会遇到某些风险，他们的配偶也有可能遇到其他风险。场景8是这一章的第一个场景，我们将在这里说明男性如何受到蒙骗，并在不知不觉中替另一个男性养育后代。

通常，当我们第一次看到一名新生婴儿时，都会一心想从婴儿和父亲的外观上找出某些相似之处。但这类评语和比较方式究竟是否正确，就很难讲了。例如场景8里的那名妇产科护士，她对新生儿作出的评语虽然并不正确，但男人却因为听到她的评语而感到安心。对男人的整个人生来说，当初要是没有听到这个护士的评语，可能反而对他比较有利，因为这样他才能认清自己所处的状况，并设法改善。

从遗传基因的角度来看，已去世的男人在残酷的繁衍竞争中算是一名失败者。他既没留下属于自己的后代，也没创造出真正属于自己的家族王国。在人生的交配游戏当中，男人遭到他的配偶和另一名从未谋面的男人的蒙骗。儿子是他抚养长大的，但另外那个男人却是儿子的亲生父亲。男人受到自己的配偶和她外遇对象的欺骗，他奉献毕生精力期待获得繁衍成果，结果抚养的却是别人的后代。男人无意间所做的一切，就像杜鹃欺骗小鸟帮自己养育体型巨大的雏鸟一样。

从繁衍原则来看，这名男性即使不曾受骗，他决定只生一个孩子的繁衍策略也无可指摘。根据最近的研究显示，在条件相同的情况下，不论是增加个人财富以提高对每名子女的投资，或是生下更多的子女，两者都能获得相同的繁衍成果。因为如果每名子女都得到父母更多的投资，他们便能拥有更多的生存优势，同时也会比别人更易拥有财富与健康，此外，还能吸引更多异性。而从结果来看，父母对子女投资越多，他们能生出的后代也越多。

从上述结论来看，生养男孩算得上是一种很划算的投资。拥有优势财富与健康的男孩在选定长期伴侣之前，比较容易获得在女性体内射精的机会。他们比别人更容易追求到具有吸引力、生育能力及对他忠贞不渝的伴侣，也比别人更易获得外遇的机会。这些男孩除了和长期伴侣生出子孙外，也可能会和其他女性生出"卫星"子孙，而且在大部分情况下，他们还能蒙骗其他男性替他养育子女。

只有能在追求财富、地位与生育后代之间保持最佳平衡状态的人，才能获得最高的繁衍成果。这个原则对非洲的牧羊人和西方的实业家来说，都很适用。就是对其他动物来说，这个原则也同样有效。举例来说，雄鸟一方面会维护它的势力范围，以保证喂养雏鸟，另一方面它还不忘随时寻找交配的机会。当然，最佳平衡状态是很难掌握的。花费太多时间去积累财富而忽略了繁衍后代所需的时间，这种繁衍策略是错误的。同样的道理，把所有时间都花费在繁衍后代上，以至于无暇去积累财富，这种繁衍策略也是不正确的。因为在这种状况下，子女很可能因营养不良而失去生命，也可能染患疾病以致失去吸引异性或繁殖后代的能力。

从投资的基本原则来看，采取独生子女策略则极有可能获得成功，这一点，我们已经在这个场景里面有过叙述，不过，这种策略也可能会失误。而且更糟糕的是，这些失误很可能会招致非常严重的后果。例如，万一独生子女因事故或疾病身亡，或是因遗传及感染而失去繁殖能力，这时独生子女策略可以说是彻底失败。像场景8里的男性，他所采取的独生子女策略就是完全失败的。

不过，在这个场景里，男人的配偶所采取的繁衍策略却获得了显著成果。她生了一个儿子，这个孩子不但没有夭折，甚至不曾染上任何严重疾病。更幸运的是，由于生长在社会中等水平以上的家庭，因此他在健康与财富两方面的成绩都不错。这些条件使他成为广受欢迎的对象，吸引了更多迷人且繁殖能力强的年轻女性。据他母亲所知，男孩可能曾让许多女性生下他的子女。他甚至也可能像他自己的亲生父亲一样，略施巧计瞒骗其他男性（例如场景8里那个死去的男人）替他养育子女。姑且不提男孩和其他女人生下的那些"卫星"子女，他和长期伴侣之间就生下了5名子女。如果场景8里的女人当初生下了一名以上的子女，每名子女获得的投资就会减少，女人最终能够获得的孙儿数目也可能因而减少。但从结果来看，女人采取的繁衍策略是非常正确的。

另一方面，男孩的亲生父亲所采取的繁衍策略也很成功。他和场景8中的女性生下了男孩，因此能和她共享相同的繁衍利益。除此之外，他也和自己的长期伴侣生下子女，这些成果使他享有更多的繁衍利益。这个场景里死去的男人始终把男孩当作自己的亲生子女，并把他抚养长大，从生物学上来看，他在繁衍策略上是失败的。因为和男孩亲生父亲享有的繁衍利益比较起来，两者的繁衍策略实在是天壤之别。男人原本能够说服配偶，让她不再坚持只生一个孩子，但他并没有采取任何行动。他本可以利用各种外遇的机会来增加自己的繁衍成果，但他却没有抓住这些机会。他甚至可以离开原来的配偶，重新找一个愿意给他生更多子女的长期伴侣，但是男人仍然没有采取任何行动。对这个场景里的男人来说，独生子女策略简直是一场彻底失败的灾难。

男人抚养长大的男孩如果是他亲生的，他所拥有的特征，以及他对养育子女所采取的方式，则能给他带来利益。而且，男人和他的配偶也能共享儿子事业成功带来的回报。但由于男人抚养长大的男孩并不是他亲生的，从生物学角度来看，他的特征是无法由基因遗传给男孩的。根据残酷的自然淘汰定律，男人的基因将逐渐消失，永远无法遗传给后代。

场景8里那个死去的男人的经历并不罕见。根据一项世界性的血型研究调查显示，约有10%的儿童实际上都不是其称为父亲的男性所生。即使是在西方先进工业国家进行的这类调查，结果也是相同的。由此可知，我们的确有必要利用诸如DNA指纹图谱（DNA fingerprinting）等现代技术进行更广泛的研究。目前正在进行的这类研究，主要是儿童保护机构所做的父子血缘关系鉴定测验。这类测验通常都是由不露面的"父亲"提出申请而进行的，主要目的则是为了避免或延缓前任配偶要求的经济援助。根据儿童保护机构的全球性报告显示，约有15%的受测对象都不是亲生父子关系。这个数字比前面提到的10%更高，我们甚至可以假设，男性对其配偶的忠贞感到怀疑的比例可能比这个数字还要高。

所有鉴定父子血缘关系的测验对象实际上都是已经出生的儿童。换句话说，如果连尚未出生的儿童也能进行检测的话，上述数字比例一定会变得更高。因为如果是长期伴侣之外的男性使女性怀孕的话，她很可能会选择堕胎。尤其是在配偶已经知道或有可能发现他并不是孩子的亲生父亲时，女性更会选择堕胎。她采取这种办法，主要是为了避免为外遇行为付出代价，关于这一点，我们将在场景9和场景11里详细说明。

到目前为止，我们虽然还没对人类的DNA指纹图谱进行过深入研究，不过对于许多采取"一夫一妻制"的鸟类，我们已经进行过广泛地调查研究。根据不同种类的鸟类调查结果显示，雄鸟喂养其他雄鸟所生的雏鸟的可能性，依其种类不同而介于0~0.5之间。这个数值比人类的类似调查结果稍高。换句话说，雄鸟比人类更难保证自己喂养长大的后代会跟自己长得有多像。

场景9 犯下错误

女人转过街角，站在街灯下，看到钥匙确实在她皮包里。再过几分钟就到家了，一想到这儿，她就感到心头沉重。尽管夜晚的空气十分寒冷，有好一会儿，她还是呆呆地站在路灯下，想尽量拖延到家的时间。

这天晚上，她为了寻求慰藉与建议，走了15分钟的路到她姐姐家。姐姐的意见非常明确。

"带着孩子走吧。"姐姐告诉她，"事情解决之前，先住到母亲那里去。"她伫立灯下，伸出手指抚摸自己的脸颊。脸上的娇柔已经不再，她知道，要不了多久，脸上又会出现青瘢。女人深深吸了一口气，打起精神，向家门口走去。她在心里祈祷着他已经睡着了，不过当她走上门前小径时，看到卧室里的灯还亮着。

女人走进房间时，她的配偶并没正眼瞧她。他的眼睛直直地瞪着电视屏幕，手上握着一罐啤酒，地下放着八个捏扁的啤酒罐。她太清楚配偶的这番行为代表着什么，知道自己该尽量小心。女人开始收拾男人和两个孩子留下的烂摊子。过了好一会儿，她觉得不能再继续沉默下去了，于是尽量保持冷静地问道，孩子们上床之前有没有吵闹过？男人仍旧没有看她，只从嘴里吐出一句话：你的孩子上床的时候很乖。他是没有孩子的。

她知道自己最好不要反驳他。其实两个孩子都是他的，但他最近认为两个都不是他的孩子。不仅如此，只要一有机会，他就会对她、对孩子、对邻居，凡是他能碰到听他讲话的人，说出这个新发现。女人很无奈地叹了口气，这个动作连她自己都感到出乎意料。她对男人说，如果他再讲这种话，她就要上床去睡觉了。

"过来！"男人命令道。

她迟疑着，恐惧感袭上心头。"过来！"男人更强烈地重复了一遍他的命令，但他的眼睛仍然没看她。

她知道自己别无选择，适时逃跑只会让他更加愤怒。她走过去站在他面前，他仍旧保持着坐姿。

"你又跟他在一起了？"他平静地问，眼睛穿过她的腹部，一直望向她身后的电视屏幕。

她说，除了她姐姐，她没跟任何人在一起，而且根本就没有其他的人。如果他不信，可以打电话去问她姐姐。他说，不需要打电话，他都知道。女人则回答，他喝醉了，而且还有点神志不清，没什么好说的，她要上床睡觉去了。这时，男人在女人回家之后第一次抬起眼睛看着她，说："你给我留在原地。"女人又看到了他每次动手打她之前的凶残的目光。他继续追问着她究竟跟谁在一起，恐惧使她全身颤抖。男人宣称，他知道她在外面到处招蜂引蝶，他非要弄清那个男人是谁，下次他才好杀了那个男的。

男人站起身来，她开始向后退，并且乞求他不要再伤害她了。他更大声地逼问她，究竟那个男的是谁。女人哭喊着说，根本没有那个人。男人不理会她，大吼着，不管那个家伙是谁，反正不会让他白占便宜。接着，他命令女人脱光衣服，老实地等着他。她呜咽着表示不从，不过她这么做实在很不明智。他粗暴地把她推倒在地，拳头和手掌雨点般落在她的身上。女人原有的旧伤上面又添了新伤，那种痛虽然似曾相识，却比从前更刺骨锥心。女人忍受着痛苦，当男人停止殴打，动手剥掉她身上的衣服时，她似乎有一种获得解脱的感觉。他拉开裤子拉链，把阴茎插入她的体内，猛烈地前后抽动，这让她感到十分疼痛。

男人射精后立刻站起身来，他告诉她，要是跟她幽会的男人被他抓到，那男人就休想再活着。如果她运气够好，他还会让她活下去。接着男人又说，他要上床去睡觉了，她可以睡在地板上，因为她就只配睡在那儿。

第二天，女人听从她姐姐的劝告，收拾好自己和孩子的随身物品，离开了家，搬到她母亲那里去了。接下来的几个星期，女人考虑要通过法律途径控诉配偶对她的施暴和强奸。不过，最后她还是决定最好不要再和那个男人有任何瓜葛。后来她一直没再见过他，他也没和她或两个孩子联系过。女人曾听说，她才搬出去不到两星期，就有个19岁的女孩搬来跟他同居。一年之后，他死了，是被那女孩的父亲杀死的。

女人和她母亲住了很长一段时间。后来，她终于遇到一个愿意照顾她和两个孩子的男人，她便搬去和他同住。这个男人因为无法生育而被前妻抛弃了，也因为如此，他没有自己的孩子。刚开始，他对她的孩子很不错。但过了不久，她给他生了一个女儿，之后，他的态度便开始有所转变。他不但动手殴打她的儿子，还瞒着她，对她的大女儿进行性虐待，这使她的大女儿变得阴郁而叛逆。有一次，女人的儿子在受到继父的严厉拷打后，离家出走了，跑去投奔祖母。他后来一直住在祖母家里，直到能靠自己的能力养活自己为止。好多年以后，女人的儿子被医生诊断为无法生育，他坚持认为最后那次挨打是造成这个结果的原因。女人的大女儿在青少年时期就逃离了家庭，从此音信全无。

女人永远不能原谅男人赶走了她的两个孩子，但她也不想再犯过去的错误，所以决定继续留在男人身边。她的两个孩子离开之后，女人和配偶的关系似乎有了改善。他们后来又生了一个孩子，一直过着平安无事的日子。

对于贞与不贞，一般有正反两种看法。站在繁衍子孙的立场来看，我们很难定论两者孰优孰劣。总之，一旦出现了失误，就会是弊大于利。例如，选到错误的配偶就是失误之一。另一种失误则是对状况判断错误，如应该坚守贞节的时候却到处拈花惹草，偶尔需要逢场作戏的时候却坚持一心不二。还有一种失误，是在防止配偶变节时表现得反应过激或是过于无动于衷。总之，能在繁衍竞争游戏中获得最佳成绩的，是那些能够正确判断自己的处境，同时也能采取切实对策的人。

男性的配偶对其不贞时，会给他带来很多负面影响。首先，男性可能受到蒙骗，花费他一辈子的财富与精力去养育别的男人的后代。其次，由于他的配偶很可能得了性病，所以他也得冒极大风险，并可能被传染上性病。再次，如果配偶认为外遇对象的未来更光明，他就可能被配偶抛弃，而在这种情况下，他的配偶不是把孩子一起带走，就是把孩子留给他。无论配偶怎么做，男性在繁衍子孙上得到的成就都将遭到损失。

如果孩子被母亲带走，他们可能会被继父养大。从繁衍子孙的观点来看，继父要付出很大的代价，因为根据来自世界不同文化的许多研究显示，孩子受到继父母虐待甚至被杀害的可能性，远远超过他们的亲生父母。不过，如果男性的配偶打算独自养育孩子，这种做法的代价也很大。因为在某些社会里，单亲家庭的孩子死亡率相当高。而配偶把孩子丢给亲生父亲抚养时，也得冒同样的风险。如果孩子的亲生父亲找到了另外的伴侣，他们仍有被继母虐待或谋杀的危险。

据我们所知，人类并不是唯一会欺负继子的动物。雄狮就是一个很好的例子。狮子的群体通常包括两三只雄狮、八只以内的雌狮和它们所生的幼狮。两三只年轻的雄狮首先组成一队，在大草原上来回游荡，到处寻找其他的狮群，企图把群体里原有的雄狮赶走。待它们的掠夺计划成功后，这些年轻雄狮所做的第一件事，就是把前任雄狮留下的遗产——幼狮——统统杀死。因为雌狮只在停止哺乳后才会发情，才能让年轻的雄狮有机会尽快生出它们的下一代。

有些一夫多妻制的猴子群体（即一只雄猴和数只雌猴共同生活）也有类似的行为。群体的旧首领被赶走之后，新来的雄性首领会把前任的后代赶尽杀绝。即使有些猴子来自雌雄混处的大型群体，它们仍然会有相同的表现。通常，雄猴对那些不属于自己的幼猴表现得极具攻击性。但有时候它们也可能表现出完全相反的行为，例如帮助雌猴照顾幼猴。但这种表现并不像表面看来的那样无私，这种做法其实是雄猴为了接近雌猴的一种手段。当雌猴生下雄猴的后代，雄猴会对前任雄猴留下的幼猴更具攻击性。类似行为，大家也能在场景9中那个女人的第二任配偶身上看到。

男性有两种手段用来减少配偶发生外遇的机会。通常，他们会借着占有欲与妒忌心之名来达到此目的。例如我们在场景6里面看过的，男性如果花费较多时间与配偶共处，他的配偶就极少有机会去外面另寻对象。另一方面，他也可以放出狠话，威胁他的配偶不守妇道会有什么后果。男性对付不贞的配偶可采取两种手段：抛弃和暴力。施暴的对象可能是他的配偶，也可能是配偶的外遇对象，或者两者皆是。场景9里的男性不仅采取暴力手段，而且他的暴力程度甚至超过了正常范围。但他这种行为并不算稀奇。

外遇引起的疑惑和外遇本身具有同样的影响力，这两者也是引起家庭暴力事件的主要原因。半数以上的报告显示，这两者同时也是导致虐待配偶或谋杀配偶的原因。这一点，人类实在有点异常。根据对其他动物（主要是鸟类）的研究显示，雄性鸟类会对它配偶的外遇对象采取攻击性行为，但不会因此而攻击自己的配偶。猿猴类的行为可能比较接近人类，但它们对不忠的配偶却不像人类那么具有攻击性。

在这类情况不明的状况下，人类为何比其他动物表现得更具攻击性呢？一个可能的原因是：男女在体型和体力上的差别。而对其他大部分动物来说，雄性与雌性之间的差异并不像人类这么显著。因此牺牲者只有被迫作出让步，但同时也能获得相应的回报。而人类男性在肉体方面强过女性太多，所以他们比其他雄性动物更有可能采用暴力对待自己的配偶。也正因为如此，绝大多数的家庭暴力案件都是男性攻击女性，而情况相反的例子（即女性攻击男性）则较少发生。

适度的攻击与威胁会在防止配偶出现外遇时产生相当的威慑力。不过，如果男性判断错误，采用这两种手段时都超过了正常限度，或者时机、力量都不对，那么他为繁衍子孙付出的代价就会远远超过得到的利益。因为男性对他的性伴侣采取攻击性行为，至少会带来三个潜在的不利之处：第一，如果男性（或女性）需要配偶协助他（或她）生育或养育下一代，他（或她）的配偶就必须保持健康并具备生殖能力。正因为如此，暴力及其带来的伤害会同时成为被害者与加害者双方的损失。第二，被害者如采取激烈的报复手段，到最后，加害者会受到更大的损伤。第三，那些关心被害者的人，例如父母、兄弟姐妹和新的伴侣，他们很可能也采取强烈的防卫手段。关于这一点，场景9里那名男性正是通过自己的切身体验知道了自己付出的代价。

那名男性对他的配偶表现得极具攻击性，这种行为在其他动物身上极为少见。他一方面怀疑配偶对他不忠，另一方面却又急于要与配偶交媾。不过这种行为也并不算稀奇，因为我们在其他动物身上也能看到同样的行为。例如雄鸟发现自己的配偶正在与其他雄鸟交尾，它会直接往那只雄鸟身上飞去，一脚把它踢开。接着，雄鸟会立刻与它的配偶交尾。雄性老鼠或猴子也会有类似反应。通常，当它们完成交尾并间隔一段时间之后，雄老鼠或猴子会再度进行交尾。总而言之，只要雄性动物看到它的配偶和别的雄性交配，它就会立刻进行同样的行为。即使这只雄性动物和它的配偶已经分开了相当长的时间，也很有可能在与配偶重逢时与其交尾。

类似这种立即交配的行为，其实是在精子战争中获胜的一种重要策略（请参阅场景21）。如果第二次和第一次交配时间相隔太久，来自第一次交配的精子就有足够时间游出精液池。这些精子大军因此便有机会遍布于雌性的整个生殖器官之中，它们不但会堵住子宫颈黏液的通道，还能把子宫颈里的精子储藏库装满，同时也会为精子杀手和取卵者开通数日之后所必需的通道。另一方面，如果雄性配偶尽快进行第二次交尾，它的精子军队就有可能在雌性配偶体内争取优势。根据对老鼠的研究表明，在这场精子竞赛中，每一秒钟都是关键时刻。两次交尾的时间相隔越久，由第一次交尾产生的下一代数目就越多。

老鼠、猴子以及人类看到同类正在进行性交时都会感到兴奋，也是由于这个原因。雄性动物这时不仅阴茎勃起，有时甚至连精子也会充满在尿道之中。人类的性行为从各方面来看，都差不多与此相同。另外，人类会被色情图片所吸引，也是为了在精子战争中求胜的一种行为表现。

为了避免因配偶的不忠而付出代价，男性除了随时对配偶的不忠讯号保持警戒外，还要尽量不让配偶有这种机会。同时，他们还会用抛弃或复仇等手段来威胁配偶。如果男性发现了配偶不忠的征兆，对配偶的监视与威胁就会变本加厉。但只有在配偶真的发生了不忠行为时，男性才会去实施那些威胁手段。尽管如此，如果从繁衍子孙的角度上来考虑，男性会觉得跟现有的配偶继续生活要强过另找对象，这时就会减轻对配偶的威胁。

在场景9的例子里，分居对男女双方都造成了损失。至少，分居使他们的儿子在繁衍子孙方面受到了直接的伤害。他们的女儿后来下落不明，很可能也受到了同样的伤害。

如果前面例子中的施暴男性所说属实：那两个孩子都不是他的，配偶也对他不忠，那么他所采取的极端行为也有可能对他有利。从战略上来看，与其和年老又不忠的配偶继续生活，还不如重新找一个年轻的配偶。不过，就像我们在场景9里看到的，这名男性却犯了大错。他对状况判断错误以致对配偶施暴，这个举动使他在繁衍子孙方面的两项得分受损：一是失去了他的两个孩子；一是他很快就被人杀死，失去了再生后代的可能。

而对场景9里的这名女性来说，虽然抛弃第一个配偶的决定对她的孩子造成了相当大的负面影响，同时也让她付出了代价，但无论如何，从繁衍子孙的立场来看，她算是在逆境中作出了最佳选择。如果她继续留在配偶身边，他对她的暴力行为会变本加厉，她可能因此失去生殖能力。另一方面，她的配偶认为自己不是孩子的亲生父亲，所以可能会把暴力转向孩子。而孩子处于这种情况下，可能跟与继父同住没什么分别，甚至有可能要比与继父同住更糟。在上述情况下，这名女性永远无法摆脱一种危险，即她的第一个家庭不会让她获得任何孙辈。不过，这名女性后来主动地离开了配偶，这样一来，她不仅建立起第二个家庭，同时不论事情如何发展，她都有可能拥有自己的孙辈了。

场景10 分辨忠奸

事情结束之后的最初几分钟,两个人都显得有点不知所措。阳光下,他们起初只是在一块隐蔽的草地上野餐,谁知在不知不觉中,两个人都感到一阵性兴奋,而且差一点就立刻把这股兴奋付诸行动。最后还是在女人的坚持下,由她给予男人刺激,让他把精液射在草地上。先前那阵兴奋、沮丧和尴尬现在都已经逐渐消失,女人向男人保证,他们以后一定还会有更好的机会。两个人很快恢复了之前的轻松。

男人和女人又在草地上消磨了半小时。男人迎着阳光伸展着身体,女人坐在树苗下,有一句没一句地和他交谈着。最后,两个人很不情愿地开始收拾东西,一起开车回到城里去。男人先把女人送到办公楼的停车场,然后,两个人各自分别开车,回到了自己的配偶身边。

当男人打着招呼走进自己家的大门时,他立刻感觉出配偶的态度和平日有些不同。他刚走进门,电话铃突然响起,男人拿起电话,却听到对方挂断了电话。晚餐的时候,配偶对他白天到底做了什么显得漠不关心。男人在饭桌上向配偶报告他在白天和同事外出办公,详细地说着自己和谁在一起,都到了哪些地方,但她听了之后一点反应也没有。整个晚上,她都显得十分忙碌,几乎不曾走到男人身边去,两个人有一句没一句地交谈着。女人始终不曾抬头去看配偶,即使当他询问她白天做了些什么,女人也只是耸耸肩答道:"跟平常一样。"她每天的活动除了接送孩子上下学之外,不是出门购物,就是待在家里,一待一整天。而这一天最特别的活动,就是下午晒了一小时日光浴。说到这儿,女人突然主动提起,床单看起来该换了,所以她在白天洗过床单。夜越来越深了,女人和配偶正要往楼上走去时,她突然开始抱怨白天实在太热,她需要去好好泡个热水澡。

趁着配偶正在洗澡,男人脱光了衣服,躺在床上享受着夏夜闷热的空气。他想起另外那个女人,还有白天的野餐。他回忆着这次差点成功的外遇经历,那个女人还答应他,他们下次一定会更美好的。想到这儿,男人开始兴奋起来。他的配偶走进房间时，任何人都能看得出男人已经准备好随时进行性交。但他的配偶却视若无睹地忙着去穿衣服。通常，她在深夜洗完澡之后，都是裸体在房间里游荡，可是今夜却穿上了浴袍。女人特意先关了电灯，才开始脱衣上床。其实，她根本无须过分担心，因为留在她背上的那个痕迹并不如她想象的那么醒目。

男人开始前戏的时候，他的配偶表示身体太累，但男人已经下定决心，他可不愿意在一天之内连着被拒绝两次。他的嘴唇从配偶的胸部逐渐下移，女人全身僵硬地用手按着他的脑袋。男人的嘴唇移到了配偶的阴毛处，她再次表示真的不想做爱。男人叫她放松全身，他会用她最喜欢的方式舔她。女人说，今夜她连"最喜欢的"也不想要。但她这话说得太迟了，男人的脑袋已经移到了她的两腿之间。

他先用鼻子贴近配偶的阴毛，一股甜甜的气味传来，因为刚洗完澡，这个部位仍然带着一些潮湿，靠近大腿的部分也有些湿润。男人伸出舌头，正打算拨开配偶的外阴唇，这时，她突然有了反应。女人将身体往下移动，并且开始亲吻男人的面孔。她几乎不需要任何前戏，就立刻把男人的阴茎往自己的阴道里送进去。男人以为时机过早，但进入她身体之后才惊讶地发现，她居然已经十分湿润。这次性交时间很长，最后男人到达了高潮，女人却没有。

与此同时，另一个女人——那个白天在草地上差点就变成男人情人的女人——这时和她的配偶之间也不平静。孩子们都睡着了。女人和配偶各自穿着浴袍坐在长沙发上，一起享受着上床之前的片刻轻松。他们的大腿上分别躺着一只蜷着身子的猫咪。整个晚上，男人都显得烦躁易怒。女人心里非常明白其中的原因。他对她和其他男性因公出门一整天而感到不悦。从晚餐结束时，他就想问配偶这一天是怎么过的。但是孩子需要照顾，而且每晚的例行琐事也使他无法理智地和她交谈。现在，四周终于恢复了平静，他总算等到了适当的时机。

男人问他的配偶，这一整天她和另外那个男人相处得怎么样。他有意地提到，要是他们对外面的公司不熟，那这一整天真的会让人觉得长得要命。女人回答说，她觉得这一天过得还不错。她告诉配偶，和另外那个男人出发之后，一路上都在谈论公事。这倒是实话，不过，接着她却撒谎说，回程的时候，她几乎一路都是睡着回来的。男人挑剔地说，他们真该坐火车去，他心里很不愿意自己的配偶和另外那个男人单独地同乘一部汽车。女人耸耸肩说，她也没办法。那个男人想要自己开车去，而且他是她的上司。紧接着，女人又加重语气说，她很庆幸他们是开车去的，因为汽车车窗是可以打开的。她说，白天天气真热，那个男人身上的气味可真叫人作呕。

停了一会儿，女人觉得自己的谎言起到了效果，于是她继续说下去。她抱怨说，午餐的时候，那个男人真是让她感到头痛，他老是跟她唱反调。有时，她觉得那个男人实在不可理喻。女人说到这儿，她的配偶终于感到心头重担似乎减轻了一些，女人的谎言让他感到安心了一点。

就在这时，女人脑中突然闪过一个念头。她轻轻地赶走了自己膝盖上的猫咪，然后把身体靠向配偶。她伸出手掌，一半压在配偶的大腿上，另一半放在他腿上的猫咪身上，然后继续编织她的故事。她描述着下午在回程打盹儿时所做的梦。女人嘴里诉说着，手则轻轻抚摸着配偶腿上的猫咪，同时，还用手背故意去摩擦配偶隐藏在浴袍下的阴茎。梦境被描述得十分生动而且详细。女人告诉男人，他腿上的猫咪曾在梦中帮她口交，猫咪的舌头粗糙而温柔。女人被猫咪舔得兴奋起来，几乎达到了高潮。她还说，要是开车的男人看到她醒来时满脸红晕，她一定会觉得很难为情。男人全神贯注地倾听着，女人表示，她从很久以前就想要口交。她埋怨他很久不曾帮她口交，并且向他要求，要他当场付诸行动。

女人的目的达到了，两人像往常一样开始性交。配偶的舔舐并没给女人带来高潮，但她假装自己得到了高潮。女人在表演结束之后，才让配偶把阴茎插入自己体内。

喜爱口交的动物并非只有人类。大部分雄性哺乳类动物，小到老鼠和狗，大到大象和猴子，都会在前戏时用鼻子摩擦、闻嗅或用舌头舔舐雌性动物的外阴部。雄猴甚至还会用手触碰雌猴的性器，有时甚至把手指伸进雌猴的阴道，然后再去闻嗅或舔舐抽出的手指。事实上，这些雄性哺乳类动物的行为主要是为了收集情报。换句话说，它们企图借着这些行为寻求下面三个问题的答案：这个雌性动物是否健康？是否具备繁殖能力？是否在短期内曾和其他雄性动物交配过？而人类男性进行口交也是为了相同的目的。而且，通过这种方式收集到的情报都对男性本身的繁衍成果极为有利。

如果女性性器官的分泌物具有令人不快的气味或味道，男性可能就会失去与她性交的兴趣。因为分泌物的气味异常很可能是疾病的征兆。男性即将和一名女性首次性交时，这类情报特别具有价值。另一方面，由于疾病通常都会不断发生变化，因此男性也有必要经常对其长期伴侣的健康状况进行查验。

对很多哺乳类动物来说，雌性动物在受孕期的分泌物气味显然与平时大不相同，它们在这段时期的分泌物通常会让雄性动物觉得很好闻。而对人类的女性来说，由于她们和某些雌性哺乳类动物一样都会隐藏自己的受孕期，因此在月经周期当中的分泌物气味变化并不明显。研究人员曾对女性性器官分泌物气味进行过一项试验。自愿参加试验的女性根据月经周期的不同时期，将卫生棉棒插入阴道过夜，第二天再将棉棒放进试管。接受测试的女性看不见棉棒，但却能闻到棉棒的气味。研究人员请这些接受测试的女性针对棉棒的气味回答问卷。棉棒的气味被分成五个等级：从"非常好闻"到"非常难闻"。调查结果显示，女性性器官分泌物的气味会随月经周期而改变，而月经期间的气味最不好闻。一般来说，排卵期的分泌物气味偏向"比较好闻"。因此，对男性来说，用鼻子在女性阴唇附近摩擦，至少能够帮他查出女性是否正在月经期间。

男性通过女性分泌物查验其健康状态与受孕能力之后，接下来要收集的主要情报是：这名女性最近是否曾和其他男性有过性交。因为男性与这名女性性交时，他的身体将会根据这些情报，调节自己究竟要射入女性体内多少精子杀手与取卵者。我们在前面已经说明过，基本上，男性的身体是按照过去一星期之内或上次射精之后，他和女性共度的时间比例来决定自己究竟要射出多少精子。如果在上述期间之内，男性和这名女性共处的时间越短，则表示女性体内含有其他男性精子的可能性越大，因此他的身体就必须射出更多的精子。虽然男性的身体是按照这个理论调节射出的精子数目，但这只是粗略的推算。要是他的身体能够弄清女性体内究竟有没有其他男性的精子，那他就能更精确地调节自己射出的精子数。

这个场景里的那个男人回到配偶身边时，很明显，他的配偶在这天白天有过对他不忠的行为。女人尽量在掩饰着自己的行为，她换过床上的被单、枕头，还把床单洗了。她甚至不让配偶看到她的背部，因为她担心配偶发现情人留在她背上的蛛丝马迹。而最重要的一点是，女人花了很长的时间去泡了一个热水澡。她细心地洗去了情人留在她阴毛、大腿和阴唇上的所有痕迹。女人这一连串行为都是有意识地根据她的身体指示进行的，因为她既不想因外遇行为遭到配偶殴打，更不想因此而被配偶遗弃。

女人的身体虽然在数小时之前已经将情人的"回流"排出体外，但她的阴道里仍然还有一些残留的精液。有时这些精液会留在阴道里超过一天以上。女人最初打算避免和配偶进行性交，因为她的身体倾向于情人，希望尽可能地帮助情人的精子在精子战争中获得胜利。然而另一方面，她也不希望失去配偶的生活支持。当配偶开始用鼻子摩擦她的阴唇时，她的外遇行为就十分可能被发现。于是，女人立即决定改变策略，为了防止配偶继续口交，她当场决定不再拒绝性交。

与此同时，在同一个城市的另一端，女人回到了她那充满疑心的配偶身边。幸运的是，这时的情况对女人比较有利，因为尽管她差点就要发生外遇行为，但身体里面却没留下任何证据。女人因而抓住机会向配偶证明并强调她的清白。她不只善用言辞（向配偶抱怨），同时还再三催促配偶为她口交，女人显然想用这种方法使他安心。而事实上，这天晚上过完之后，女人的配偶的确感到身心两方面都重新获得了保证。

这个场景里介绍的两种口交行为，正好描绘出一般配偶之间借着例行性交以互相保证或彼此欺瞒的模式。男性虽然无法通过口交查验配偶是否有过外遇行为，但口交可以帮助他收集情报，并帮他决定下一步该怎么做。从短期目标来看，以这种方式收集的情报能够帮助男性应对精子战争；从中期目标来看，这些情报能够帮他决定究竟是该更严格地看管配偶，还是干脆去找一个新的配偶；而从长远目标来看，上述情报甚至能让男性弄清自己究竟是否很想舍弃原来的配偶。甚至，在配偶生下一个孩子之后，通过用上述方法收集到的情报，男性还可以来判断孩子的亲生父亲是否另有其人。另一方面，女性则经常利用巧妙回避或积极要求等方式，使配偶对实际情况感到安心。

当然，一般人通常是不会意识到自己是因为上述原因而喜欢口交的。男性有意识地舔舐女性性器官时，他认为自己的所作所为，只是为了使女性的阴道变得更湿润，以便让他能够顺利地插入。而在没有外遇行为的前提下，女性则认为自己进行口交是为了追求性刺激。上述想法当然是事实，不过这种想法只是在有意识地解释此类行为的表面，并没有触及行为的根本功能。事实上，口交和其他大部分性行为是一样的。人类的身体始终有获得更高的繁衍成就的欲望，而意识只不过是根据身体的命令去追求表面的刺激而已。

为什么舔舐女性的性器官就能给予性刺激，而用力去踩她的脚掌却不能给女性这类刺激呢？对于这个问题，我们实在找不出真正的理由。总之，某些行为能构成性刺激，某些行为却不具备这种功能。性刺激进化的趋势是，有些直接和"性趣"有关的动作能构成性刺激，但另外一些动作则根本无法刺激"性趣"。若非如此的话，男女两性很可能就会对最不刺激的动作也不断地作出反应。

从很久以前开始，男性的祖先就会随着身体的驱动去收集女性阴道（射精时不可或缺的部分）周围的宝贵情报。对于从事这种行为的理由，我们已经在前面说明过了。男性在性交前若是无法成功地收集到这些情报，就必须承受以下压力：有可能染上传染病、和无法生育的女性性交的可能性增强、在精子战争中取胜的可能性减小、对付外遇的能力降低。上述各种压力对男性来说都十分沉重，但要是站在女性的角度来看，当一名男性用鼻子摩擦她的性器官时，他的行为毫无疑问是对她表示出"性趣"。如果女性对这种行为不感兴趣，她不需作出任何反应。相反，如果她也对这名男性有"性趣"，她的阴道就会为了准备进行性交而变得湿润。类似这种性交前的准备动作能增加射精行为的效果，同时也能减少射精行为带来的伤害。

总而言之，当具有吸引力的男性为女性口交时，对口交有所反应的女性要比那些毫无反应的女性更易获得繁衍成果。上述结论也同样适用于男性。如果女性允许男性帮她口交，这表示她有兴趣接受他的精子。大致说来，因为口交而感到兴奋的男性要比毫无反应的男性更善于抓住性交的机会。因此，由口交获得性刺激的男性则会比那些毫无反应的男性生出更多的后代。

上述对于口交的反应模式是在人类出现之前就已形成了的。人类进化初期，男性从灵长类祖先那里继承了口交的行为倾向（用鼻子摩擦、闻嗅、用舌头舔舐、用手指试探女性的阴道），同时两性也继承了另一种行为倾向——能够感受到上述行为所带来的刺激。

场景11 乘胜追击

床边闹钟上的红色荧光数字从11：59分变成12点整，已经半夜了。男人的情人正在享受性爱之后的睡眠，而男人从刚开始就一直盯着闹钟，心里很不情愿在这个时候离开情人温暖的睡床，冒着寒风走到室外去，但现在非走不可了。

男人温柔地亲吻着情人的背部想把她弄醒。他和她的关系是从半年前的夏天，在那个黑暗的森林里开始的。两人事先都没预料到这个意外的发生，他们彼此帮对方脱掉了衣服，最后女人帮助男人排出了精液。后来，女人在外面租了一间小公寓，她搬进去两个月后，两人才第一次发生真正的肉体关系。虽然他们在同一间办公室里上班，但白天两人很少碰面，而且他们也尽量不让同事看出他们的另一层关系。男人为了和她性交，每星期都会到她公寓去两三次。他们总是一见面就立即上床。千金一刻，他们共处的时间很少能超过1小时。但即使时间紧迫，他们每次见面仍能进行两次性交。男人每星期大约和情人有5次性行为，和配偶则有一两次。情人比他小11岁，但在和她偷情的6个月里，他学到的东西远远超过了和配偶共同生活10年所学到的。

他为了不使配偶怀疑，总是能说出每星期在办公室工作的借口。这些理由让他总是能够定期、无误又不被识破地在上下班途中经过情人的住处。不过，今晚有点特别，因为今天是她的生日。她坚持今天要跟他共享比平常更多的时间，否则她就要去和朋友们共度生日。男人只好又编造了一个借口，连他自己都不得不承认，这故事编得真棒。他对配偶说，有个外国籍的老同事发现他也爱下棋，所以找他下上两盘，这个同事还答应要亲手做一顿有地方风味的饭请他。男人告诉他的配偶，下棋很花时间，尤其他们可能要下三个回合，所以他很可能到半夜才能回家。

这是他终生难忘的一夜。他为情人做了晚饭，才7点钟，他们就上了床，一边喝着葡萄酒，一边听着音乐，然后又彼此抚弄着对方的身体。两人的情绪高涨，进行了4次性交。最后那次，他只好假装射精，而她则达到那天晚上的第二次高潮。现在，这场双人盛宴已经结束了，男人的面前有两个难题正等着他：他必须冒着饮酒驾车的风险赶回家而不要被警察抓到；还有比这更糟的，他必须面对自己的罪恶感和内疚之情，设法让配偶不对今晚晚回的事生疑。

男人自己也搞不清楚为什么这么怕被配偶发现。他虽然会想念两个孩子，但对配偶，他倒是一点也不在乎她离去。老实说，他比较担心的是情人离他而去。也许这是因为配偶曾经威胁说，与其让他拿钱给别的女人花，还不如她先把他的钱统统花光。配偶也经常开玩笑说，如果他有外遇，她就会把他的睾丸割掉。男人相信他的配偶说这话是开玩笑的，但要是配偶真的拿着剪刀或刀子站在他面前，他能不怕吗？不管是为什么，一想到配偶发现了他有外遇这件事，他就感到恐怖。

年轻的情人终于醒了过来，她先是温柔地求他不要离去，接着，她开始显得越来越烦躁。最后，她表现得不屑一顾，叫他赶紧回家。男人瑟缩着穿好衣服，小心翼翼地去亲吻情人，想要对她讨好一番，可是却没收到预期的效果。他只好扫兴地走出房间，上了自己的汽车。他经常把车停在两条街以外。在开车回家的路上，警察虽然在后面尾随了好一会儿，但还好没叫他把车停下来。离开情人30分钟之后，时间刚好是凌晨1点，他终于回到了自己的家。而他的配偶还没睡觉，正在等着他。

男人才把大门关上，配偶立刻用歇斯底里的声音责问他究竟干什么去了。男人倒退一步，向配偶道歉自己回家太迟，然后他开始思索着列举细节，来证明自己的清白。他说，棋赛比他预料的时间还要长，不过还好他最后总算赢了。他的配偶停顿片刻，开口问他，要是整个晚上他都一直跟那个外国同事在一起下棋，那为什么几小时前，同一个人居然会打电话来，要求跟他讲话呢？男人感到自己的嘴巴像是被冻住了，紧张感传遍全身。他没想到自己运气会这么坏。那个同事跟他在同一个机关工作了两年，从没打过电话给他。他什么时候来电话不好，为什么非今晚打电话来呢？

男人的脑袋里忙乱地寻思着。他脸色发红，腋下出汗。在那一瞬间，他差一点要开口把实情告诉配偶了。不过他还是继续撒着谎，他说，其实，今晚是他助理的生日，一群男人鬼混了一个晚上，大家一起吃饭、喝酒、看脱衣舞，还有赌球。男人告诉配偶说，他知道她不喜欢他去那种晚上的聚会，因为她担心他饮酒驾车，所以才决定不告诉她真相。

女人直视着男人的眼睛，想要弄清楚他究竟有没有说谎，紧接着，她穿过房间，朝电话走去。女人停顿了一下，抓起电话，然后转头问他那个朋友家的电话号码。男人说，他不知道那个朋友的电话号码，而且，那个朋友恐怕也没到家，因为他又到另一家酒吧去了。男人又说，他先离开那些朋友回家来，是因为他知道如果太晚回家，她会非常担心的。女人又瞪了他半天，不知道该如何反应。男人露出笑脸掩饰着说，别傻了，他为自己说谎道歉，不过那是因为他真的不想让她担心。他说，下次一定告诉她，这种事绝对不会再发生了。接着，他又问配偶，他们是否能上床睡觉，因为他喝了酒，已经很累了。

女人走到男人身边，她的脸几乎碰到他的鼻子，这时她注视着他的眼睛说："骗人！"她知道他在说谎。"为什么没有香烟和啤酒的气味？"停了一下，她追问他是否在外面有别的女人。男人连忙否认，可是配偶却喝止了他，接着，她开始追问那个女人到底是谁。男人再三表示自己是冤枉的，同时对配偶不信任自己的行为表示不满。

女人安静了一会儿，像在拼命思索着什么，然后，她叫他把裤子脱掉。男人抗议不从，女人却坚持要他照办。他指责配偶简直是个笨蛋。这时，女人愤怒地动手来拉他长裤的拉链。他一把推开她说，他自己会脱。他一边脱下长裤和内裤，一边祈祷没留下什么能让她看出或闻出的证据。但她找到了证据，于是她开始破口大骂，还给了他一个耳光，并且叫他离开她和孩子们，她永远不要再看到他。男人一时不知如何是好，她却已经把他推到了门口，而他的内裤还围绕在两脚之间。

男人先是不敢反抗，但后来被推到了门边，他却坚决表示拒绝离去。女人最后同意让他留在家里过夜，但他要睡在沙发上，到了早上就得出去。男人熬过了痛苦的一夜，他根本睡不着，一直在担心着以后，而更主要的原因，是因为害怕。整个晚上，他都害怕配偶会拿着刀子或其他武器来找他算账。

到了早上，男人在配偶下楼之前，很早就离开了家，不过他中午又回到了家里。因为这个时间孩子都去上学了，他和配偶可以有时间慢慢沟通。他的配偶告诉他，她永远都不会再相信他，也没法再和他这种人一起生活。男人坚持昨晚的事情是偶然发生的。他说，那个女人是他从前的女友，已经出国好多年了，上个星期突然跟他联系，说是因为即将回国几天，所以想要看看他和其他老朋友。男人说，他同意跟她见面时，并没料到会发生这种事情。但后来他们都喝醉了，她邀请他到她住的旅馆去，才发生了那事。

男人向配偶诚恳地道歉，他后悔自己没有坚持拒绝，何况，那个女人现在已经走了，这种事永远都不会再发生了。他说，他仔细地想过了，他害怕失去配偶和孩子，他真正需要的是和配偶共同建立的家庭。男人表示，如果她坚持要他离去，他会照办。不过他提醒她，他们没有足够的钱同时负担现在的房子和另外给他找个公寓。如果她坚持要他离去，他们就必须卖掉房子，再另外买个比较小的给她和孩子们。还有，真的要让孩子尝到父母分居的滋味吗？而且，这一切都只是因为他那晚一时把持不住，更何况，这种事情以后绝对不会再发生了。

女人听到最后，同意让男人继续留在家里，但她叫他以后都睡在卧室的地板上。还有，她叫他以后都别想和她再有性关系，更别想她会对他忠实。她说，等她找到另外的男人，就会带着孩子一起走掉。

事实上，没过几天，他就被允许回到她的床上，又过了几个星期，他们也恢复了性关系。男人从没对情人提起过这件事，他们之间的恋情丝毫没受到影响地又继续进行了半年。后来，男人的情人找到一个跟自己年龄相同的对象，她和男人之间的关系才宣布结束。男人和他的配偶又一起生活了5年。但在这段时间里，他还是瞒着配偶在外面有过3个女人。第一个女人也和最初的情人一样，比他小11岁，他们在一起的那段时间，这女人曾经怀孕过。两个月之后，和她同居的另一个男人怀疑孩子不是他的，因此抛弃了她，一去不回。简单地说，男人也曾考虑过为了她离开自己的配偶，但就在他犹豫不决的时候，那女人却先决定不要他了。

令人感到讽刺的是，男人虽然有过4次外遇，但最后结束他为期15年的婚姻的原因，却是他配偶的外遇。就像当初配偶对他说过的，等她找到另外的男人，就会带着孩子立刻离去。她虽然事先毫不知情，但却选准了最佳时机。因为男人从他最后一次外遇对象那里传染到了淋病，他的配偶刚好在自己也被传染上之前离开了他。

从此之后，男人一生的厄运开始了。他先去接受性病治疗，淋病虽然医好了，可是医生却开门见山地警告他，可能他这一辈子都不会再有后代了。不仅如此，男人还被迫卖掉了家产，和配偶平分。他除了要负担孩子的教育费，还在两次数额庞大的投资中受到重大损失，从此变成一个一文不名的穷人。很显然，他和年轻情人每天鬼混的好日子是过完了。男人只好搬去和一个寡妇同住，这女人比他大10岁，孩子都住在国外。从这时开始，男人的运气慢慢出现了转机。

起初，他那两个正处在青少年时期的孩子和母亲一起搬去和她的情人同居，新家的气氛还算不错。不过，等母亲给第二个家庭生了孩子，新家庭成员之间的关系就开始紧张了起来。男人的孩子最后只好来投靠他们的亲生父亲。幸运的是，和男人同居的那个寡妇自愿扮起了善良继母的角色，在以后的几年之中，她一直把他们当作亲生孩子一样，尽心地照料着他们。

对女性来说，为什么发现或是防止配偶的外遇是如此重要的事情呢？从繁衍子孙的角度来看，如果女性无法察觉配偶的外遇会引起什么样的后果呢？

配偶的外遇会使女性遭受较多的损失。这些损失带来的风险，虽不能说全部，但绝大部分都和男人的配偶有外遇时相同。首先，她必须和另一个女人分享同一个男人的财产、时间、精力及其他资源。其次，配偶最后很可能会离她而去，并且不再对她提供任何援助。不论她和配偶分开后是谁负起养育孩子的责任，他们都得面对单亲或继父母带来的危险性，这一点，我们已经在场景9里面说明过了。再次，由于配偶很可能被传染上性病，所以女性被间接传染的可能性也会增加。不过，只有一种风险对女性是不会发生影响的，那就是她们不像男人那样，会受到蒙骗而去抚养配偶情人的孩子。所以从整体来看，配偶的外遇对女性来说，似乎比对男性的威胁要少一点。

这个结论也适用于其他一夫一妻制的鸟类、猴子与人猿。由此可知，不论任何动物的雌雄两性都会设法防止配偶对自己不忠，而雄性通常比雌性更具占有欲。同时，雄性显然也比雌性更具攻击性、更缺乏包容心。雌性可能会设法赶走第三者，也可能试图介入自己的配偶与其他雌性之间。如果雄性不肯把时间分给配偶，或是完全不给予配偶帮助，配偶就可能弃子而去。总而言之，雌性对配偶的外遇不像雄性那么强调肉体上的束缚，因此即使配偶有不忠的行为，雌性也不会舍弃配偶离去。在人类身上也能看到同样的现象。

女性有时会因为配偶有了外遇而伤害或杀害对方。她们有时也会杀害配偶的外遇对象，把配偶赶走，或自己主动离去，把孩子留给配偶去照顾。不过和男性比起来，女性采取这类行动的可能性要小得多，而且她们也比男性更能宽容地看待配偶的一时之错。

有一点值得我们讨论的是，雄性永远都不会像雌性那样巧用心机地进行外遇，这可能是因为雄性的不忠行为即使被发现了也损失甚少。我非常喜爱一段关于一种棕色小鸟（林岩鹨）的记录：

有一对小鸟，就像任何一对典型的一夫一妻制鸟类那样，一边不时地在地上啄食，一边并肩跳过草地。跳到树丛前面后，雄鸟转向一边，雌鸟则向另一个方向跳去。等到配偶看不见自己的时候，雌鸟立刻朝附近一片浓密的热带丛林里飞去。它在那里和一只正在欢唱的雄鸟匆匆交尾之后，又马上飞回原来的位置。过了几秒钟，雄鸟和雌鸟又跳回彼此的视线之内，然后一起穿过了树丛。而雌鸟自始至终都在不停地啄食，装着什么都没发生过一样。

另外还有一卷和这段描述很相似的录像带，曾在全世界各地放映过。这是一段关于雌猴行为的影片：

一只雌猴正在地上觅食，它的配偶则在树枝上居高临下地监视着一切。这时，有一只雄猴靠近雌猴身边。这只雄猴一边假装检查着自己身上的毛发，一边设法掩饰着自己勃起的阴茎，而不让雌猴的配偶看见。每当配偶稍不留意，坐在雌猴身边的雄猴就用手去拍打它的肩膀。最后，雌猴突然站了起来，向雄猴身边靠近，雄猴则在转眼之间就迅速地和它完成了交尾。这个动作简直太快了，等雌猴的配偶转过脸来的时候，它们已经恢复到原来的姿势，而且都装出一副没有发生过任何事情的样子。

也许飞进热带丛林的林岩鹨雌鸟没有躲在林中的雄鸟那么狡猾；也许被配偶监视着假装无辜的雌猴没有那只雄猴那么老练，因为它不但懂得遮住勃起的阴茎，还在短短的一瞬间完成了交尾。同样，一名女性会趁着配偶进店购物的空隙和擦窗工人发生关系，但她可能还比不上另一名男性老谋深算，因为那名男性懂得在宴会上和秘书躲进衣橱里成就好事。不过，从整体来看，不论是哪一种动物，雌性在运用智能和发挥想象方面都比雄性要略胜一筹。就以人类来看，有无数的例证足以说明，比起女性的外遇来，男性的外遇更容易被识破。

场景11里的女人必须检查配偶的性器，才能从外观上证实他的不忠。如果女人的配偶稍微留心一点，在回家之前把身体洗净，他也许就能逃过一劫。如果他能编个更好的理由，也可能会蒙骗过去。但他既没留意，也想不出合理的解释，所以只好自食恶果。从女人发现配偶对自己不忠的那一刻起，她就在心里打定主意，一旦时机成熟，就会离他而去，而不会坐等配偶抛弃自己。如果这个男人的外遇没被识破，他可能会有更多的后代，至少，他还有机会跟配偶生出第三个孩子。但事实却并非如此，男人和他的外遇对象、再婚对象都没再生出后代。他原本差点当上另一个男人的孩子的父亲，但最后还是没有当成。他也差点把外遇对象变成配偶，但到了最后关头还是作罢。接下来，男人得了淋病（造成人类不育症的原因中，至少有半数与性病有关），从此再也没有繁殖后代的机会。即使他还有生殖能力，但他的年龄和每况愈下的处境，也让他很难再吸引具有生殖能力的女人。于是男人改变了他的主要繁衍策略，决定选择比他年长的，甚至已经过了生育年龄的女人当他的配偶，因为这样的配偶才能帮他把孩子养育成人，同时也让孩子在离开父母之前能认清自己的繁殖潜能。这样，他的孩子才会给他生出孙辈。如果男人的外遇没被配偶发现，他很可能会有更多的孙子，至少也会有几个孙子的。

男人的配偶如果没发现他的外遇，她可能不会像现在有那么多孩子。当然她也有可能和配偶再生其他的孩子。但只要她和配偶在一起，就有可能在毫无防范的情况下，被配偶遗弃或失去生活上的援助。而且，她最后还可能会染上淋病，失去生殖能力。不过，还好她发现了配偶的外遇，这使得她在接下来5年之中仍能获得配偶提供的生活援助，同时还让她有机会找到另外的配偶，重组第二个家庭。女人和配偶之间的孩子会让她拥有和配偶相同数目的孙辈，除此之外，她在第二个家庭所生的孩子，还会给她带来另外一些孙子。

从繁衍子孙的观点来看，外遇对男女双方都有利，这一点，我们在后面的章节里还会提到。无论如何，就像我们在这一章里看过的4个场景，即使外遇能被掩饰得不被配偶发现，但仍须付出极大的代价。最重要的是，我们可能为自己的不忠行为感到痛苦，而配偶的不忠却会让我们感觉更痛苦，特别是在配偶的不忠没被发现的情况下，痛苦的程度更深。

外遇带来的利益有时会超过付出的代价，有时也相反。我们在前面也提到过，对自己何时需要外遇、何时必须守节能作出正确判断的人，不论他们是有意识还是无意识地作出判断，只有这些人才能在世代的子孙繁衍竞赛中获胜。而那些无法正确判断处境的人，或无法掩饰自己外遇的人，以及无法发现配偶有外遇的人，则是子孙繁衍竞赛中的失败者。

基于上述的利益冲突，大致来说，已建立长期配偶关系的男女之间所采取的繁衍策略是没什么分别的，这一点在其他物种的雌雄两性之间也是一样。这种策略就是：尽可能地防止配偶发生外遇，同时尽可能地秘密进行自己的外遇。

05

暗中期待

场景12　双重生活

　　一天的工作结束了。男人走出五楼的办公室正要回家。他一踏进电梯，眼睛立刻被墙上新出现的一块涂鸦吸引住了。男人忍不住笑了出来，那片五颜六色的标语是针对他们这个部门的上司写的："不要指望部长，因为他一天到晚都在自慰。"

　　电梯到三楼停了一下，一个年轻女人走进电梯。男人以前只看过她一眼，就立刻决定将女人视为自己的梦中情人。女人才到这个部门上班没多久，是部长的特别秘书，电梯墙上那块标语所骂的就是这个部长。电梯门关上了，男人不时地观察着女人。她立刻就看到了那块涂鸦。然后，她轻轻把脸转向旁边，却刚好看到男人的眼睛。他们相视一笑，女人的脸红了起来，但没说什么。电梯到了一楼，他们一起走出电梯，女人往右边走去，男人则往左转，走向停车场。

　　半小时之后，男人把车开进了自己家的车库。他走进家门，先亲了配偶一下，又对孩子们新画的图画称赞了几句，然后便走上二楼，脱掉身上的衣服，准备去淋浴。男人走进浴室，他的一只手还在忙着锁上浴室的门，另一只手却已经握住自己的性器，开始上下摩擦使其勃起。等到男人伸手去开淋浴的水龙头时，他的阴茎已经做好准备，随时有所反应。他一边用手抚弄自己，一边在脑海里寻找着性偶像的模样。最近几个月来，他已在心里把配偶的妹妹脱光了10次，不过现在看起来，这个性偶像似乎已经失去了效力。男人又试着假想把她脱光一遍，这次他假装是从背后开始动手，可是仍然没用。突然间，男人想到电梯里的那个年轻女孩。好，那就假设电梯停在两层楼板之间吧。他们都已经脱光了衣服。他跪在地上，女孩的腿跨过他的身体，然后她蹲下身子，坐在他那勃起的阴茎上面。然后……其实已经不需要"然后"。因为男人只想到这儿，就射精了。精液被他射到排水孔上面。他继续冲着淋浴，像是任何事都未曾发生过。整个过程大约只花了两分钟。

　　男人一边淋浴，一边思量着自己这种例行的自慰冲动。看起来，他似乎过着双重的性生活——星期六和星期天和配偶性交，星期二和星期四和自己做爱。虽然有时多一次，有时少一次，但总的来说，他一直拥有这两种例行的性生活。

当然，男人这种和自己做爱的性生活也不完全算是例行活动。特别是在他年轻的时候，这种行为偶尔也会变成性生活的重心。例如他和新认识的女友亲吻道晚安之后，或是在舞会里和女孩亲密爱抚到一半，通常在这种情况下，男人都会独自跑到厕所自慰一番，让自己的兴奋减轻一些。即使到了现在，电影或电视里的一个色情镜头也能对他产生同样的影响。除了这些特别状况外，男人跟自己做爱就像他和配偶做爱一样，已经变成他日常生活中的一种例行活动了。就像今晚一样，他这种自助式做爱几乎和性扯不上任何关系，这种行为不仅不会带来性交的兴奋，而且对他来说，早就平常得跟排尿或排便一样了。自慰只让男人获得一种"感觉的宣泄"，这种行为既不会带来冲动，也不会带来兴奋或满足。

大部分的男性对这个场景里描述的情景都感到很熟悉。据统计，约有2/3的男性第一次射精都是通过自我刺激完成的。超过98％的男性在其一生当中的某些时期都有过自慰的经历。事实上，几乎所有的男性在满20岁之前都曾经自慰过。然而，不论自慰这种行为多么普遍，很少有男性愿意将这种释放精子的习惯看成是追求繁衍成果的武器。然而自慰的确就是追求繁衍成果的一种武器。这一章共有3个场景，每个场景都将从某种或多种角度来说明男性释放精子的活动。这种活动有时是通过自慰，有时是通过做春梦（wet dream，即梦遗），场景12则是这一章的第一个场景。

男性自慰的频率要视其年龄及其以自慰以外的方式射精的次数来决定。一般来说，男性射精的频率（包括性交、自慰、梦遗等各种方式），和他制造的精子数量之间关系十分密切。男性的精子制造量因人而异，主要是根据男性的睾丸大小而定，此外，也会受到男性年龄的影响。正常男性从青春期到30岁前后，每天大约要制造3亿个精子，每星期射精的次数为3~4次。等男性到了50岁前后，每天制造的精子量将会减少到1.75亿个，每星期射精的次数也会降到两次。而对一名75岁的男性来说，他的精子制造量会变得更少，大约一天只能制造2000万个精子，而且射精频率也会降低到每月一次左右。综上所述，一名不到30岁的男性每星期如能性交3次（或更多次），他就很难会想到自慰。如果这名男性每星期只有一次性交，他很可能就会每星期自慰两次。

人类男性并不是唯一会通过自慰释放精子的哺乳类动物。举例来说，狗类也会自慰，只不过狗的自慰一向是很狼狈的行为。大家都知道狗有一种习惯，它们很喜欢用前脚紧紧抱着人类的膝盖，将自己的生殖器在腿上不断上下摩擦，也不管那条腿的主人是否感到狼狈。除了狗类之外，还有其他许多雄性哺乳类动物，也都会借着不同的自我刺激方式来释放精子，例如大白鼠、老鼠、松鼠、豪猪、猪、鹿、鲸鱼、大象和猴子。它们也和人类男性一样，经常在与雌性动物进行例行性交的空闲期间自慰。

自慰这种行为看起来似乎很简单，但实际上却是一种构造精巧的活动。对经常射精或是即将射精的男性来说，自慰其实能够帮助他们调节下次射出的精子数量。因为男性的身体首先会预计下次射精时的可能状况，然后再借着自慰来调整制造精子的时机与数量。不仅如此，自慰还能帮助男性调整精液里的阻挡者、杀手和取卵者的构成比例。

男性的身体具有区分自慰与性交的能力，两种情况下射出的精液成分并不完全相同：性交时射出的精子数量会受到很多因素的影响。例如，男性的身体会根据精子战争的风险度，来决定需要射出多少精子到配偶体内；而自慰时射出的精子数量，除了年龄因素之外，还会受到另外一个重要因素的影响，那就是"上次自慰是在多久之前"。男性每次自慰释放出的精子数量，大约相当于从上次自慰后平均每小时500万个精子的总和（例如上次自慰是在一天前，以每小时500万个精子来计算，则这次自慰将释放出1.2亿个精子）。而"每小时500万个"的比率，也正好是精子阻挡者、杀手和取卵者的任务期限。

男性精液中的精子会随着年龄增长而变更其任务。大部分精子在年轻的时候先担任杀手，等到上了年纪之后就改为阻挡者。精子杀手必须精力充沛，活动力强，同时还必须配备一顶装满致命化学物质的头盔。至于精子阻挡者，就算是上了年纪也无所谓。我们甚至可以这么说，老旧精子的唯一用途就是去担任阻挡者。因为阻挡者的任务是将子宫颈黏液通道阻挡起来，所以精子阻挡者只要有足够力量游出精液池，并且立刻游进子宫颈黏液就够了。接下来，精子阻挡者要做的，就是卷起尾巴保持不动。就算它不幸在阵前捐躯也不会受任何影响，因为它的尸体仍然能担负起阻塞黏液通道的任务。

精子取卵者也会随着年龄的增长而发生变化。精子取卵者钻入卵子之前，它的表面将发生重要的化学变化，但这种变化要在精子接近输卵管的受精区之后才会出现。因此，精子取卵者的一生可按其活动情形分为两个阶段：第一阶段是在受精之前，精子取卵者拼命地往输卵管的休息区游去；第二阶段是在短暂的受精期间，精子取卵者努力游进受精区。经过这两个阶段之后，精子取卵者的生命便宣告结束。

男性的两条输精管道里排列着等待出发的精子（参照场景4），这些精子包含各种各样的类型。排在接近尿道附近的精子年纪最老，排在其后的精子则依顺序越来越年轻，靠近睾丸的精子是最年轻的。精子排队进入尿道时，可能会有一些不同年龄的精子混杂其间。不过当男性射精时，年纪较老的精子倾向于领先出发，而年纪较轻的精子则紧随其后，因此，当精液在女性阴道顶端形成精液池之后，年老精子都在底层，而年轻精子则在上面。

年轻精子有较强的活力，它们将会率先离开精液池，进入子宫颈黏液。而年老精子离开精液池的速度就比较慢，更老的精子则根本无法离开精液池，它们注定只能随着她的"回流"被排出体外。由于年轻精子位于精液池较上部分，所以它们必须先游向底层，待穿过年老精子聚集的部分之后，才能游进子宫颈象鼻。至于究竟有多少年轻精子能够离开精液池，则要视子宫颈象鼻能伸进精液池多深而定。通常，精液池底层的年老精子数目如果太多，就会阻碍年轻精子游进子宫颈。

男性如果在两次性交之间有过自慰行为，他在下次性交时射进配偶体内的精子数目就比较少——比在没有自慰的情况下要少。但他射入配偶体内的精子也因此会更年轻，更有活力，更不易遭到年老精子的阻挡。而且，这些年轻精子也比较容易游出精液池，并停留在女性体内。这些进入女性体内的精子既年轻又有活力，称得上是一支有实力的队伍。

另一方面，男性射出的精液里面同样也需要包含一些年老精子，以便让它们担任阻挡者。这些年老精子的比例，只要能够补足配偶子宫颈黏液里的阻挡者数目即可。一对伴侣进行例行性交两天之后，女性子宫颈里的阻挡者精子逐渐减少，而男性睾丸里的精子也逐渐衰老，对于这一点，男性的身体完全能够精确掌控。如果连续两次性交的时间间隔是30分钟到3天之间，男性的身体便能恰到好处地将阻挡者精子补充到配偶体内。但两次例行性交的间隔若为3天或4天，男性精液里的阻挡者精子就会变得过多。因为女性子宫颈黏液里面虽然有许多通道，但这些通道只需要一些年老精子将之阻挡起来就够了，超出需要量的精子阻挡者都会变得多余。而且更糟糕的是，这些多余精子还可能在年轻精子从精液池游进子宫颈时构成阻碍。所以，当男性体内的精子含量超过某种程度时，他能采取的最佳对策就是在性交之前，先设法将年老精子释放出去。这也正是自慰的作用之一。

如果两次例行性交的时间间隔超过4天，这时男性能够采取的理想对策，就是在下次性交的两天之前进行一次自慰。如此一来，男性在下次性交的时候，他的两条输精管最前端将会有2000万个年老精子担任阻挡者，紧接其后的则是1亿~5亿个杀手精子，除此之外，另外还有取卵者精子以1：19的比例分布于杀手精子之中。这些取卵者当中约有10%已经到达最适于受精的顶峰时期，并且即将前往输卵管，其余90%的取卵者则将在男性射精后5天之内分批成熟。

根据上述资料可知，男性的身体拥有极大的变通性，他们能够根据精子战争的风险度适当调整自己的精子队伍。如果从上次性交之后，男性对配偶看管得十分严密，他在下次性交时射出的精液里就必须含有大量的阻挡者与少量的杀手和取卵者。所以，男性下次射精时，精子阻挡者将全部排在附睾管道的前端，而少数的杀手和取卵者则紧跟在阻挡者后面。如果从上次性交后，男性只花了少量的时间和配偶共处，他的精子遭遇精子战争的风险度则大为提高，因此男性也就必须射出较多的杀手与取卵者。所以在他射精之前，他的身体会将更多杀手与取卵者送进输精管道。在这种情况下，他的精液里所含的阻挡者数目虽然没有改变，但会将更多年轻精子，也就是更多杀手和取卵者送进输精管道。

假设男性想在自己的输精管道内配备一支已有两天生命的精子军队备用，首先，他必须预估自己与配偶进行性交的时机。至于预估性交这项任务，主要是由大脑在潜意识中进行的。男性的大脑和身体在交互调整性交与自慰之间的间隔时，便会有自慰的冲动。就以场景12里的男人来说，由于他通常预估自己会在星期六和配偶性交，所以他总是在星期二和星期四进行自慰（但偶尔也会只在星期三自慰一次）。因此，男人每次性交时射入配偶体内的精子队伍的成分都能恰到好处，他的精液里几乎全是两三天内制造出来的新鲜精子。当然，在大部分情况下，男人并不需要准备精子部队，因为根本不会有精子战争发生。他该做的，只是将年龄不同的数百万个取卵者送入配偶体内。除此之外，为了应付配偶可能发生的外遇行为，男人还要将定量的阻挡者与杀手一起射进配偶体内。

从繁衍子孙的角度来看，男性进行例行自慰时会遇到的重要问题是：例行性交有一项特性无法预测。我们在前面已经说过，这个特性（无法预测）主要是因为例行性交对男女双方来说，分别具有不同而且对立的功能。通常，预期的性交无法实现时，问题便会因此产生。而另一方面，配偶出人意料的自发性诱惑行为也会引起其他的问题。

就拿场景12里的男性来说，幸好他有例行自慰的习惯，所以每个星期六晚上，他的输精管道里都能准备好成分完美的精液（其中的阻挡者、杀手和取卵者都能保持平衡状态）供其使用。假设在某个星期六晚上，男人和配偶发生了争执，或是出现了诸如男人喝醉酒之类的临时变故，他们便无法进行性交。而到了星期天，男人输精管里的精子正迅速地从最佳状态滑落，这时男人的身体能够面临的选择就是等待下次性交或是进行自慰。如果他选择等待下次性交，那么他下次射进配偶体内的精子不仅过了顶峰时期，而且其中还可能含有过多的年老阻挡者和上了年纪的杀手与取卵者。而另一方面，如果他选择自慰，但在一小时之后又和配偶临时进行性交，这时他射出的精液里面就会缺少阻挡者。在男人的精子极可能面对精子战争的情况下，上述两种选择都不是理想的做法，同时对他极为不利。

男性的难题却是女性的良机。女性只需出人意料地变更例行性交的时机，就能让配偶射出次要的精子，而非最佳的精子。这样，当女性在数日之后发生外遇行为时，她的情人的精子军队便可处于有利地位。

场景13 乘除之间

　　夜间航班飞了3个小时。飞机到达机场时，已经是半夜了，这群在同一个公司上班的两男两女，从机场坐上了出租车，直接开往旅馆。他们的房间都在同一条走廊上，男人和他的同事们分别打开自己的房门，大家互道晚安之后，各自走进了自己的房间。明天的会议一早就要开始。男人打开行李，脱掉衣服，先去淋浴。房间里很热，他感到心情浮躁得无法立刻入睡，于是点上一支烟，裸体躺在床上，望着天花板出神。他的一只手灵巧地拿着香烟，另一只手则心不在焉地触碰着自己的性器，同时，他脑袋里也像万花筒似的开始旋转出许多过去的情景。前一刻是孩子的形象出现在脑海里，下一刻又突然变成了配偶的身影。男人想起两天前他们进行过的最后那次性交，他思索着，弄不清配偶当时有没有到达高潮。她是不是假装的呢？也许她的演技是送给他的礼物，因为她要让他在旅途中还能记起她。要真是这样的话，那可是够悲惨的了，因为这表示他们之间的性关系已经开始走下坡路。出发前一天晚上，他趁配偶正在和她母亲通电话的空隙，迅速地躲进浴室里自慰了一番。

　　男人的思绪又转到这次出差的同伴身上，他开始考虑余下两天的策略。这次出差的运气好极了，公司里最性感的两个女同事都在他们一行之中，他可以有两个晚上的时间想办法把她们弄上床。自从这次出差定下来之后，他不只一次幻想着自己和两个女人同在一张床上。他假想她们都全裸着在他身上翻滚，并且两个女人都争相请求他先和自己性交。

　　男人的幻想越发不可收拾，他感到阴茎在手里膨胀起来，而且脑袋也在向他悄悄建议：把精液流出来。他继续躺在床上，让兴奋感不断在他的性器上面扩散开来。接着，他感觉时机已到，于是走进洗手间，自己把精液排放出来。不一会儿，男人陷入梦境，但他的脑中仍旧在期待着，不知道接下来的两个晚上能否如愿以偿。

　　第二天晚上，男人一回到旅馆，就立刻先打电话回家。他和家人交谈了10分钟，先对孩子道晚安，再向配偶送上亲吻，然后挂上电话。现在，家里一切正常，于是他走到位于5楼的窗边，欣赏着窗外都市的景色。今天的工作总体上来说完成得还不错，他想。这一天的差事总算结束了，现在他只想去找另外3个同事共度夜晚。摆在他面前的是美食和美酒，运气好的话，还会有美色。

这天晚上开始得还不错，不过结束得实在太糟糕。在去餐厅的路上，他坐在自己最中意的女同事身边，从她的肢体语言来看，男人觉得她对自己也很有好感。但等到大家进了酒吧之后，他才弄清她感兴趣的是他的上司，而不是他。夜色渐深，男人眼睁睁地看着上司和那个女同事之间表现得越来越亲密，却无计可施。他虽然尝试了好几次，想要插进两个人之间，但是，她对他根本不屑一顾。男人思索着想要扭转逆境，于是他把目标转移到另一个女同事身上。谁知这女人才几杯酒下肚，就开始吵着太累了，还表示她身体不舒服。他希望这个晚上不要那么快就结束，所以他提议由他陪她一起回旅馆。然而这个晚上看来是泡汤了，因为一回到旅馆，女同事立刻找了个借口，走回自己的房间去了。他只好在旅馆的酒吧里又消磨了一阵，才失望地回到自己的房间去。

现在他所能拥有的，只剩下幻想了。他在睡觉之前，又自慰了一次。这已经是他连续第三个晚上自慰了。男人感到自己像是回到了青少年时期，那时他曾在一星期之内连续每晚自慰。不久，他睡着了，却没法睡得很熟。凌晨两点的时候，他听到上司和那个女同事回来了，而且他确信两人都进了上司的房间，到了5点，他又听到女同事离开房间的声音。

第二天晚上的情况大为改现。男人的上司对自己前一晚的猎物不再有兴趣，注意力很快转移到了另一个女人身上，而且这个女人也毫不犹豫地热烈响应。男人试图利用这个机会，希望有所斩获。有好一会儿，那个被冷淡的女人表现得十分恼怒，但突然间，她像是被按对了开关似的，开始对他的努力作出回应。不过他后来发现，其实她对他根本没兴趣，她的表现只不过是为了想让上司吃醋罢了，然而男人仍然利用她的这点心理，继续努力奋战。女人这时已经喝得烂醉，他担心着，等他们4人回到旅馆时，她不是已经神志不清，就是会吐得一塌糊涂。就在他正踌躇着自己究竟还要不要跟她上床的时候，女人帮他作出了决定。

她故意等到上司和另一个女人都能亲眼目睹的那一刻，才一把抓住男人把他拉进了自己的房间。女人一进房间，就立刻倒在床上，开始咒骂另外两个同事。男人脱掉衣服，插入女人体内时，她的骂声丝毫没有减弱。由于男人在过去3天之中自慰了3次，而且今晚又喝了不少酒，所以这次性交的时间相当长。他必须花上好几分钟前后抽动，才能感到想要射精。女人像是根本没注意到他已经插入她的体内，所以他也很难集中自己的注意力。在整个性交过程里，她的嘴都没停过。

男人射精完毕之后，她总算安静了下来，并且渐渐陷入睡梦。过了两个钟头，他企图再和沉睡中的女人性交。但她及时醒了过来，很烦躁地叫他离开她的房间。她还想睡觉，不，她一定是非常不舒服。男人只好放弃，他从床上起来，走回自己的房间。就在这时，他刚好看到另一个女人拉上了上司的房门，悄悄地穿过走廊，她用手抓着自己的衣服，从她背后能偷看到赤裸的臀部。

第二天早上，这4名男女错开时间，分别去吃早饭，直到坐上出租车前往机场之前，他们彼此都没碰面。4个人之间弥漫着一种令人不安的气氛，但谁都没有提到昨晚发生的事情。男人在机场给孩子们买了玩具，还给配偶买了香水。那个和他上过床的女同事一直觉得不舒服，整个飞行过程中，她把大部分时间都花在了厕所里面。

这天晚上，男人回到家里，他告诉配偶，他猜上司和两个女同事都发生过关系。当配偶追问他的时候，男人表示，他觉得那两个女同事都没什么吸引力。这是星期四的晚上，他和配偶很难得地进行了性交。在接下来的几天里，男人的工作和私生活都恢复到从前的状态。

两个月后，那次出差时和两个男人都睡过的女同事宣布她怀孕了。男人之前听说过她身体不适，还听说过她忘了服用避孕药，但他没再仔细去问细节。那次出差回来之后又过了6个月，他在一次宴会上碰到了那个女同事和她的配偶。当他倾听着这对夫妇兴高采烈地谈论着即将出生的婴儿时，男人甚至开始怀疑自己究竟是不是真的和那个女人曾经有过性关系。

在男性追求繁衍子孙的过程中，自慰并非只对例行性交才有贡献。事实上，在外遇行为与精子战争的准备阶段，从很多方面来看，自慰都能成为男性的有力武器。

我们在前面的场景12里已经说明过，对大部分男性来说，自慰也会变成他们性生活中的另一种例行公事，就像他们和配偶之间的例行性交一样。当然，例行性交是男性性生活的重头戏，因此他们的身体也最能适应例行性交。另一方面，外遇给男性与配偶间的性生活增添了一些"非例行"（即偶然发生的）成分，所以外遇当然也会对自慰起到同样的作用。

当男性有机会和配偶以外的女性性交时，他会碰到一个问题。由于积存在男性输精管里的精液是为配偶调配的，所以其中含有的精子阻挡者数目比较多。而男性如果想让外遇行为变成繁衍策略中占优势的一方，他的精液里就需要具备更多的杀手和取卵者。如果即将和男性发生性关系的女性已经拥有固定的配偶，这时她的身体里面极可能已经有了其他男性的精子，而且，她的子宫颈里大概也已经有精子阻挡者正阻挡在那儿。这一切可能是事先安排好的，也可能不是，这得看她最近一次性交是在多久以前进行的。对她的情人来说，对付子宫颈里的精子阻挡者则不成问题。他需要的是新鲜又有活力的精子，这样他的精子才能在竞争中获胜，也才能大量地通过子宫颈。精子阻挡者说得好听十分珍贵，说得难听就是可有可无。例如在场景13里介绍过的男人，当他的脑袋里正在暗中期待外遇时，他的身体就会提高自慰的频率，这样才能不断制造出新鲜精液，而且这种精液之中含有大量精子杀手。对于这种专为外遇制造的精液而言，最理想的方式是在精子诞生后的24小时之内完成射精。

另一方面，男性即使没有固定的性伴侣，也还是在精子诞生后24小时之内完成射精比较理想。因为他仍然需要经常保持精子的新鲜度，处于随时能够应付性交与精子战争的状态。男性在追寻性交机会的同时，必须事先有所准备，这时他的精液里必须含有大量新鲜又有活力的杀手与取卵者，这样他的精子才能长驱直入，迅速进入输卵管。经常自慰刚好能帮助男性的精液维持上述状态，所以，自慰算是一种独身男性都曾经历过的正当冲动。

谈到自慰，除了它的机能之外，还有两点也让人极感兴趣：一是自慰本身所具备的秘密性，二是自慰行为一向难被社会接受。对人类来说，几乎所有自慰行为都是在暗中进行的，自慰同时也是偏见的目标。例如场景12中那个电梯里的涂鸦君子，生活中随处可见与他爱好相同的人。不论在世界的任何角落，人们都对自慰进行诋毁，最常见的方式是使用特殊的字眼予以指责。由于这种来自社会的否定力量过于强烈，许多文化与宗教都已明文禁止自慰。有些文化虽没有明文禁止，却流传着各种故事与传说（例如一滴精十滴血），以此威胁男人要自我抑制。当然，最令人感到讽刺的是，我们几乎能够确信，那个涂鸦君子和他在全世界的其他同类一样，也会有自慰行为。然而，为什么自慰总是被放在秘密、偏见和伪善的背后呢？

男人通常不想让配偶发现自己的外遇，如此一来他需要做的就是，不要让自己的行为出现变化，因为任何变化都会让配偶对他的现状产生警觉。例如，他不能让他们之间的例行性交出现变化。就算是配偶注意到了这种变化，他也不能让配偶发现他的例行自慰。前面已经说明过，自慰次数突然增加，可能表示他正在暗中期待外遇，而自慰次数突然减少，则可能表示他已经开始了不忠的行为。换句话说，有了外遇对象之后，他可以经常通过性交排出精液，这时自慰对他来说就没什么用处了。再进一步说，男性如果想要保住自慰的秘密，有两个方法可供选择：一是维持例行性交的习惯，但这么做，他就只能将战斗力不足的精子送到情人身体里去；另一个方法就是继续进行秘密自慰，这样他的例行性交才不会露出破绽。当然，如果配偶偶尔发现了男性的一两次外遇，这并不会对他的繁衍策略构成威胁。事实上，有时男性会故意让配偶发现他的一两次自慰，特别是男性想借此让配偶安心，或是故意让配偶误解时，这种行为本身就更具策略性的意义。其实男性真正需要担心的事只有一件：如果配偶发现他经常自慰，就能推算出他整个例行自慰的模式。

当男性已经拥有配偶，或是正处于追求配偶的阶段，秘密进行自慰是很重要的。这时他的自慰行为不仅不能让配偶发现，也不能让其他男性看出来。请大家想象一下，假设有一位男性，他的男友知道他的例行自慰模式。当他开始暗中期待外遇，而且是期待跟那个男友的情人发生外遇，这时他的身体就会增加自慰次数。我们在此举这个例子，只是想告诉大家，这种事情是可能发生的，所以男性最好从一开始就把例行自慰这件事隐瞒起来，只有那些还没有配偶的年轻男性才不需要隐瞒自己的例行自慰。这些年轻男性互相知道彼此都在寻找性交机会，即使被其他没有配偶的同伴发现了自己自慰次数频繁，也不至于产生任何重大影响。

综上所述，我们若从繁衍子孙的角度来看自慰的机能，自慰的秘密性是能够被人理解的。另一方面，人们对自慰持有的偏见与伪善态度，也同样能够被理解了。由于自慰的目的是让男性在精子战争中获胜，所以他自己要进行自慰，同时还要劝阻别人不要自慰，这样他才能获得最佳成绩。也因为这样，他才能从对手那里取得竞争利益。男性自己进行自慰的同时却在批评他人自慰，这在全世界都很普遍，其本身就和自慰一样，也是一种策略。

场景13里还有一项因素，我们必须在这里说明一下。这个因素就是——酒精。对很多人来说，酒精从很久以前开始（可能已经有上千年的历史）就是影响他们性生活的重要因素。有关酒精对性行为产生影响的文献数目相当多，不论是男性或女性，喝酒越多，他们对性交的渴望也越强。至少，饮酒会使他们变得比较不抗拒性交。但醉到某种程度时，男女双方都会变得难以感到性兴奋。男性会发现阴茎难以勃起，女性则会发现阴道和阴蒂变得不如以前敏感，这种间接变化最后会让男性无法完成性交，但对女性则不会造成影响。换句话说，男性喝得越多，越渴望性交，却越无法达到目的。而相对的，女性喝得越多，越渴望性交，也越能够达到目的。不过女性醉到某种程度之后，可能也无法享受性交。

酒精对本书中提到的所有繁衍策略都不会发生影响，换言之，在有酒精的条件下，所有的繁衍策略都不会发生变化。例如，女性对性的需求仍然会受到月经周期左右。即使受酒精影响，女性在受孕期间还是比较容易发生不忠的行为，而在非受孕期间，则比较愿意和配偶进行性交。唯一不同的是，不论何时，在有酒精影响的情况下，女性都更容易发生性行为。

在场景13所举的例子里，我们无法弄清那个女人所怀的孩子的父亲究竟是谁。当她排卵的时候，她身体里面应该已经同时存在3个男人的精子。这3个男人就是：她的配偶、她的上司，还有场景13里的男主角。女人的配偶有可能会受骗而当上别人孩子的父亲，这种可能性是2/3。为了便于讨论，就让我们假设真的发生了这种情形，而且假设场景13里的男主角就是孩子的亲生父亲。从外遇的首要利益（对男性而言）——繁衍子孙方面来说，这名男性算是收获颇丰。他拥有的后代数目将会以相乘的方式不断增加。而他所拥有的人际关系并不会以相除的方式减少，同时，他也不必付出代价——遭受妻子遗弃。除此之外，这名男性还成功地骗过了另一个男人，让其误以为自己才是孩子的父亲，因此，这名男性连他自己孩子的养育费用都不必负担。总而言之，他通过外遇获得了以倍率计算的繁衍利益，却不必付出任何代价。

这名男性除了与配偶之间所生的子女之外，也通过外遇生出另外的后代，这份收获都得归功于他在暗中进行过的准备工作。对这名男性来说，他的成就来自那3次自慰，也可以说，自慰使他拥有既新鲜又具威力的精子部队，因此他才能在精子战争中获胜。

场景14　春梦有痕

男人的配偶在床上翻了个身，搅得他睡不安稳。她的手轻轻触碰到他勃起的阴茎，正好打断了他的噩梦。不过男人也只清醒了几秒钟。浴室的门不知为何突然通到了外面的马路，男人正莫名其妙地走在街道上。时间还是清晨，外面的天色仍然很暗，路上一个行人也没有。他赤裸着全身游荡着，想要找到走回浴室的方向。这时有两三个人走过男人的身旁，他们用手指着他。男人能够听到他们的笑声，却看不见他们的脸孔。接着，一群男孩手里拿着刀子，从街对面走了过来。男孩们追赶着男人，嘴里还叫喊着要把他阉了。男人拼命地跑起来，他的呼吸越来越沉重，一心只想着自己的阴茎不要那么坚硬，这样他就能跑得更快一点。

突然间，男人发现自己竟然是在办公室里面，上司正在对他说话："你不想穿衣服的话，可以把衣服脱掉，不过你那勃起的阴茎可必须去掉。"上司才说完，一个男人没见过的女人从外面走进来，她居然没有脸孔，而且手里抓着一顶帽子。

"用这个把它遮起来。"女人说完，就走上前来，想要用帽子帮男人遮住阴茎，可是谁知帽子却从女人手里滑落到地上。这时女人伸出手，抓住了男人的阴茎。她在手上加了一把劲儿，紧紧地握得男人发痛。

"我们怎能辜负了它呢？"女人对男人说。说罢，她立刻脱光了衣服。房间里满是烟雾，男人只能看见女人腰部到膝盖的部分，而靠近阴毛的部分则占据了男人的全部视野。女人躺下身子，伸手把男人拉下来，压在她身上。接着，女人整个人变成了一个性器官，可是男人却发现他没法插进去。不论他怎么推挤自己的阴茎，就是没法插入。进口在哪里呢？究竟在哪里？男人恐慌起来。他还是没有插进去，可是他已经要射精了。紧接着，他真的射精了。

转眼之间，女人消失了，男人也从惊慌中恢复过来。精液从他腹部流过身体两侧，再流到臀部下面的床单上，男人这时才清醒过来。他抱怨着用盖在身上的床单擦掉了其余的精液。

他已经有一年都没做过春梦了。男人翻了个身,从床单上那块迅速变凉的潮湿地方移开身子。这一瞬间,他觉得自己像是回到了青春期,又要像从前那样,担心怎样才能在早晨不被母亲发现那块痕迹。男人想起自己在十几岁的时候,甚至连上床睡觉都感到恐怖,因为他总是担心自己又会梦遗。不只是在家的时候让他担心,到朋友家过夜更让他担心,一想到自己可能在床单上留下一些痕迹,他简直整夜都睡不着。直到后来,男人终于发现,在到外面过夜之前,如果能先自慰一番,梦遗的现象就不太容易发生了。

从此之后,这种梦中的意外几乎不曾在他生活里出现过。而男人现在已经过了30岁,梦遗更是难得一见。他上次梦遗已经是一年以前的事情了。那时他患了流行性感冒,而且有些发烧。当男人的配偶发现床单上精液的痕迹时,她显得很不高兴,因为她觉得男人的梦遗像是在表明她的吸引力不够。同时,她还怪他"生病时怎么会想到做爱?"不知她这次会怎么说,男人想。但他已经不是青少年了。他虽然顾虑着梦遗的痕迹又会被配偶发现,不过并没因此而清醒过来。男人思索了不到一分钟,又立刻陷入了沉睡。

大约有20%的男性第一次射精是在自发状态下发生的。对大多数男性来说,他们会在做春梦的过程中经历首次射精。当然也有少数运气不好的男孩,他们第一次射精发生在大庭广众之下。通常,这种现象是由于受到潜意识的刺激(例如观看影片、爬树等行为),或是遭到极度的压力(例如在全班面前演讲)。但在经过最初几次射精之后,几乎所有的自发性射精都会转为私下进行,而且是在夜间的睡眠当中发生(如梦遗)。大约有超过80%的男性,在其一生当中的某些时期会经历这种发生在夜间的现象。然而,就男性追求繁衍成果的角度来看,梦遗是否具有正面作用呢?

在男性的一生当中,任何时期都会有梦遗,但最常发生梦遗的时期,还是在青春期和20岁前后,尤其是在经过一段禁欲期之后。梦遗只有在男性的青春期才会频繁出现,并因此成为男性释放精子的主要方式。青春期的男性每星期至少需要射精3次,如果无法通过自慰射精的话,肯定就会梦遗。青春期的梦遗几乎和自慰行为一样,能够精确地帮助男性调整精子数量。等到男性过了青春期之后,梦遗现象将不再那么频繁地发生,所以"每星期射精3次"的频率也就不复存在。而另一方面，对一名年满25岁的男性来说，即使是连续数天或数星期都无法通过性交或自慰射精，他也仍然不会梦遗。在上述情况下，男性可能会在睡眠中的快速动眼期间出现阴茎勃起现象，甚至会做春梦，但他的身体似乎能够自动抑制射精。对于已经度过青春期的男性来说，最可能发生梦遗的情况，是在他体内等候释放出的精子遭到损伤的时候。例如，当男性患上流行性感冒或其他感染性病症时，高烧会使他体内的精子遭到杀伤或受到损害。在这种情况下，男性的身体还是会出现自慰的冲动，但由于白天苦无机会，所以他的身体只好硬性引发一场春梦，好让那些濒死的房客（指受损的精子）趁着夜间被排出体外。

人类男性并非唯一会发生自发性射精的动物。老鼠、猫，以及大部分哺乳类动物都经常在睡眠当中发生射精行为，这种现象在动物的青春期最常见。对人类男性来说，当他拥有配偶而能以性交方式射精之后，梦遗的功能便会发生变化。这时，梦遗将成为"每星期射精3次"的备用手段，所以梦遗也就不再经常发生。

我们曾在前面的场景13中说过，只要我们仔细观察一名男性释放精子的时机与频率，就不仅能看出他目前的性生活，同时还能看出他正在期待的性活动。正因为如此，对男性的繁衍策略来说，保持隐蔽是非常重要的。这或许也是男性拥有配偶之后，他的身体会避免以梦遗来释放精子的理由。梦遗不像自慰那样容易瞒过配偶，因为梦遗的证据将会留在床单上面。更何况，男性在自慰的过程中比梦遗更能控制射精的时间和地点。因此，只有对那些尚未拥有配偶的青春期男性来说，梦遗才算是适合于辅助自慰的备用手段。

06

胜负难分

场景15 返家之时

士兵停下正在踩动踏板的脚，然后让自行车自由滑下坡路去。他很高兴能有这样一个短暂而轻松的时刻。自从离开营区后，他已经连续骑了两个钟头了。6月的黄昏十分炎热，夕阳正要落入地平线之下，他背着阳光，继续向前，再过30分钟就可以到家了。士兵的自行车上没装车灯，不过他在需要点灯之前就能到家。他加快速度踩着踏板，两旁的大树一棵一棵向后面倒退而去。他想到自己的运气，不论是好运还是坏运，都让他感到不可思议。坏运是因为战争，他的营区总是驻扎到离家很远的地方，而好运则是这次他得到了24小时的假期。他有自行车，也有体力与精力，更有休假回家的动力，就算骑上一天的自行车又算什么呢？

士兵的配偶并不知道他会回来，所以当外面天色渐黑，后门被打开的时候，她大吃了一惊。还好她那两个11岁和7岁的女儿，这时正在楼上睡觉，否则就只有她一个人在家。不过，等她看清了进来的是她的配偶时，女人感到既欣喜又心慌。她欣喜的是，配偶已经好几个星期都没回来了，她正在想念他。同时，因为性欲无法满足，她已经有好几天都非常沮丧。另一方面，女人心慌的理由是，如果她的配偶提前一小时到家，就会发现家里还有另一个男人。

到目前为止，女人一口咬定在配偶长期离家的这段期间，她一直是坚守妇道的，而她这些信誓旦旦的话也被配偶接受了。她之所以要这样强调自己的清白，是因为她的处境实在非常不利，她的大女儿不是她和配偶生的，他也知道这个事实。那是她年轻时犯下的错误。22岁那年，她在一个农场工作，结果却被农场场主强暴了。她永远都不会忘记12年前的那一天，她的整个人生几乎都在这一天被毁掉了。即使到现在，那个男人的眼睛还经常会出现在她的梦里。还有，在她大女儿脸上也能看到那双眼睛。

后来，她发现自己怀孕了。她一下子失去了工作、母亲的关怀，还有自由。在怀孕特征最明显的前几个月里，她被赶到祖母家里去住，接着，又被关到一个专横又满口仁义道德的接生婆家里。就在这个时候，那个士兵突然走进她的生活，主动表示愿意照顾她和她那刚出生的女儿。不用说，女人这一辈子都亏欠他的。他不顾父母的反对，更不顾周围人的白眼，终于和女人生活在一起。在他们相遇后第4年，她给他生了一个女儿，是他们新年期间性交的成果。不过，男人其实更想要一个儿子，要不是战争开始，他们已经生了另一个孩子也不一定。

男人很喜欢他的军营生活，但也担心着自己不在家的时候，配偶会干些什么。她也知道他不放心，只要一想到万一他回到家，看到家里有个陌生男人，她就会全身发抖。事实上，到目前为止，她和另外那个男人之间，只是一种"柏拉图式"的精神关系。她知道那个男人对她另有企图，而且，今晚她发现自己也深受对方吸引。如果那时两个女儿已经上床睡觉，没守在他们身边的话，真不知会发生什么事呢。

女人用拥抱和亲吻欢迎配偶归来，她叫他先去洗个澡。接着，女人找出家里现有的材料给他做了一些饭菜。后来，他们上了床，男人兴奋起来，他一直忍到最后一秒才告诉她，他没有时间去买或去借安全套。女人抵抗着，表示她现在不想要孩子。男人说，不要紧，他会把精液射在她的体外。女人则答道，也许没关系的，因为她下次月经应该随时都会开始的。

结果男人并没采取体外射精。不只是那天晚上，第二天早上，还有第二天中午，他都没把精液射在女人体外。1小时之后，男人离开了家，重新跨上自行车，他又骑了3小时，回到营区，并且立刻回到自己的工作岗位上去。男人虽然骑着自行车走了，他的精子却钻进配偶的卵子里面，等到下次他再看到她的时候，女人正怀着身孕。又过了几个月，那是20年来最热的3月，男人的儿子诞生了。

50年后，女人共有7个孙辈，男人则只有6个：其中1个外孙是他女儿生的，另外5个孙子则是他儿子生的，也就是在那年6月男人返家时所生的那个儿子。

在这一章的3个场景里，我们分别按照不同情况，说明了女性在繁衍竞赛中犯错的实例。但实际上，这些女性的失误倒像是她们事先计算好了似的，反而让她们从中得利。例如场景15里提到的那名女性，她明明表示不想怀孕，可她的身体不但没有逃避怀孕，而且可以说，她倒像是不惜一切地想要怀孕。50年之后，事实证明，当时她的身体很成功地自导自演了这场失误。因为从繁衍子孙的角度来看，她算是得到了真正的利益。

这名女性那时并不想怀孕，但她却没有采取任何避孕措施，这是因为她在意识里认为自己不太可能怀孕。而让她一时兴起，没有避孕的理由是，她以为前一次月经已经过了很久，下一次月经随时都会开始。然而，就像我们在场景2里面也说过的，后来她立刻发现，女性的月经周期并不是那么容易预测出来的。对于月经周期，我们只有一点可信，那就是女性在排卵期后的第14天，月经就会开始（这点，我们将在下面详细说明）。

除此之外，由于女性的身体构造原本就在防止男性弄清状况，因此所有和女性月经有关的条件都容易发生变化。尤其是女性从排卵到月经开始前的天数变化方式，简直多得不胜枚举，这一点，对女性的繁衍策略来说是非常重要的。而天数的变化（我们在下面立刻就会说明），其实只是影响月经周期的众多因素之一。此外还有一点，是大家都知道的：即使月经周期看起来十分准时，但这并不表示女性就一定能够受孕。因为一名月经准时的女性，也可能在她的周期之中没有排卵。任何一位健康又具备生殖能力的女性，在她的每个受孕期之间也一定会有非受孕期。

大部分女性最少都经历过3种类型的非受孕期：第一种是既没有月经，也没有排卵；第二种是有正常的月经，却没有排卵；第三种是既有月经，也有排卵，但从排卵到月经开始之间的时间从14天缩短为10天，而这种天数的缩减会妨碍受精卵着床。

从短期来看，非受孕期是女性的一个重要手段，她们的身体在潜意识里想让男性弄不清状况，同时也以此调整她们一生当中的子女数目。如果非受孕期持续很久，甚至长达数年，这就表明女性的身体可能有了问题。即使如此，这也可能是女性在潜意识里进行家庭计划的自然能力。

在女性一生当中，受孕期和非受孕期的周期是可以事先预测的。女性初经开始之前，可能已经排卵，但很显然，她们在幼年时期是不会排卵的。即使在第一次月经开始之后，她们还不太可能有受孕周期。一名20岁左右的健康女性，她真正排卵的数目不及受孕周期数的一半。就算到了30岁，这是女性最易受孕的时期，她的排卵数仍然只占受孕周期数的80%（即10次受孕周期中，只有8次能够排卵）。女性过了30岁之后，排卵数目越来越少，等到40岁以后，这种下降趋势会变得更迅速。等女性过了50岁，排卵活动则随时都会停止。虽然曾有报告显示，70岁的老妇仍能生育，但这只是未经证实过的资料。

在受孕周期中，每次月经开始以后，女性体内的激素便会发生一连串变化。这些变化能帮助女性的身体准备排卵，在排卵前一两天，激素的变化会暂停下来。而女性最后究竟会不会排卵，则要看接下来的几天，甚至几星期内的实际情况。在暂停状态的这段时期里，正好是女性身体收集精子的大好时机。女性可能从配偶身上得到精子，也可能从配偶以外的男性那里得到精子，甚至还可能收集到两个以上男性的精子。总之，一切都视女性身体在当时状况下对生产子女的感觉而定。

场景15里的女性认为自己下一次月经立刻就会开始，因为她上次月经之后已经过了很久，可是她弄错了，当时她的身体正处于一切暂停的状态。因为她的身体预料，在不久的将来配偶暂时不会在她身边，所以她的身体期待从其他男性身上得到精子。然而，当她得到来自配偶的精子之后，她的身体立即有了反应，排出了一个卵子。这名女性虽然在意识中认为当时不适于怀孕，可是她的身体却比意识更清楚目前的情况。当时距离她上次怀孕已经8年了，不论从生产或养育第三个子女的体能方面来看，她的身体都已经开始走下坡路，因此她的身体判断当时是最适于怀孕的时刻，尤其因为那时正好是6月。

许多哺乳类动物，如松鼠、绵羊和熊，它们只在一年当中的特定时期才会生产。换句话说，它们算准了适当的时机，选在天气好，又最容易找到食物的时期来养育后代。生活在温度变化不大的热带环境里的大型猴类或人猿类动物，则在一年当中随时都能生产。怀孕与生产的时机并不会按照季节平均分配，有时会集中在某几个月。这一点对人类来说，也是一样。例如，对英国和加拿大的人类来说，大部分婴儿都诞生在早春（2月和3月），其次是集中在早秋（9月）；对住在中美洲的人类来说，大部分婴儿诞生在一年当中最冷的季节（12月和1月）；而对南半球的人类来说，婴儿集中诞生的季节也和北半球相同。

上面所说的出生的高峰时期，正好能够反映出9个月前的怀孕高峰时期，同时也可反映出在那之前的排卵高峰时期。假设场景15里的地点是在英国，当地妇女的排卵期最可能在5月或6月，或是12月。如果那个场景设定的时间不是在6月，而是在10月，结果就可能大不相同。如果当时是10月，即使那名女性的身体正处于一切暂停的状态，性交也可能不会刺激她的身体排卵。但当时正好是6

月。她已经年满34岁，上次生产已经是8年之前的事情了，而且，她平常很少有机会得到精子。不管她脑袋里面想些什么，她的身体却当机立断，决定那个夏日正是怀孕的最佳时机。而这个决定也是正确的。

50年之后，她的儿子不光活着，还给她带来了5个孙子。以她生活的那个时代与社会来看，一般人的平均孙辈数目是4个。如果没生那个儿子，她就会只有两个外孙，只是平均数的一半。但由于她生了那个儿子，结果让她总共拥有7个孙辈，这数目几乎是平均数的两倍，她也因此获得拥有未来数代子孙的机会。

至于那名男性，他当然不像他的配偶那样收获丰富，但成绩总算还不错。对他来说，那个儿子不只是非常重要，甚至可以说，如果没有那个儿子，他就只有一个孙辈。而且他还得面对另一种危险，即意外或不孕可能使他在一两代之后就断子绝孙。然而，因为他有了那个儿子，所以也让他拥有了平均数以上的孙辈。从繁衍子孙的角度来看，即使他曾经付出代价，养大了别的男人的女儿，但当时他选择那名女性做配偶，却是个正确的决定。此外，在那个炎热的6月天，他下决心骑上3小时自行车回家，这也是个明智的决定。

场景16 压力避孕

女人拿起那张纸，眼泪从她面颊流下。直到昨天为止，她还以为情况不会那么糟糕。

7年前，她刚和配偶开始同居的时候，未来的一切都显得那样光明。但美好的一切却在不知不觉之中消失了。也许，他们不该高估自己的经济能力去买那第一栋房子；也许，他们不该在最初这几年把那么多钱花在休假和娱乐上面；也许，他们应该早就注意到危险的征兆，而且在出现赤字之前就采取对策。然而，她的配偶却坚持说他们负担得起。他老是说，他马上就会有升迁的机会，马上就会有资金进账。但现在回过头来，看看这最后一张账单，女人终于明白，情况永远都不会改善了。她一边啜泣一边思量，看起来，她的人生真像是一篇充满了压力和不幸的长篇故事。

故事要从10年前开始说起。女人那时还是十几岁的青春少女，和一名条件优越的青年男性发生了关系。可是他们之间的关系不稳固，男人总是对她的身材和容貌表示不满，而且非常坚持原则，除了周期法和体外射精法，绝对不准她采用其他方法避孕。女人一年到头都在担惊受怕，她害怕怀孕，也担心自己变胖，最后患了拒食症。这种痛苦的日子过了一年，女人和男人分手了。女人开始接受心理治疗，她先治好了自己的进食问题，然后通过资格考试，找到了向往已久的职业。两年后，女人遇到了她现在的配偶。他们刚一认识就立刻开始了同居生活。女人和配偶一起生活了4年，他们始终以类似"再等一个月"的借口延缓共组家庭的计划。更重要的是，他们一直盼望着男人的升迁。可是左等右等，升迁的命令始终没有下来。到了最后，尽管他们面对着严重的经济问题，但是两个人决定不要再等下去了。女人极力想组建家庭的动机之一是，她在暗中期待着家庭能帮助两人恢复到从前的关系，因为自从他们负债累累之后，两人之间的关系也越来越疏远。他们越来越厌烦对方，互相表示痛恨。

但不幸的是，女人一直没有怀孕。一个月又一个月过去了，她甚至开始担心自己患了不育症。后来的结果虽然证明她的恐惧是杞人忧天，不过，从取消避孕措施到怀孕，几乎花了她整整一年的时间。女人后来是在一次超出他们能力所及的旅行之后怀孕的。然而，就在她怀孕的第三个月，男人失业了。没过几个星期，女人也流产了。

从这戏剧性的时刻起，男人和女人的生活状况越来越糟。他们所买的房子被银行没收了，两个人只好一而再、再而三地换房子。每搬一次家，为了好好利用女人仅有的收入，他们只得把眼光和生活水准再降低一点。像他们现在的这间公寓，简直拥挤得要命。住在这样的房子里，夏天还好过一点，到了冬天就又冷又湿，而且充满了潮气。不过，幸好男人后来又找到了新差事，薪水虽然不如从前，但至少给他们带来了希望。只是，女人和配偶的负债实在太多，在他们的经济状况得到好转之前，两个人只好暂时还住在那间破烂公寓里。

在女人和配偶经济状况最糟的时期里，两个人很少做爱，有时甚至整整一个月都不曾进行性交。后来配偶找到了新的工作，两人才重新恢复了对彼此的“性趣”。然而，从女人流产到现在，已经过去两年了，她还是没有怀孕。他们的经济状况虽然正在逐渐好转，不过两人现在的生活离他们所期待的水准还是相差很远。他们仍旧经常吵架，有时还夹带着暴力，并因此损害了健康。

回想到这儿，女人突然停止了啜泣。她把手里那张纸条揉成一团，往墙壁上丢去，这时她心里终于作出了决定。女人给配偶留了一张字条，然后便走出家门。门前的街道尽头有个电话亭，女人走进去拨了一个熟悉的号码。当电话那头的男人拿起听筒的时候，他听到了女人送来的信息，这个信息已经让他等了整整一个月。他听到女人在电话里告诉他：如果他还要她，她决定离开现在的配偶，并搬来和他一起生活。

10分钟之后，女人已经坐在男人的车上。又过了30分钟，他们到达男人位于郊外的家里。自从他们发生过关系之后，男人一直在设法说服女人搬来和他同住。男人的房子算不上特别好，可是和女人现在住的那个狗窝比起来，这房子简直像个宫殿。男人虽然必须定期支付抚养费给他的前任配偶，而且这项支出几乎把他手里的钱都榨干了，但他至少没有负债。他的房子既暖和又干燥，设计得也不错。更何况，男人还有一辆汽车。

女人搬来这天，她的白天是在哭诉中度过的，晚上则和新配偶彻夜做爱。第二天一早，她回到原来的公寓去拿自己的东西。男人想要陪她一起回去，但是女人拒绝了，她自己叫了一辆出租车。当她走进原来的住处时，前任配偶正躺在床上。女人开始动手收拾自己的衣物，男人则不断地和她争论、谩骂。最后，男人痛哭起来，他请求女人不要离去，并且告诉女人，他仍然是非常在乎她的。

女人的反应让她自己后来也觉得百思不解：男人啜泣的模样让她突然回忆起自己刚认识他的时候，那个像运动员一样充满斗志与自信的年轻男人，当时是多么吸引人啊！女人的心中猛然涌起如潮的感情，她忍不住安慰着他，并且主动让他和自己做爱。不过，当性交结束后，女人还是头也不回地丢下男人，离他而去。临走之前，她对男人宣布："过去的一切都结束了。"

接下来的几个星期，女人逐渐适应了和新任配偶之间的关系。他们之间的性交次数非常频繁。直到有一天，女人在清晨出现了呕吐现象，她曾经告诉男人自己患有不育症。所以，当他们知道女人怀孕的消息时，两个人都感到相当惊喜。在通过定期检查获知胎儿的实际周数之前，男人和女人都搞不清她究竟是什么时候怀孕的。后来，他们才算出来，她是在两人刚同居的那个星期怀孕的。

女人的前任配偶始终不肯放过她和她的新任配偶，他常常去骚扰她，导致她在怀孕期间经常要承受极大的压力。有好几次，女人都差点流产，不过，她总算撑了下来。女人最后终于生下一个女婴。婴儿离足月还差一点，所以体型很小，但大致来说，还算健康。女人的前任配偶知道婴儿已经出生之后，他开始坚称那个婴儿是他的。在这种冲突对立的气氛中，女人得了严重的产后忧郁症，她不再细心照顾婴儿，有时甚至还会虐待婴儿。若不是女人的新任配偶全心全意地照顾着，婴儿可能早就没命了。然而，他也因此弄丢了自己的差事。事情发展到这个地步，女人只好出去工作，她的新配偶则留在家里照看婴儿。

女人的前任配偶暂时消失了。在这段时间里，女人好不容易摆脱了忧郁症，她的新任配偶也重新找到了工作，两个人终于能够安心地照顾女儿。对女人来说，这是她一生当中第一次拥有如此平稳安定的生活。然而，没有想到她的前任配偶却在这时又出现了。他现在拥有一个不错的职业，而且不论在体能、精神还是经济方面都重新恢复了活力。前任配偶坚持女人所生的是他的女儿，他要求对婴儿进行亲子鉴定。而女人的新任配偶也表示同意，因为他对鉴定结果十分有信心，而且他认为只有靠这项鉴定才能让对手永远无话可说。但他没有想到，鉴定结果跟他所预料的完全不一样。女人的新任配偶几乎要崩溃了，因为他花了那么多心血照顾的婴儿，竟然不是他的骨肉。

鉴定结果出来后，女人带着孩子回到从前的配偶身边。男人现在过着崭新又优裕的日子，而女人也过着幸福的生活。在他们重新开始同居生活后的三年里，女人又连续给他生了两个孩子。

我们在场景15里介绍过一名女性，在她意识当中最不想生孩子的时候怀孕了，我们将这个结果解释为：这名女性这时怀孕是为了加强自己的繁衍成果。在场景16里，我们介绍的却是情况刚好相反的另一名女性，她的意识里很想生孩子，但是却始终无法怀孕。我们在这里仍然要将这个结果解释为：女性是为了加强本身的繁衍成果。

很多人都以为家庭计划或避孕是现代的产物。事实上，这些观念都不是现在才有的，即使"有计划的避孕"也不算新观念。如前所述，很多国家及来自各种文化背景的女性都曾把树叶或果实（甚至是鳄鱼的粪便）放在阴道里面，以为这样能够避免怀孕。另外，就连利用化学方式来避孕（例如服用避孕药）也不是人类最先发明的，雌黑猩猩就懂得在适当时期嚼下某种含有可避孕的化学物质的树叶。事实上，在人类还没开始进化的几千万年以前，女性的身体就已经具备计划家庭和节育的能力，这种禀赋是人类女性得自哺乳类祖先的自然特质。

对人类女性和其他哺乳类动物来说，压力始终在"恶劣条件"与"避免繁殖"两者之间进行协调。一般来说，压力通常被我们视为敌对的目标。压力经常代表一种无法消除的病态现象，会让我们失去正常有效的运作能力。然而，如果从另一种角度来看压力，人们对压力所产生的反应也可能是有益的。这种反应能帮助我们在时机不对的时候，避免从事某些不利的行动。因此，就节育来说，压力具有特效药的功能，而对女性来说，节育则是追求繁衍成就的无价之宝。说到这里，可能有的读者会觉得有点莫名其妙，下面就让我们来详细说明。

对于上面似是而非的理论，我们可以简单地用一句话来说明："尽快地生下最多的子女，并不一定能帮助女性追求更高的繁衍成果。"事实上，女性和大多数灵长类动物一样，通常一胎只生一名子女，因为女性要同时养育两名以上的子女是非常危险而困难的工作。虽然说一胎两个（双胞胎）也许能够有助于提高繁衍成果，但是双胞胎同时丧命所造成的损失也是双倍的。除非女性所处的环境十分理想，否则她宁愿前后间隔数年分别养育两个孩子，也不会期待自己能将一对双胞胎养得既健康又具备繁殖能力。

所有女性都面临着一个从人类祖先时代延续至今的基本问题：对女性来说，要背着（或抱着）两个以上的孩子长途跋涉是一件十分艰难的任务。更何况从人类开始用两腿直立行走之后，这个任务的困难度又比从前增加了很多。这个问题随着人类的进化始终让女性感到烦恼，即使对生活在现代工业社会里的女性来说，这个问题仍然存在。而对生活在某些社会里的女性来说，这个问题更使她们感受到体能上的极限。因为这些社会里的女性通常还必须负责收集及搬运大量食物、水、木柴和其他物品的工作。对她们来说，即使只带着一个孩子行动都是一件十分困难的事情。所以，这时女性追求最佳繁衍成果的手段反而是节育。在这种情况下，女性最好是等到第一名子女成长到能够自己行走，并且具备抵抗疾病的能力之后，再生第二名子女。

从家庭计划的观点来看，子女的出生间隔并非影响女性繁衍成果的唯一要素。如果孩子出生在理想的生活环境中，他们长成健康且具备繁殖能力的成人的可能性也越大。所谓理想的生活环境，最重要的是有充分的生存空间和足以维持健康的营养食物。只有在上述理想环境里，孩子遭受疾病侵袭的危险性才能降到最低，也才最有可能存活下来。对生活在现代社会的人类来说，生存空间与健康营养必须取决于财力。即使是在今天，家境贫穷的孩子和家境富裕的孩子比起来，他们在成人之前的死亡率仍然是后者的两倍。至于在历史或人类进化过程中的那些年代里，贫富差距对孩子能否长大成人的影响就更大了。因为在那些年代里，衡量贫富的标准并非取决于钱财，而是通常会看个人拥有多少谷物与家畜，甚至只看个人是否拥有最佳场所，以便取得食物、水等生命的基本所需。

我们在场景8里曾经提到独生子女家庭的利弊。关于这一点，有一个基本原则必须告诉大家：女性的身体会因其本身所处的环境自动规划出适当的子女人数，而且这种适当的家庭规模将使女性获得最多的子孙。如果她生出的子女人数比前述的适当人数少，那她拥有的子孙数目自然就会降低；相反，如果她生出的子女数目比前述的适当人数多，她就得承担家庭费用超支或资产损耗过多的风险。同时，这种风险还会连带造成子女生病与失去繁殖能力的后果。所以，从最终结果来看，女性生出过多的子女反而可能使她的子孙人数变少。从追求繁衍成果的角度来看，女性的首要任务则是根据自己所处的环境弄清最适于自己的子女人数，同时也确实完成这项任务。除了子女人数之外，怀孕的时机也是影响女性繁衍成果的另一项重要因素。一般来说，人生充满了变量。每个人拥有的财富、健康、环境都会随着时间的推移而发生变化。而在女性的一生当中，某些时期会比其他时期更适于怀孕生子。因此，碰巧能在适当时期内生下子女的女性，最后将能获得最多的子孙。

生不逢时不仅会让子女受苦，同样，做母亲的也会受苦。女性如在不当时机怀孕，不仅可能对她的健康和所处的状况造成伤害，甚至还会永久性地失去怀孕的能力。就以场景16里的这名女性来说，如果她是在压力最大的时候生下子女，这名女性很可能就会遭到无法弥补的伤害（而若是一对伴侣在无法继续维持关系的状况下却还想要生小孩，这种情形也可能招致严重后果）。因为女性处于上述紧张状况下，必须担负的风险也随之提高。一方面，她可能经常生病，甚至会因此而失去繁殖能力；另一方面，她与配偶之间的敌对气氛也会不断恶化，或者还有可能受到配偶在肉体上的虐待，甚至遭到杀害。不过，像我们在这个场景里提到的这名女性，她一直是在努力推迟她的生产时间。她的第一个孩子是在生活情况改善之后才生下来的。也因为这样，这名女性最后才能在空间、时间和资源都不缺乏的情况下同时拥有三名子女。而且更幸运的是，她最后还得到一个能干的配偶。如果她当初很早就生下第一个孩子，那么她很可能就无法再生下另外两个孩子，甚至连怀孕的机会都不再有。

*

要避免怀孕的最佳方法就是禁欲。事实上，场景16里的女性和她的配偶的确在压力最严重的时期曾经暂停性交。这并不是因为他们希望节育（相反，他们非常希望怀孕），而是因为他们都对彼此失去了"性趣"，女人和她的配偶有时甚至互相痛恨对方。他们的身体则将这种情绪反映在行为上——减少怀孕的机会。但无论如何，女人和配偶并没长期中断他们的例行性交。因为从整体的节育策略来看，禁欲也会有负面影响，下面就让我们来说明其理由。

我们在场景2里面已经说过，例行性交的基本功能并非为了怀孕。从女性的立场来看，例行性交是女性用以蒙骗男性的手段（为了不让男性看出女性的受孕期）；而对男性来说，例行性交使他们得以将自己的精子队伍补充到配偶体内，以便对付配偶的外遇行为。综上所述，由于男女两性都无法长期中断例行性交，因此在环境不利的情况下，虽然他们仍会有性行为，但其身体却会采取各种对策以降低怀孕的可能。

女性能够采取的对策非常多，其中之一就是大家早已熟知的利用哺乳来抑制排卵。女性生产后的几个月中要为婴儿哺乳，她在这段期间不是很容易排卵。即使女性在这段时间里已有月经，情形仍然相同。对一名做母亲的女性来说，要使两次生产之间保持间隔，停止排卵是她能够采取的主要对策之一。

在大部分情况下，女性虽能在不当时期避免怀孕，但这种结果却又可能招致压力。例如场景16里的那名女性，在她承受严重压力的时期一直没有怀孕，甚至还因为压力流产，最后，又因为压力而出现虐待婴儿的行为。

一般来说，压力通常会以多种形式反映出来。例如场景16里的女性，由于在青春期所经历的异性关系并不顺利，后来患了拒食症。这名女性的例子其实很常见，因为根据统计来看，年龄在16到18岁之间的年轻女性当中，约有1%患有拒食症。而拒食症那种极端饥饿状态引起的生理压力，也正是造成不育症的主要原因之一。简单地说，拒食症不只会使女性停止排卵，甚至还会造成停经现象。但幸运的是，通常这些症状都是暂时的。拒食症患者当中很少数（5%~10%）会因其行为（即拒绝进食）而死亡，有些患者（15%~20%）终生都会为此症状而烦恼。不过大多数患者（75%）都能摆脱症状，重新过正常、健康的生活，而且这些女性最终也能恢复生殖能力。

大部分会引起不孕现象的反应都不像拒食症那么极端。不过，女性承受的压力越大，就越难排卵，这一点倒是事实。不仅如此，女性承受的压力越大，精子在她体内就越难接近卵子，同时受精卵也比较不易在子宫里面着床。这也正是女性特别容易在怀孕初期的前3个月内流产的原因。

另外根据估计，尽管在上述情况下，绝大部分的受精卵都能到达女性的子宫，但约有40%的受精卵无法成功着床；其余的受精卵虽然能够着床，60%却会在怀孕12天内死去。不仅如此，受精卵即使能在子宫内成功着床，却仍有约20%的受精卵会在怀孕后前3个月内流产。如果女性承受的压力有所增加，上述数字也会随之提高；相对的，女性承受的压力如果有所降低，则上述数字也会随之降低。除此之外，大家都知道，女性在怀孕期间如果遭遇配偶死亡、配偶外遇，或是爆发战争等状况，流产率也会因而提高。在怀孕初期的前3个月内，如果胎儿本身发生问题（不论是遗传方面还是成长方面的问题），流产的可能性也会提高。

大家可能会感到很奇怪，女性为何需要这么多的节育对策呢？当然，这些对策当中只要有一项能够发生作用，其他对策也就没有存在的必要了。不过事实上，这种明显的过剩反应并不是女性身体的程序设计发生错误。女性的身体必须拥有众多对策，主要是因为她所处的环境总是在迅速地发生变化。而相对的，女性既然生活在这种环境里，她的身体就必须能够迅速对应环境的变化。举例来说，假设女性排卵时的生活环境还算理想，可是等到受精卵抵达子宫时，她的生活环境却发生了变化。这时，女性的身体虽然能够排卵，但受精卵却可能无法着床。再举例来说，假设受精卵在子宫着床时女性的生活环境还算不错，但过了一两个月之后，她的生活环境又发生了改变。这时，女性也许能够怀孕，但最后却很可能流产。

就算是在整个怀孕初期女性所处的环境都还算理想，不过这种环境也有可能会随着婴儿的诞生而逐渐恶化。通常，在怀孕的最后3个月里，发生在女性身上的显著变化都是属于心理方面的。首先出现的心理变化，即众所周知的"筑巢"：女性这时会产生一种强烈的冲动，想为即将诞生的婴儿做好一切准备工作。其次，这段时期也是集中进行重新评估的时期，女性的配偶、家庭和生活环境都会成为重新评估的基本目标。在上述时期里，女性经常会表现出不安、沮丧和易怒，而且最终会把她的全部心思都用来忧虑未来。如果女性的生活环境在这时发生了重大的负面变化，她很可能就会因此陷入病态的沮丧心理，也可能在生产后拒绝照顾婴儿，甚至虐待婴儿。

很多人都知道"产后忧郁症"这个名词，患了产后忧郁症的女性在生产后会产生一种无法抑制的冲动，这种冲动会驱使女性试图抛弃、虐待甚至杀害自己的孩子。事实上，由于产后忧郁症已经广受社会大众的理解，因此目前世界上有很多国家的法律甚至规定，女性对其生产后某段时期内的行为是不必负责的。

回顾人类的历史，谋杀婴儿始终是女性执行家庭计划的主要手段之一，这种行为至今仍在世界各地进行。对某些靠打猎而非农业维生的狩猎民族来说，约有7%的婴儿会被他们的亲生母亲杀死。根据世界卫生组织（World Health

Organization）的调查显示，在19世纪末的英国，谋杀婴儿曾是当时流行一时的家庭计划方式。

谋杀婴儿并非是人类才有的行为，它和其他天然避孕法一样，都是人类从哺乳类祖先那儿继承而来的。读者当中一定有人养过宠物，例如兔子、沙鼠、黄金鼠或老鼠等。凡是养过这些动物的人都知道，如果做母亲的在生产后立即处于极大压力之下，它很可能就会杀死甚至吃掉部分或全部亲生子女。这种谋杀婴儿的行为并不算病态，它只不过反映了母亲在潜意识当中的决心，因为它们觉得自己目前所处的环境并不适于养育后代。所以在环境有所改善之前，它们决定将养育子女的任务延后执行。

到目前为止，我们只从女性的角度对节育进行过讨论，而对男性来说，他们也必须面对许多相同的问题。男性为了养育后代，同样也必须花费精力，努力为子女准备理想的环境。因此当生活环境比较艰苦时，男性也和他的配偶一样，会设法避免生下后代。

一般来说，一对长期伴侣之间的利益是一致的，女性的身体会根据她和伴侣的共同利益来规划适当的子女人数。有时伴侣之间的利益也可能并不一致，这时，男性的身体就必须采取对自己有利的对策。通常，在长期伴侣所处环境适于（但并非极为适合）养育子女的情况下，男女双方的利益最容易发生冲突。此时女性若是遇到另一名基因品质优于配偶的男性，很可能会试图生下那名男性的后代，因为女性在这种状况下生出后代能够给她带来繁衍利益。虽然这种繁衍利益也会带来风险——女性和配偶可能无法应付这种繁衍利益，但这种风险却值得尝试。但从另一方面来看，女性的配偶在这种状况下显然无法获得相同利益。

对于女性的配偶来说，上述状况实在是个既危险又微妙的关键时刻。无论如何，他都得防止这种状况出现，同时，也不能让自己的配偶在这时怀孕。例如场景16里的那个男人（女人的前任配偶），在女人离去前的几个星期当中，他一直都处于上述状况，却毫不知情。对这个男人来说，这时他能采取的唯一对策就是，用例行性交来防止他的配偶生下任何一个男人的后代（包括他自己的后代在内）。为了达到这个目的，场景16中的男性确实应付得非常巧妙，这可以从他靠着自己的精子打胜了精子战争中看出来。

通常，男性的精液里面含有两种精子，当这两种精子数量大增时，受精率便会大幅降低。有些人甚至认为，这两种精子的目的其实是帮助男性的身体毁灭自己的取卵者精子。这两种精子中，其中一种的头部像雪茄的形状，因此被称之为"细头型精子"（tapering sperm）；另一种精子的头部则像洋梨的形状，所以称之为"洋梨型精子"（pyriform sperm）。前面我们曾经提到，压力会导致女性不孕，同样的，压力也会导致男性不育。当男性处于较大的压力状态下，他的身体就会制造较多的上述两种精子，因此这两种精子也被叫作"家庭计划精子"（family-planning sperm）。

换句话说，男性射进配偶体内的精液含有越多这种家庭计划精子，精液中的取卵者精子含量就越少，而配偶怀孕的可能性也就越小。如果男性的配偶在这时发生了外遇行为，她的体内便会展开一场精子战争。这时男性射进配偶体内的家庭计划精子，就能协助男性的杀手精子去打败另一名男性的取卵者精子。而且，就算哪一个取卵者精子碰巧逃过此劫，并让他的配偶怀孕了，但至少配偶所生的孩子还有可能是他的。然而，这名男性如果因为压力的影响放弃了例行性交，那他就连这唯一的机会也没有了。

对于场景16里那个女人的前任配偶来说，他算是把上述策略执行得相当成功的。女人的外遇行为曾经持续了好几个星期，然而男人却有办法不让她怀上另一个男人的孩子。而且，女人后来虽然怀孕了，但在那场由女人挑起的精子战争中，却是男人（女人的前任配偶）获得了最终的胜利。

我们在前面说过，男女两性的身体都拥有一套自然节育法，时机不对的时候，男女两性都会避免生下后代，这套自然节育法主要受制于压力。仅凭上述的说明，大家可能会得出这样的结论：对一般人来说，生活环境里的压力越大，子女出生人数就越少。然而事实并非如此，我们甚至应该说，事实刚好相反。对于这一点，大家可能会觉得不可思议，下面就让我们来详细说明其缘由。

影响"子女最佳人数"与影响"出生最佳时机"的因素是不同的。不论是从历史还是地理角度来看，女性一生的生产次数，对其子女能否存活与长大成人有着重要影响。在子女生存无望的环境里，女性可能会生下数目极多的后代。因为如果不这样，她很可能就会断后。只有在生活环境最恶劣的状态下，女性才会出现不孕症状，而只要环境稍微出现好转时，女性就会立即选择怀孕。相反，在子女存活几率较大的环境里，女性所生的子女人数反而比较少，这一点，我们已经在前面说明过。因为在这种情况下，每名子女存活长大的几率比较大，女性即使必须花费较多的时间和精力在子女身上，她的心血却不至于白白浪费。类似这种"时机不对不怀孕，情况好转才怀孕"的现象，在女性一生当中反复地交替出现。

简单来说，压力在上述这些状况下相当于一剂避孕药。但由于不同环境的女性对事物的期待各不相同，她们从失望中感受到的压力程度自然也不一样。例如,住在北美郊外的女性从环境中承受的压力，可能比住在第三世界荒芜之地的女性所承受的压力小很多。此外，女性对其生活水平的要求也会影响到她所预期的子女人数。姑且不论女性所期待的生活水平如何，她从生活中感受到的压力是会随环境改变而发生变化的。环境时好时坏，女性所受的压力也因此时大时小。压力虽然会影响女性期待的子女人数，但只有在女性即将达成其理想人数的目标时，才会造成决定性的影响。

*

小型家庭（即子女人数较少的家庭）并非现代的产物。综观人类历史，在其中绝大多数时间里（约从一百万年前开始，到最近一万年前为止），人类都过着狩猎式的生活。起初人类维持生活的形态是由男性外出猎取动物，女性收集蔬菜水果；到了后来，少数分散各地的部落才建起了氏族社会。人类在当时摄取的食物都含有丰富的蛋白质，因此很少有人死于疾病。当时最常见的死亡原因为意外、掠夺、部落间的斗争。那些过着狩猎式生活的人类，除了前面提过的自然节育法（压力调节子女人数）之外，并没采用其他方式避孕。他们的子女存活率很高。当时的女性一生当中大约会生下三到四名子女，其中两到三名能够长大成人。

大型家庭（子女人数较多的家庭）约在一万年前才出现在人类历史当中。这种变化是因为农业在当时正逐渐成为主要的生活形态，大部分土地肥沃的地区都发展出很多大型且集中的社区，一般人摄取的主要食物当中富含大量碳水化合物。当时除了有多种疾病肆虐之外，婴儿死亡率也相当高。女性所生的子女人数平均为七到八人，许多家庭的子女人数甚至是这个数目的两倍。不过，这些大型家庭一旦遭到了恶性疾病的侵袭，整个家庭便可能在数天之内完全毁灭。而狩猎民族的家庭遇到相同情况时，每个家庭平均能有两三个人幸存下来。

人类历史进入现代之后，婴儿死亡率首先大幅下降。接着，在经过几十年之后，婴儿出生率也跟着开始下降。对西欧国家来说，这种出生率下降的现象其实也是自然节育法造成的结果。因为早在现代避孕法广为普及之前，这种出生率下降的趋势就已经出现了。换句话说，近代工业社会最常见的家庭规模正在逐渐缩小，主要原因不是由于避孕技术的进步，而是由于女性在潜意识当中规划着小型家庭，这种模式更利于其子女存活。

可能很多女性读者会对我们在此谈到的自然节育法不屑一顾，甚至会提出疑问：如果女性的身体那么善于规划家庭规模，那么为什么她们总是在最不想要孩子的时候怀孕呢？其实，这个现象只是"有意识的大脑"和"无意识的身体"两者之间出现冲突对立的一个实例。

我们曾在这本书里多次提到，女性的身体对其所处环境的认知，可能和其大脑的认知相差很远。例如在场景15里，我们就曾提到身体与大脑之间的对立关系。场景里的那名女性以为自己在战争时期最不想怀孕，但她的身体却和她的大脑背道而驰，女人因此怀孕了。而这名女性的例子最后证明，她的身体当时所作的决定是正确的。这名女性后来之所以能够享有繁衍成果，全都因为她一时"失误"生下了那个儿子。

当然，我们不能说身体作出的决定永远都是正确的，因为没有人生来就能准确无误地应付一切状况。事实上，任何时代都有人获得较好的繁衍成果，也有人获得较差的繁衍成果。这也证明，有些人的身体比较容易犯错，有些人的身体则不容易犯错。但和大脑比起来，身体犯错的机会却真的比大脑少得多。不过，近年来谈起避孕，大家反倒又认为大脑比身体更具判断力。就拿使用避孕药、子宫帽之类的现代避孕方法来说，控制怀孕的大权似乎已从身体转移到了大脑。然而就像我们已经说明过的，这种改变可能并不会对女性所生的子女人数产生影响。而且，这些现代避孕法也能辅助女性身体的自然节育机能，同时，还能帮助女性作出决定："要生谁的孩子？""要在什么时候生？"至于如何提供帮助，我们将在下面的场景里向大家说明。

场景17 多么健忘

出租车停了下来，女人听到她的配偶打开大门。接着，她又听到他走回屋里，拿起了行李。她屏住呼吸，等待他走进房间来跟她道别。但房外突然传来一声少有的巨响，大门关上了，他头也不回地坐进出租车。女人的配偶即将要离家四个星期，两个人就在这种不愉快的气氛下分手了。

这一年多来，他们总是不断地为着同一个问题争论：他还想要一个孩子，最好是男孩，可是她却不肯再生。他再三要求她停止服用避孕药，因为他们的两个女儿都已经上了小学。但她才三十出头，还想重新开始自己的事业。过去几个月里，男人对自己的工作越来越没干劲，尤其是最近，他甚至病倒了。他对工作感到失望，连带地使他失去了健康与精力。他在家里连续休养了六个星期，直到一个月之前，才回去上班。

那六个星期对女人来说，简直是一场噩梦。她知道如果想让他尽快康复，就需要给他一个安静的休养环境，可是她却没法为他办到。她每天从早到晚忙着接送孩子上下学，还要购物、做家务，而他却整天缠在她的身边，这让她感到非常烦躁。他不顾她的反对，坚持要坐在楼下，总是不肯躺在床上休息。她尽了最大的努力来忍耐，可是仍然无法掩饰自己的烦躁，两个人总是争吵不停。他们甚至还为新来的擦窗工人发生过争执。那个年轻男工是为了要去热带地区探险，利用暑假来打短工的。他长得非常英俊，充满自信，而且很会调情。有一次，他看到女人穿着比基尼游泳衣在后院里，就称赞了她一番。当时刚巧女人的配偶听到了，就怪她引诱年轻男工。

男人重返工作岗位之后，两人之间的关系还是没有改善。这个月刚开始的时候，她曾经连续两天都呕吐过。她开始担心是避孕药失效了，同时也坚持让男人使用安全套。男人为了这件事，整整不高兴了一个月。昨天晚上，他要求不用安全套，作为欢送他即将离家四个星期的礼物，可是女人拒绝了。之后，他们两个都不再跟对方讲话。而现在，他人走了，不愉快的气氛却依然照旧。女人的配

111

偶离家那天发生了两件事,一件是她把这个月剩下来的避孕药统统丢掉了,另一件是他打了长途电话向她道歉。两个人都尽了最大的努力重修旧好。接下来的几天,他们恢复了原有的关系,两人都在长途电话里互表关心与爱恋。

那件事发生在女人的配偶离家一星期之后。那天上午,她把两个女儿送去上学,接着再去购物,然后回到家里。正当她洗完澡,要把头发吹干的时候,门铃响了。她穿上浴袍走到门口,看到配偶的直属上司正伫立在门外。上司询问女人最近有没有配偶的消息,因为他一直没接到对方的任何音讯。上司说,他曾经打过好几次电话给她,但都没人接,而她配偶出差的日程刚好又临时有变,有个紧急的口信必须立刻转给他,所以才决定亲自跑一趟。女人礼貌地邀他进屋,准备请他喝杯咖啡,并和对方就其来访的理由闲聊了一会儿。

他们以前在社交场合见过几次面。有一次在新年宴会上,他们两个都喝醉了,彼此倾吐了不少对配偶的怨言,而且两人都很喜欢这种调情似的对话。配偶的上司对女人提起这段往事,两个人一起笑了起来。接着,他们聊到彼此目前和配偶之间的问题。女人在厨房里忙着准备咖啡和杯盘时,她想不透自己为什么会有这种像是性兴奋的感觉。后来她突然想到,在那个男人的眼前,自己只裹着一件仓促间穿上的浴袍,他那样注视着她,其实就是期待着看到她的裸体。女人感到全身都充满了兴奋,她一边在厨房里忙着,一边故意找些理由去触碰男人的手臂和背部。不管男人说什么,她都很夸张地大声笑着,而且还找借口在男人面前弯下身体或是扭转腰身。她假装没注意到自己浴袍的前方已经敞开,还有男人长裤的某个部分已经突起。

咖啡煮好了,他们走回客厅去。她坐在他的对面,这时她的胸部只是微微掩住。两人之间的谈话渐渐有点接不下去了,因为他们都在等待对方先发出默许的暗示。最后,女人把两腿抬到椅子上,很灵巧地拉起夹在两腿之间的浴袍,先盖住自己。然后,她花了好几分钟,一边瞪着他,一边慢慢地褪下浴袍,露出自己的阴唇。这段时间里,男人眨着眼睛,来回注视着她的脸孔和她的性器。几分钟之后,两个人一起滚在地板上进行性交。又过了十分钟,男人离开了女人的家,他突然对刚才的行为感到十分难堪。离去前,他对女人表示,她的身体实在令人难以抗拒。

事后想起来,在女人的配偶出差后一星期内发生的这件事,实在很像电影里的一幕戏，一幕很糟的戏。当然，会干这种事的不只是她一个人，这种陈腐的剧情随时都在重演。然而，当时像是有一种极强烈的力量，驱使着她作出上述行为。接下来的几天，女人始终处于恐惧之中，她担心自己干下的好事会被配偶发现，也担心自己会种下"祸根"。在她这有史以来的第一次不忠行为过了两天之后，女人才发现她忘记重新开始服用避孕药。于是，她又开始担心自己也可能会怀孕。不过这个星期的大部分时间，她都感觉自己正处在性不安与性兴奋的顶点，她已经好几年都不曾有过这样的感觉了，而且，未来也可能不会有机会经历这种感觉了。

女人的不贞行为才过了一小时，她就自慰了一次，第二天早晨又自慰了一次。这天中午，她正在后院里晒太阳，听到擦窗工人到了前门，她很快地回到屋里，走到楼上的卧室，然后背对着窗子，站在卧室的大镜子前面。当她看到那个年轻人的脸孔出现在镜子里时，她慢慢地动手脱掉自己身上的比基尼，同时转身面对着他。女人故意假装着很惊喜地看到他，有点心不在焉地向他招招手，然后一边忙着整理卧室，一边故意作出很多需要转身或弯腰的动作。擦窗工人来按门铃拿工钱的时候，女人赤裸着身体打开门，故意把身体"藏"在毛玻璃做的门后。她抱怨着天气太热，又低头看看自己的裸体，笑着说，她没钱。她请那名工人进到家里等她去拿钱，然后她开玩笑说，如果他愿意，她可以用身体来付这笔钱。

这天下午，到女人出门去学校接孩子为止，都没有人在擦这条街上的玻璃窗。女人这次得到了她这几年来最棒的高潮。

这一星期剩下来的几天里，她没再自慰过。但她和配偶的上司又进行过两次性交，和擦窗工人也又有过一次。到了周末，当她和女儿们在一起的时候，女人突然觉得自己像从梦中猛然惊醒，整个星期的兴奋忽然消失得无影无踪，她甚至有点不敢相信自己做过的事情。到了星期一，她告诉她的两个情人，他们让她觉得很快乐，但这是她的错，她不能再和他们在一起了。听了她的话之后，年纪较大的上司感觉松了一口气，年纪较轻的工人则感到十分失望。

两星期后，女人的配偶回来了。她告诉他，她忘记及时服用避孕药，不过为了欢迎他的归来，她可以让他不用安全套。接下来的几天里，虽然他们都知道她下一次月经即将开始，但女人却坚持要配偶戴安全套。

女人的月经始终没再开始。配偶返家之后过了三星期，她去做了妊娠检查，结果是阳性的，她的配偶感到非常高兴，虽然后来她生的是一个女儿。对于她和自己的上司还有擦窗工人之间发生过的事情，男人恐怕永远都不会知道。

大部分读者都知道像"年轻擦窗工人的诱惑"之类的陈腐剧情（就像场景17里那名女性的所作所为），这类情节或类似剧情一向被大量用在缺少创造力的电影、话剧或是书本里。剧中的情人角色即使不是擦窗工人，也可能是电工、水电工、电视修理工或是送牛奶的工人。总之，他一定是女人的配偶不在时，能有正当理由到她家里去的男人。

事实上，由于这类剧情实在太陈腐了，以至于让我们忽略了一件很重要的事情：因为这种行为太常见，大家就以为这是老调重弹，但在精子战争的过程里，还有在精子战争中要决定谁是孩子的父亲时，这类行为却起到举足轻重的作用。为什么上述场景中的女性，还有其他很多跟她一样的女性，会突然投身于两个来访的陌生男人呢？为什么她会冒险停止服用避孕药呢？从繁衍子孙的角度来看，她的行为会给她带来什么利益呢？

上述场景刚开幕时，女人是真心相信自己已经不想再生孩子了。她为了避免怀孕，不但自己服用避孕药，在必要的时候，她还强迫配偶使用安全套，以求双重保证。可是，到了她一生中性活动最频繁的那个星期，她却"忘了"服用避孕药。她的行为真的是因为记忆发生错误吗？还是一种潜意识的策略？或者这是另一个"失误"的实例？其实，这名女性的身体首先作出的决定是：它不想再生配偶的孩子。然后，她的脑袋才强迫自己找出令人信服的理由，想办法让她和配偶都决定避孕。而女人找到的理由实在太具说服力，甚至连她都相信自己是希望重新回去上班的。

从女人的观点来看，她的配偶在这几年里毫无长进。他已经不再像当初她刚给他生两个孩子时那样充满潜力，而且他现在状况不佳。很明显地，他不再像从前那么强健。女人还担心他的智力与性格等方面都已经不如从前。实际上，女人的身体早已决定：她第三个孩子的父亲，必须在遗传上是比配偶体格更强健的男人。因此，一旦遇到这种机会，她的身体立刻能够判断这对自己是有利的。

通常，女性和配偶之外的对象性交时，较少采取避孕措施，这并不是因为在外遇状况下难以实施避孕。场景17里的女人第一次和配偶的上司还有擦窗工人进行性交时，可能很难坚持让他们戴上安全套。但在接下来几次性交中，她或他们应该都能做好更完善的准备，但他们却都不曾采取任何避孕措施。不管是跟哪个男人性交，女人既没指望男人主动避孕，也没想到要服用避孕药。如果她能及时服下避孕药，应该是可以避免怀孕的。可是她却"忘了"这件事。

女人突然经历到的性兴奋，持续时间长达一星期，这是受孕期体内激素的变化产生的结果。我们在前面已经说明过（请参阅场景6），女性在这段时期里会比平时对外遇更加有兴趣。在那一星期即将过完的时候，女人突然又对外遇失去了兴趣，这表示她的受孕期已经结束。接着，她就怀孕了。当女人的配偶回到家时，她给他一次没有安全套的性交作为欢迎礼物，其实，这时她已经怀孕了。

女性和其他会隐瞒本身受孕期的雌性动物一样，即使在怀孕之后，她们还是能够继续性交，而且进行得不错。这是她阻碍周围男性掌握状况的最后一招。如果女性在怀孕之后立刻对性交失去了兴趣，周围的男性就很容易发现她已经怀孕，而且也很容易识别出谁是孩子的父亲。女性在怀孕之后仍然进行性交，才能让所有"可能的"父亲自始至终弄不清真实情况。这一点刚好可以说明，为什么这个场景里的女主角在配偶返家时，愿意和他进行没有安全套的性交。这是为了迷惑他，让他觉得自己是她第三个孩子的父亲，虽然实际情况并非如此。

这名女性在如此短暂的时间之内，碰上了既理想又不被配偶发现的外遇机会，于是她的身体很敏锐地采取行动，从两名情人身上收集到两人的精子。女人的这番行动带给她两项利益：第一，尽管有的男性看起来适合做孩子的父亲，但他可能已经失去生殖能力（约10%的男性可能处于这种情况，大部分原因是由于性病），女人虽然可能收集到这种男性的精子，但她的上述行为帮她将这种风险降低了一半；第二，由于两名男性的精子处于竞争状态，女人通过这种精子战争反而增加了受孕的机会。可能她这一生永远都不会再碰到这么棒的机会——除了能生一个基因比配偶更优良的孩子之外，她也不需要离开配偶。虽然我们无法判明两个情人当中，究竟谁是孩子的父亲，但不论是谁，他一定是这场女人主导的精子战争中的胜利者。

女性在短期之内和两名以上的男性进行性交时，究竟谁会成为孩子的父亲，女性本身能以三种方式来影响其结果：第一，她可以在最易受孕的时期与其中一名男性性交；第二，她可以选择其中一名男性，从他那里得到大量精子；第三，就像场景17里的女人那样，她可以采用现代避孕技术。

　　如果前述场景里的女人只对她的外遇对象之一采取阻挡式避孕法，例如使用子宫帽或安全套，这名对象的精子便被她排除在精子战争的战场外。或者，先服用避孕药，然后再停止使用避孕药，一般女性也可通过这种方式来决定要让哪个外遇对象的精子受精。事实上，这名女主角可算把现代避孕技术的功效发挥到最大极限，并尽其可能地避免怀上配偶的孩子。而另一方面，她对其他两名外遇对象，却给予了他们公平竞争的机会。这两个男人的唯一任务就是在精子战争中获胜。

　　我们在场景16里也曾经提到，现代避孕技术在影响女性一生究竟生几个孩子方面，并不能起到多大作用。不过避孕技术确实是一项既有力又有效的工具，它能协助女性加强她们的某种本能，即女性自己决定"何时""通过何人"怀孕的本能。事实上，避孕技术一直很少被有意识地用在这些方面，但不管怎样，对女性来说，这确实是一项强而有力的新武器，因为它能提高女性在繁衍竞赛中获胜的机会。

07

选购基因

场景18　最佳选择

　　房间的窗户虽然开着，可是仍然非常闷热。女人赤裸着身体慢慢走下床，她放慢了动作，不想把睡在身边的年轻男人弄醒。她没穿衣服就走下楼梯，穿过开着的法式双扇玻璃门，一直走到外面耀眼的阳光下。露台地面的瓷砖热得烫脚。女人停住脚，呆了一秒钟，然后飞快地跑了几步，跳进那个大型游泳池里。她在水里来回地游着，冰凉的池水从她大腿、阴毛流过，冲走了刚才做爱的痕迹，同时也带走了从她体内流出的"回流"。

　　女人游了大约10分钟，留在床上的年轻男人这时也走到露台来。他赤裸着一身被晒得黝黑的皮肤，一口气跑过滚烫的地砖，跳进水里。男人的跳水动作算不上十分完美，他拼命地游向女人身边，一边踩着水，一边亲吻着女人。他们就这样一块儿享受着池水，过了好几分钟，女人告诉男人，他可以回去了。男人顺从地游回池边，爬上岸，走进房里去沐浴更衣。

　　女人也离开游泳池，她拿起挂在池畔长椅上的毛巾擦干身体，然后走在草地上，享受着脚下清凉的青草。她一点也不担心周围有人看见她的裸体。因为她拥有的土地相当大，而且附近的树荫和围墙都非常高，还有，邻居都住得离她很远，女人相信她的隐私能够完全获得保障。年轻男人这时又出现在法式玻璃门前面，他向女人挥手道别。女人此刻正好打算走回露台，她停下脚步，站在草地中央，也向男人挥挥手，她觉得这时的自己有点像是一尊希腊雕像。其实，女人几个月前才过完她的40岁生日。虽然她生了3个孩子，而且其中的一个都已经20多岁了，但她的身材仍然保持得很好。

　　年轻男人转身离去之后，女人才走回露台。在过去5年里，这个年轻男人可以算是她遇到的男人当中最好的一个。她所刊登的广告内容写得简洁有力："诚征短期园丁，在夏季照管大型花园，最适合学生暑假打工。"每年夏天，她都要面试20多名应征者。女人主要是根据这些年轻学生的容貌、聪明才智、成熟度、自信心和性吸引力等条件来做最后的决定。女人能在很短的时间内就把自己选中的男人引诱到手，她从来没花过两星期以上的时间，而且她认为这也是自己仍然拥有美貌与判断力的证明。也因为这样，她才能在每年夏天的3个月当中，每星期都有两天能和年轻男性做爱。这些男子至少比她小上20岁。当然，除了做爱，女人也让这些男人帮她清除杂草和修剪草地。

今年夏天她雇了两个年轻男人，两人都是医学院的学生，而且都是她喜欢的类型，他们分别在星期二和星期五过来。女人伸展着身体，斜躺在露台的长椅上，她再度幻想着有一天自己能和两个年轻人同时在床上做爱。阳光下，女人半睡半醒地打着盹儿，回忆起那一天，也就是从那一天起，她才开始拥有目前这样令人满意的生活。

女人现在所有的一切，都是从她14岁生日那天开始的。在那个寒风刺骨的日子，她和母亲出门去买牛仔裤。她们正在选购的时候，外面下起了大雪。女人的家住在城外，就算是在天气状况良好的日子，也需要坐45分钟的公交车才能到家。那天她们走到车站的时候，雪下得越来越大，她们等了很久，公交车一直没来。等到最后，来了一个男人，开着一辆大型高级汽车停在她们面前。女人和她母亲并非完全不认识这个男人，他在城里有一栋公寓，同时在女人所住的小镇也拥有一座豪华的宅邸。女人的父亲曾在男人家里当过园丁兼长工，并帮助男人照管他的房子和土地。在那天之前，女人经常在她家附近看到男人，不过她从来都没有机会和他说话。她只知道男人年近50，非常有钱。男人有个一起生活了20年的配偶，但是他们之间没生孩子。女人曾经听她父母谈论过男人的外遇，还有他和外面的女人之间的麻烦，但是女人从来都没对这些话题感兴趣过。

就是在那天，男人开车送她们回家，一路上，女人被男人的温柔深深打动。女人那时虽然才满14岁，但已经发育得相当迷人。当时，她看起来既成熟又充满自信，简直就像个20岁的少女。女人注意到自己在车上一直不停地找话说，她很喜欢这个男人。她觉得跟他在一起时感觉很自然，几乎不需要多花任何心思。一个星期之后，女人正在等校车的时候，男人刚好开车经过她的面前。从那天起，男人开车送她上下学的频率越来越高。女人也接受了这段突如其来的新变化，她的同学常常因此取笑她，可是她一点也不以为然。

第二年夏天，女人在那个漫长的暑假里失去了她的童贞。夺去她童贞的是个17岁的少年，女人和同学们已在暗中倾慕他好几个月了。女人第一次性交的经历很痛苦，直到后来，她才开始懂得享受做爱，也逐渐变成同学羡慕的对象。因为她常常向同学描述她和那个大家都喜欢的少年是如何进行性活动的，但有时也在细节当中掺杂不少自己的想象。

这一年秋天，男人又重新开始接送女人上下学。男人的配偶被诊断出患了癌症的前一天，女人还是坐着他的汽车去上学的。可是从第二天开始，男人突然失去了踪影。他和配偶为了方便接受治疗，所以决定搬到城里去住。他失踪了好一段日子，直到他的配偶去世之后过了好几个星期，他才重新出现在女人面前。女人直到很久之后才听说，他的配偶是在她15岁生日的第二天去世的。从此之后，只要男人没有进城办公，就一定会接送她上下学，而且他们也开始彼此相约等候对方。

冬天来临时，那个少年拿到了驾驶执照，他同时还弄到一辆破旧的二手车。女人和他经常在那弹簧很烂的冰冷后座上做爱，她开始幻想有一天，自己也能和另外那个男人在他那豪华的汽车后座上干同样的事。"一定会跟在床上一样"，女人想。即使到了今天，女人躺在游泳池畔的长椅上，仍然很清晰地记得自己那天作出的那个动作，那个改变她一生的动作。

有一天，在男人送她回家的路上，那时他们正在等待绿灯的信号。女人突然把手放在男人的大腿上，并且将身体斜靠过去，在男人的脸颊上亲吻了一下。就在她亲吻男人之后过了一星期，女人躺在男人的床上，第一次亲身体验50岁的男人和17岁的少年之间的差别。第二年的春夏两季，女人每星期至少和男人及少年分别做爱两次，不过他们从来没在男人的汽车里做爱过。男人和少年都不知道女人除了自己之外，还有另外的对象。秋天来临时，女人发现自己已经怀孕3个月了。

她只把这件事告诉了自己的父母和男人。女人对父母说，孩子的父亲是那个年轻男孩，但他已经去上大学，而且他的父母也搬出了小镇。女人又告诉男人，她肚子里的孩子是他的。男人很怕自己和一个15岁的女孩做爱的行为被揭露出来，同时，他对女人和她肚子里的孩子也感到真心喜爱。他相信女人肚子里的孩子是他的，于是他对女人的父母表示，他愿意提供金钱上的帮助。女人后来生下一个女婴。在男人提供资助的这段时期，女人完成了学业，而她的父母则负责替她照料婴儿。

女人虽然心里挂念着自己所生的婴儿，但她在学校的成绩仍然表现得不错。

男人再度表示愿意提供帮助，资助女人去上大学。女人在大学的最初两年，总共换过10个性伴侣。在这段时间里，女人每学期都会安排和男人相会两次。通常，她都是在周末回到男人在城里的公寓，除了和男人做爱之外，同时也享受一下高级生活的滋味。

女人最后并没拿到大学文凭。大学三年级的时候，男人问她是否愿意和他一块儿外出旅行几个月。这表示她必须在旅行和学业之间作出抉择，女人最后决定放弃学业。接下来，等他们旅行归来之后，两人决定从女人的父母那里接回已满6岁的女儿，从此以后一家人生活在一起。她后来逼着男人卖掉了他原来的公寓，另外买了她现在住的这栋豪华住宅。他们在一起度过了近10年的时间，两人的生活既舒适又奢华，他们经常外出旅游，交往的对象也是和他们一样的有钱人，女人后来又生了两个男孩。

他们的3个孩子都是由保姆照顾长大的，3个孩子后来都被送进住宿学校，而且都很少在家。女人确信大儿子的父亲是她的配偶，但她不太确定小儿子的父亲是谁。可能是她的配偶，也可能是那个政治家。有一段时间，她曾在一星期之内每天都和那个政治家做爱。如果不是那个政治家，那么，还有那名外科医师也很可能是小儿子的父亲。他一直是男人全家的朋友，在男人前任配偶患癌症时还为她进行过治疗。

女人的配偶在他们小儿子刚满8岁的时候去世了，当时他65岁，死于心脏麻痹。现在回想起来，男人已经死了10年了。女人继承了配偶的房子和足够她挥霍的财产，她仍然负担得起孩子们的教育费，也能随意出门旅行。除此之外，她还能偶尔让自己奢侈一下，如雇用那些年轻园丁。自从她的配偶去世之后，无数男人都想来和她共度人生。其中有不少已经丧偶的男人，也有和配偶离异的男人，这些人大部分都很有钱。女人从来不曾缺少性伴侣，有时她甚至同时拥有好几个性伴侣。女人不愿再跟任何男人永久性地共度人生，而且，她越来越觉得那些正在力争上游的年轻男人更具魅力。和那些已经事业有成或坐享祖业的男人比起来，年轻男人更具有冲劲和野心，也比那些坐享其成的男人更让女人动心。

女人的女儿和配偶住在国外，今年25岁，最近才向大家宣布过自己怀孕的消息。女人的两个儿子今年分别是18岁和19岁，都是医学院的学生。女人对自己的孩子感到十分骄傲，尤其是她的两个儿子，更让她觉得骄傲。她并不觉得自己为孩子所做的一切值得骄傲，事实上她为孩子做得并不多。让她感到骄傲的是孩子本身和他们的所作所为。两个儿子彼此完全不同，也许是因为他们的父亲都不一样的关系吧。不过，他们都拥有英俊的外貌、聪明才智、难得的成熟与自信，以及温柔体贴的性格。女人确信这两个儿子一定能够赢得许多女孩的欢心。

两个儿子从十几岁的时候起，就习惯在假期把朋友带回家来同住。其中很多人发现女人全家都喜欢一起裸体游泳的时候，他们可真是大吃了一惊。今年的暑假再过两个星期就要开始了，女人的两个儿子会带着女朋友（而不是男朋友）回来住一个星期，然后他们就要到国外去旅行。女人有点恶作剧地猜测着，不知道今年两个儿子还会不会跟她一起裸泳。如果他们和自己一起裸泳，不知道他们的女朋友会不会加入。

想到这儿，女人从长椅上站起身来，拖着毛巾慢吞吞地穿过露台，准备着等待晚上的男伴来接她。女人一边走进屋子，一边思考着：她虽然是个园丁的女儿，不过这一生的成就算是很不错了。

这个场景里的女性暗自庆幸自己的人生过得不错，当然，她完全是从享乐主义的价值观来评断自己一生的成就。也许以大多数人或是她自己的评断标准来看，这名女性的确是"干得不错"，而且，即使以生物学的标准来看，她的成就也算相当卓越。

在影响人类繁衍成果的众多因素当中，没有比选择配偶更具影响力的。然而，选择配偶是一项复杂的任务，尤其是对女性来说，影响选择配偶的因素则更为复杂。因为在一般状况下，女性必须作出各种妥协。这一章共分4个场景，我们计划在这一章里讨论的题目有两个：一是人类（特别是女性）在选择配偶时所面临的问题，二是男女两性面对这些问题时如何解决。

例如这个场景里的女主角，她的例子几乎已把一般女性选择配偶时会面对的繁衍成果的障碍都说明得非常清楚了。首先，这名女性选择长期伴侣时，她已经预设一种易于且能够成功地养育后代的环境（至少看起来这种环境能给她的后代提供各种可能的机会）。其次，她成功地从自己身边那些受人欢迎的男性身上得到了他们的基因。因此，她生下的子女都拥有相当不错的容貌与能力，而且，这种容貌与能力也使她的子女更能充分利用自己的绝佳条件。场景中这名女性采取的繁衍策略充满了风险，但她具备了极佳的直觉。她把自己所有的大胆、狡猾、稳重、美貌等特性都运用得淋漓尽致，同时还像走钢丝似的成功地避过了染患疾病、外遇曝光，以及遭受遗弃的厄运。

对女性来说，当她要从一名或多名男性当中选择人生伴侣时，有两件事情是必须考虑的：首先，这名男性必须能够帮助她养育子女；其次，这名男性的基因和她自己的基因混合后生出的子女必须具备吸引力、繁殖力及追求成功等能力。女性养育子女的环境越好，并且获得的援助越多，每个子女就越能发挥他们得自遗传的能力。

女性在选择配偶时会遭遇到困难：除了长期伴侣外，能够对她提供基因的男性实在太多了，她甚至可以让众多男性都对她提供基因（反正性交最多只不过需要花上几分钟的时间而已）。然而，女性在物色长期伴侣时可做的选择就很有限。因为通常在大部分社会里，大多数男性都无法同时对一名以上的女性和她的子女提供生活援助。男性既没有时间，也没有精力与资源提供这项支持。因此，女性在选择长期伴侣时，人选范围就限定在某些男性身上：没有家庭累赘，即将抛弃原有配偶，拥有足够的时间、精力和财力去援助一个以上的家庭。

此外，女性在物色长期伴侣人选时还会面对的另一个问题是，她们必须从少数几个可供选择的男性当中决定长期伴侣的人选。这时，最可靠的方法就是检验男性过去的成绩，但这种做法将无可避免地招致以下结果：通常男性很可能早就已经有其他的配偶。遇到这种情况时，女性的选择就只剩下一种，即还没当过任何女性的长期伴侣的年轻独身男性。女性这时唯一能做的就是，查验这名男性是否可能成为自己的伴侣，同时暗中祈祷自己的判断正确。

根据世界各地进行的几项调查显示，女性物色长期伴侣时，倾向于选择拥有财富、地位、稳重与安定等条件的男性，上述调查在各地都获得一致结果。在从前的各种文化环境里，女性只要能找到一名拥有上述四项条件的配偶，她的子女就比别人更有机会存活下去，而且也比别人更可能拥有健康，以及伴随健康而来的繁殖力。同样的调查即使在今日的工业化先进国家进行，仍然能够获得相同的结果。

综上所述，女性都很清楚自己的长期伴侣必备的条件，但对大多数女性来说，某种程度的妥协还是非常必要的。举例来说，某位男性非常富有，但他一点也不体贴；另一位男性拥有崇高的地位，但他却不够稳重；或者还有一位男性既稳重又体贴，但他却非常贫穷。总之，女性遇到上述情况时，必须能够作出最佳选择。当然，她并不需要一直和最初的配偶永远相守下去。根据其他的研究显示，当女性更换配偶时，她在选择这方面的得分一定会比从前更高。

女性在物色协助自己养育子女的配偶时，男性的外貌对她来说根本是次要的问题，但在选择短期的性伴侣时，男性的外貌所占的比重就显得更为重要。女性认为男性最吸引人的特征包括：健康的眼睛、皮肤和毛发，肌肉坚硬的臀部，腰部和臀部的圆周比例为9：10，形状优美的双腿，宽肩，机智，并具备某种才能。此外，拥有左右对称体型的男性也对女性充满吸引力。上述这些条件，全都可以视为男性在遗传上具备健康、繁殖力与竞争力的衡量标准。换句话说，这些条件同时也是女性期待自己的子女所能有的遗传特征。

女性对长期伴侣与短期伴侣要求的条件各不相同。通常，女性在选择短期伴侣时拥有更多可选择性，也更具妥协性。女性选择短期伴侣时主要根据两项原则：其一是首先决定最佳长期伴侣人选，然后再由外遇行为寻求最佳基因。我们曾在前面说明过，外遇行为可能带来风险（场景8到场景11），所以这种做法只有在女性能够成功避免各种风险的情况下才行得通。另一个原则是在可能范围内选择最适当的男性，不过这名男性也许既不能提供最佳基因，也不能成为最佳长期伴侣。

*

到目前为止，我们已就各种观点说明过繁衍成果。事实上，我们也能从动物身上发现类似人类女性的行为和经验，换句话说，并非只有人类女性才会为了获得男性（雄性动物）的保护与基因而被迫作出妥协。有一项针对鸟类进行的著名的相关研究显示，上述所有和女性有关的行为，我们在蓝山雀身上都能看到。有些雄鸟不但拥有最佳基因，同时也具备性能力和最佳居住环境，能和这些雄鸟交配的雌鸟，全都对它们的配偶表现得忠贞不渝。另外有些雄鸟拥有的基因较差，它们和配偶都住在最佳雄鸟的附近。只要一有机会，那些次级雄鸟的配偶就会想办法和最佳雄鸟发生外遇行为。这些雌鸟偷偷跑到邻近区域，不断诱惑最佳雄鸟与其交配，然后再假装什么都没发生似的回到自己的配偶身边。平均来说，这些雌鸟所生的雏鸟当中，约有1/3的雏鸟的父亲都不是雌鸟的配偶。这个可能性的比例将随雄鸟受欢迎的程度而发生变化，例如最受雌鸟欢迎的雄鸟的子女当中，非亲生子女的可能性最低为零，而最不受欢迎的雄鸟的子女当中，非亲生子女的可能性也许高达80%。

令人惊讶的是，人类社会当中也能发现类似现象。平均来说，约有1/10的子女的父亲都不是他们的亲生父亲。而有些男性确实比较容易遭受女性蒙骗（通常是那些经济状况较差或社会地位极差的男性较易受骗）。上述现象若以实际数字来看，男性受到蒙骗的比例为：地位较高的男性当中约占1%（美国与瑞士），中等阶级的男性当中占5%~6%（美国与英国），而地位较低的男性当中约占30%（英国、法国、美国）。此外，地位较高的男性甚至有蒙骗地位较低的男性的倾向，他们倾向于让地位较低的男性替自己养育子女。同样的，许多人类学研究也明确提出完全相同的结果。拥有较高地位与较多财富的男性才能较早获得配偶，并且还能较快生下子女。他们的配偶通常不易因跟其他男性性交而怀孕，而他们本身却比较可能使其他男性的配偶怀孕。换句话说，地位较高的男性更可能比地位较低的男性获得更高的繁衍成果。

说到这里，再让我们回过头来看前面提到的鸟类研究。除非雄鸟失去了繁殖能力，否则它的子女全数都是其他雄鸟所生的可能性非常微小。因为雌鸟为了获得配偶协助其养育子女，多多少少都会留给它一些当父亲的机会。同样的情形在人类身上也会发生。尤其是在我们想要看出女性的哪个孩子才是她配偶的亲生骨肉时，就一般女性来说，这是有条理可循的。例如场景18里的那个女人，在她的3个孩子里面，第二个孩子最可能是她配偶的亲生骨肉，第一个孩子很可能不是，而最小的孩子则最不可能是她和配偶所生。

我们经常看到的情形是，女性和长期伴侣的关系固定下来的时候，她们已经怀孕，而且这个配偶可能不是女性肚子里的胎儿的亲生父亲。有时，这个配偶甚至知道真相，但仍愿意接受这名女性和她肚子里的孩子。关于这一点，我们已经说明过其理由。然而，有时女性的配偶不一定知道真实情况。平均来说，女性在怀上第二个孩子之前的数星期或数月之间，最不可能发生外遇行为，但第二个孩子之后的子女来自外遇关系的可能性则越来越大。女性选择长期伴侣的时候，必须先物色最佳配偶人选与最佳基因提供者，然后再从两者之间作出最佳妥协。其实，这项任务只不过是女性寻求配偶时会面临的众多问题之一。除此之外，选定配偶人选之后，她还必须设法让配偶扮演她所期待的角色。不过，只有在配偶觉得女性具有充分吸引力的情况下，他才会按照女性的要求扮演配偶角色。若是配偶第一人选觉得女性的吸引力不够，女性只好再度作出某些妥协。所以，女性最终选定的配偶人选，都是她从"想要他"与"能够吸引他"两者之间作出最佳妥协之后得到的结果。

场景18里那名女性的择偶任务显然进行得非常成功，因为她看中一名比她大35岁的男性，这名男性不但富有，而且事业有成，最后从众多对象当中挑选了她。这名女性虽然有过外遇行为，可是她不但没被配偶发觉，而且还成功地从其他男人身上得到了基因。她在择偶过程中再三获得胜利，因为她身边的男性都甘愿冒险与她进行性交。换句话说，这名女性择偶成功是因为她对男性深具吸引力，无论是她的配偶或是情人，都觉得她拥有足够的魅力。

对于场景18里的女性来说，男性究竟为何认为她深具吸引力呢？男性究竟采取怎样的标准来选择配偶与情人呢？男性所持的择偶标准和女性所持的择偶标准又有何分别呢？

男性选择女性配偶时会从三方面来考虑：健康、繁殖能力与贞节。当然，这种选择是不会在男性的意识里进行的。通常，男性观察一名女性时，他不会立刻去考虑这名女性是否具有生育或养育子女的能力。但事实上，男性的身体却天生就让他们被具有上述能力的女性所吸引。男性和女性的不同就是，他们选择配偶和情人的标准是一样的。不论是选择配偶还是情人，男性最关心的部分是容貌与行为，有关容貌的条件当中，最重要的是身材，特别是腰部与臀部的圆周比例。不论女性是胖是瘦，男性喜爱选择的是腰部和臀部圆周比例为7：10的女性。而有一点值得我们注意的是，不管从历史的角度（根据雕刻、绘画）来看，还是从文化范围的角度（根据岩绘、小型雕塑人像）来看，这种男性对女性的审美倾向都是完全一致的。尽管有些文化环境里的男性喜爱丰满的女性，有些文化环境里的男性喜爱苗条的女性，但所有文化环境里的男性都喜爱腰比臀细的女性。因为女性拥有这种体型表示激素分泌状况良好、抵抗疾病的能力极佳，同时还具备优良的繁殖能力。

除了上述的身材标准之外，世界各地的男性一致追求的女性特征为：健康的眼睛、毛发与皮肤，以及脸型（特别是左右对称的脸型）。而拥有上述这些特征的女性，其实也正好显示她的健康状况良好，同时也具备繁殖能力。此外，大多数文化范围里的男性也爱追求女性胸部的尺寸与形状。关于这一点，各文化之间的差异颇大，同时我们也无法证明女性胸部的大小和哺乳能力之间具有直接关联。另外，男性还倾向于追求女性的某些特质，例如温柔与依赖。因为这种特质显示女性能够保持贞节，不过，类似这种特质比较容易伪装，至少在短期之内，女性是能够掩饰得很好的。

男女两性选择配偶时采取的标准当中，还有一项是不同的。女性对长期伴侣的选择比较倾向于比自己年长的男性，因为年长的男性拥有较多社会经验与累积财富的机会，而这些都是女性生养子女时必要的条件。但是，等到男性超过50岁之后，除非十分富有，否则他对年轻并且能生育的女性的吸引力将会越来越小。因为女性如果和这样的男性生下子女，他在子女成人之前死亡的可能性会很大。

男性物色配偶时，喜欢选择已经成熟到具备繁殖能力的女性，但另一方面，他们也喜爱选择今后还能生育多年的女性（既希望女性足够成熟，又不希望太过成熟）。因为这样以他和配偶的努力，才能获得更多的子女。因此，不论是20岁的男性还是70岁的男性，在物色新配偶的时候，都倾向于选择20岁或更年轻的女性。这也是为什么许多事业有成的男性会抛弃中年配偶与家庭，再和更年轻的女性重组家庭的原因。

同样，对年长女性来说，只要她仍然具备繁殖能力，也会和年轻男性在一起生养子女。而且男性在体力处于高峰状态期间，女性更易感受到他的肉体的吸引力。不过，通常年轻男性比较不倾向于和年长女性保持长久关系，也不愿让她离开原有的子女，或是和她一起生养自己的子女。因此，对于年长女性来说，她会选择年轻男性作为外遇对象，但同时也会设法守住自己原有的长期伴侣关系。通常，年长女性不太可能选择年轻男性作为自己的长期伴侣。

场景18里的那名女性因为拥有较多的个人财富，所以比较没有顾忌。她可以在某一段时期内，要求任何一名园丁与她同居，甚至还可以和园丁生养子女。这些园丁具备的基因潜力都是经过她自己精心挑选过的，所以毫无疑问，她可以和任何一名园丁再生其他的子女。她既不需要考虑自己的健康状况，也不需要顾虑原有子女和未来子孙的繁衍成果。当然，她更不需要觉得新生的子女会见不得人。在场景18结束之前，这名女性看起来并不会按照上述假设行动。不过只要她想，她仍然来得及，而且事实上，很多富有的女性都是这么做的。

当女性失去繁殖能力之后，或是男性越来越无法吸引具备繁殖能力的年轻女性之后，男女两性便会修改他们物色对象的条件。这时对长期伴侣的抉择仍然会影响到男女双方的繁衍成果，不过影响力当然不是发生在他们和新配偶所生的子女身上，而是会对他们原有的子女及其子孙发生影响。换句话说，这时男女两性选择配偶时的重要条件变成了财富、地位，以及是否能担任良好的继父母或继祖父母。而且对大多数人来说，在这种情况下选择配偶，他们仍然需要作出某些妥协。

*

不论在任何年龄，男女两性之间利益冲突最为严重的时刻，也就是双方选择配偶的时候。因为任何人都是按照自己的喜好选择最佳的配偶，而这个人却不一定能够符合自己选中的对象的喜好。选择配偶的竞争如此激烈，任何决定都必须经过妥协，而能够用来选择的时间十分有限。不论是男性或是女性，如果太轻易地作出妥协，将来很可能就会错过选择较佳人选的机会。相反，如果为了追求最佳选择而花费太多时间，同样也会造成失误。在选择配偶的过程中，男女两性若是在妥协时发生错误，或是根本无法吸引异性，最终都将付出代价。只有能在"继续寻找"与"及时妥协"两者之间作出正确判断的人，才能获得最佳配偶。

女性倾向于选择拥有财富与地位的配偶，同时也比较愿意对这样的配偶忠贞不渝，这些行为都会让女性获得卓越的繁衍成果。因为女性和这种配偶生下的儿子，要比她和地位较低的男性所生的儿子，更能获得较高的繁衍成果。这些男孩除了靠他和配偶之间的关系生养子女之外，他们也和自己的父亲一样，会比一般男性更有机会让其他男性的配偶为自己生下子女。换句话说，女性选择拥有财富与地位的男性作为配偶之后，她生下儿子将比生下女儿更能带来较高的繁衍成果。

到目前为止，男性生出子女人数的最高记录是888人（一位前摩洛哥国王），而女性生出子女人数的最高记录则为69人（怀孕27次）。从能力上来看，男性能比女性获得更多的子女。理由很明显：男性能让许多不同的女性为他生产子女，可是女性的每名子女都必须由她亲自生产（虽然最近也有代理孕母出现）。换句话说，繁衍成绩优异的儿子，能比繁衍成绩优异的女儿生出更多子孙。儿子的社会地位越高，他的繁衍成就也越卓越。而且，由于财富与地位也是一种天赋条件，就像有些人天生就能创造财富与地位一样，这种天赋条件也能传给子女。

因此，地位较高的伴侣极有可能比地位较低的伴侣生出更多儿子。事实上，我们知道，社会地位较高的伴侣的确生下较多儿子。根据世界各地的多项研究显示，地位较高的伴侣所生的子女当中，确实是儿子多于女儿（举例来说，大家只要去看看各地的名人录就能得出结论）。通常说来，儿子与女儿人数比为115：100。这种倾向生儿子的偏差在统计上并不显著，但有时这个数字也可能出人意料。例如，历代的美国总统所生的儿子与女儿的人数之比为148：100。

为什么不是所有女性都比较容易生下儿子呢？事实上，在某种程度范围之内，女性确实比较容易生下儿子。以平均数字来看，女性生出的儿子与女儿人数之比约为106：100。但由于男孩在幼儿期夭折的可能性比女孩高，所以等到男孩和女孩长到开始繁衍的年龄时，男女双方人数之比就几乎扯平了。但即使如此，一般女性生下儿子的比例还是比不上配偶地位较高的女性。另一方面，配偶地位较低的女性和根本没有配偶的女性也比较容易生下女儿。造成这种现象的原因是什么呢？

从繁衍的角度来看，男性不像女性那样能够稳收成果。姑且不论男性本身拥有繁衍大量子女的潜力，一般来说，男性很可能在开始繁衍之前就先失去了生命。而且，就算男性竭尽全力，他也可能遭遇许多情况，使他无法生出子女。而在上述状况下，因为儿子的繁衍竞争力不佳，所以这时生下儿子就不是获得繁衍成果的最佳选择。举例来说，请大家想象一下，假设在某个社会里每名女性只生两个孩子。如果有1名男性和3名女性生下了6个子女，那么，这时这个社会里就会有两名男性找不到对象帮他生下后代。另一方面，女儿这时能够成为追求繁衍成果的较佳选择，主要原因有两个：首先，相对来说，女儿即使无法为她的母亲创造繁衍成果（即生下大量子女），但她还不至于一个孩子也生不出来；其次，任何母亲都能确信自己女儿所生的子女是她的亲生孙子。而对于儿子所生的子女，做母亲的就无法确信他们都是自己的亲生孙子。

一般来说，尽管男孩并非追求繁衍成果的理想选择，但在下面的情况下，女性还是值得生下儿子的：男孩的存活率很高，具备超过其他男性的繁衍竞争条件。根据这个原则，无怪乎那些配偶地位较低以及根本没有配偶的女性都比较倾向于生下女儿，而那些配偶地位较高的女性则倾向于生下儿子。同样的，也难怪大部分的女性都是介于上述两种倾向之间，既非专门生儿子也非专门生女儿。

场景18里那名女性在选择配偶时所作的决定可以说无懈可击。她在求学期间先生下一个女儿，接着，在成为一名富有且地位颇高的男性的配偶之后，又连续生了两个儿子。至于为什么她所生的儿子与女儿的人数比例为2∶1，我们却无法找出确切理由。但可以肯定的是，其原因并非地位较高的男性倾向于制造较多"生儿子"的精子。事实上，这种男性的临时情人反而倾向于多生女儿。例如场景18里的女性所生的第一个孩子就是女儿，而她那时还不是男人的配偶。而且，这些男性也不可能专把大量"生儿子"的精子射进配偶体内，再把大量"生女儿"的精子射进情人体内。对于造成上述结果的原因，最合理的解释就是，生男生女的比例其实是由女性的身体来决定的。在精子通过输卵管里的受精区时，女性的身体不仅能够自行调节生儿子与生女儿的精子比例，而且还能主动选择要让哪种性别的胚胎着床。当胚胎的性别"不适"于女性所处的状况时，她的身体很可能就会阻止胚胎在子宫里面着床。

对大多数人来说，特别是青春期后期那些首次开始物色长期伴侣的男女，选择配偶的整个过程简直就像令人忧心又充满陷阱的雷区。场景18里介绍的这个女人根据自己无意识的指示，精确无比地通过了这段惊险地带。她能正确地完成择偶任务，主要还是因为父母遗传给她的优良基因。女人总共生下3名子女（当然她今后仍有可能生出更多子女），每名子女的亲生父亲都比他或他们的同辈拥有更卓越的繁衍成果。女人的女儿已经长大并且即将开始繁衍（即将生出女人的孙辈）。女人的两个儿子具备了极佳的繁衍潜力，他们将来不但能够创造自己的家庭，同时也可能成为其他女性发生外遇时物色的对象。因此，从任何角度来看，场景里的女人的子孙都将以成倍的速度继续增加，绵延不断。比起那些繁衍成果不如她的其他女性来说，多年之后，这个女人的基因分布在后代体内的比例肯定会超过其他女性。总而言之，不论从生物学角度或是享乐主义的角度来看，这个女人的人生算是非常成功的。

场景19 交换游戏

周末的夜晚，这两对夫妇分别盘腿围坐在地板上。他们周围的地上放满了饮料，4个人正要开始玩牌。紧张和兴奋让他们感到全身发抖，他们都期待下个钟头会发生性生活中的大事。

这两对夫妇已经彼此认识7年了，他们都觉得自己深受对方配偶的吸引，不过从来没有作出对自己配偶不忠的事情。其中一对伴侣5年来从没避孕过，但他们却没有孩子，另一对伴侣有两个孩子。这几年里，两对伴侣不知由于什么原因，他们和配偶间的关系都陷入低谷。没有孩子的这对伴侣感到自己的人生充满无可否认的空虚，即使花尽他们的积蓄，甚至到处旅游，也无法填补这份空虚。他们第一次遇到对方时，都觉得对方是自己最理想的对象。男人身材高大、肌肉结实、富于野心、充满智慧，同时也善于操纵全局。女人活泼、开放、不拘小节，经常爱穿具有挑逗性的服装。男人不论走到哪儿，都有许多女人围绕在他身边。只要他愿意，他可以每星期都换个新的性伴侣，事实上，他也的确经常更换不同的短期性伴侣。女人身边也有很多追求者。这对伴侣确定关系后，两人都深感作为对方的伴侣是件值得骄傲的事情，因此，不论两人从前如何滥交，后来他们却认真地把关系稳定了下来。

4年之后，在他们停止避孕后过了1年，两人都去接受了不育症的检查，可是医生也找不出造成不孕的确切原因。女人能够排卵，输卵管也没有阻塞，一切都很正常。男人的精子数目相当多，其他一切也都没问题。

刚开始，为了对付不孕，他们曾经积极地加强性生活，但经过1年的努力都没收到成果之后，这对伴侣渐渐地对例行性交失去了兴趣。他们都暗中怀疑不孕的原因可能在对方，这种想法让他们开始对配偶在性方面的表现感到不满。她觉得他的尺寸和精力显得自私又无用，而他则认为她的任性以及那些极具挑逗性的服装不仅低俗，同时也是掩饰冷淡的手段。

而那对有孩子的伴侣则完全不同。他们都相当具有魅力，却不像没孩子的那对朋友那么外向。这对伴侣之中的男人身材矮小、沉默寡言、工作努力，并且值得信赖。女人则腼腆、富有同情心，同时也极具母性。他们的两个孩子都是在没有避孕的状况下，只花了8个月的时间生出来的。作为一对父母来说，这个成绩算是相当优秀的。男人不上班的时候，他们一向都待在家里，很少各自行动。

然而，由于最近经济状况陷入窘境，他们两人之间便产生了不少摩擦。近来情况又变本加厉、更加恶化，因为男人缺少野心和领导能力，雇主把他调到比较不重要的位置。女人为她配偶的平庸职业感到沮丧，她总是抱怨配偶无能，也怪他无法改善他们的处境。而对男人来说，配偶整天都在忙着家事，他现在觉得她那副装模作样的沉默寡言样儿不但令人感到厌烦，也缺少吸引力。

不久前，这两对夫妇曾各自试图借着色情电影重新唤起他们的"性趣"。可是，色情影像带来的冲击，在几星期内就失去了功效。接下来，他们想到4个人一同欣赏色情电影，这个主意也立刻让他们感到兴奋起来，但今晚这种兴奋又开始萎缩了。于是，他们从一部色情电影里得到了灵感，决定玩玩交换伴侣的游戏。录像带里的游戏顺序是，先由男士们把汽车钥匙丢到地板中央的地毯上，女士们则负责捡起钥匙，然后和钥匙的主人配成一对。才一转眼的工夫，电影里的房间内就挤满了正在交媾的裸体。

最先提议他们交换伴侣的，是那个性急又没生过孩子的女人。刚开始，其他3个人都觉得她这提议一定是开玩笑的，但等大家都有了一些醉意之后，4个人却真的开始认真讨论起这个计划的可行性。很快地，他们都觉得不必多谈游戏的好处了，还是先谈谈付诸行动时的实际问题。他们想出一种纸牌游戏，参加者只需靠运气，不必靠谋略，玩赢的人必须一件一件按照顺序把身上的衣服脱掉，最先脱光衣服的男人就可和最先脱光的女人性交。

结果，那个身材矮小的男人赢了。他在其他3人刚要开始脱衣服的时候，已经把全身脱得一干二净。他的身体谈不上肌肉强健，而且睾丸也比较小，但他的阴茎实在很大，比平均尺寸还大。男人坐在一边看着两个女人一件件脱掉衣服，逐渐露出她们的身体，这时他对自己开始勃起的阴茎越来越感到骄傲。然而，纸牌游戏的结果却令人大失所望：下一个脱光衣服的是他的配偶。女人脱掉最后一件内衣时，另外那对夫妇感到一阵惊讶与兴奋。因为她露出一片呈现倒三角形的阴毛，数量多得与她整个人显得极不相称。更叫人不能相信的是，这么茂盛的阴毛居然会长在这么脑脯的女人身上。此时，有人建议把游戏规则改成"同一对夫妇不能和自己的配偶性交"，但最后规则却被改为"同一对夫妇可以性交，但必须在另一对夫妇面前进行"。

那对"幸运得主"伴侣可不像他们的朋友那么爱"表现"，他们觉得很难在别人面前表演性交。他们轻笑着觉得十分难为情，男人的阴茎突然萎缩下去，眼看着，这场游戏就要玩不下去了。最后，他们两个躺在一起，那对朋友夫妇开始不断地抚摩、亲吻他们的身体，最后终于帮他们把害羞变成了兴奋。对这对伴侣来说，这场旁观者参与帮忙爱抚的性交，可能是他们一生当中最令人兴奋的经历吧。

没有孩子的男人看了这一切，忍不住也想要立刻射精。他建议大家不要再管什么纸牌游戏了，他宁愿和那个朋友的配偶，而不要和自己的配偶进行性交。在以后的几年当中，有孩子的女人曾经多次回忆起那时的情景。那个男人的阴茎比自己配偶的还大，她经常回忆起那个男人的阴茎进入自己体内时的感觉：既没有罪恶感，也没有兴奋感。当时她的心里充满了无法抵抗的欢迎。接下来，她虽然也感到一些兴奋，但并没持续很久。那个男人则已经兴奋过头，几乎在几秒之内就完成了射精。

经过半小时的暂停之后，他们先是耐心等待，接着就一起动手帮那第一个脱光衣服的男人，让他的阴茎重新站立起来。那个没孩子的女人可能是4个人当中最期待今天这个结果的人，但她现在觉得很烦恼，因为她想今天这场交换伴侣的游戏恐怕轮不到她了。有孩子的男人觉得压力很大，他感到无法集中精神。不过两个女人给他的爱抚让他又重新建立起信心，也让他开始期待和不同的女人性交。后来，没孩子的女人建议他采用背后式，她说，她可以跪下来，并且趴在一张椅子上。没有孩子的男人看到自己的配偶和别的男人性交，他又重新兴奋了起来。那个有孩子的男人刚从他配偶身上退下来，他就立刻上去取而代之。

这两对伴侣后来再也没玩过这个游戏。1个月之后，两个女人都怀孕了。她们都认为孩子的父亲是那个已经证明过自己生殖能力的男人。但她们大错特错，两个孩子的父亲都是那个被人误以为患了不育症的男人。

两对伴侣后来又分别共同生活了5年。孩子出生后的某一段时间里，两对伴侣的关系都还算稳定。但随着时间的推移，伴侣间的关系又开始日渐恶化。那对外向的伴侣后来虽然没再避孕，但始终生不出第二个孩子，他们对彼此的指责也与日俱增。男人后来和那个腼腆的女人发展成外遇关系，最初他们都竭力保守秘密，不过，最后两人还是分别向配偶承认了自己的不忠，两对伴侣都分手了。发展成外遇关系的那一对，女人后来带着她的3个孩子搬去和男人住在一起。

从得分上来看，那个比较外向的男人的一生真是越过越成功。他不只得到了那天晚上生出来的两个孩子，甚至还获得了两个继子，这些都是他值得欣慰的成绩。男人到现在仍然相信自己患有不育症，然而他的财产和地位不断上升，肉体方面也继续保持吸引力，因此他比从前更能吸引女人。男人仍然常常在外面更换临时伴侣，他的新配偶也知道这一点，她愿意容忍男人的外遇，是为了交换经济上的保证，不论男人在外面做什么，她和她的3个孩子都不必担心经济问题。在后来的几年当中，男人又在不知不觉当中，成了另两个孩子的父亲。

在本书前面那些场景里，我们曾说明过男女如何努力隐瞒他们的不忠行为。因为如果不把这种事情隐瞒好，他们就会遭殃。这一节里我们介绍的4名男女，他们的不忠行为却是公开的。交换伴侣在西方社会并不是那么普遍，不过这种行为确实经常发生，也因此我们才能对人类性行为的多样性有所了解。另一方面，交换伴侣也能挑起精子战争。根据20世纪70年代实施的一项调查显示，5%的长期伴侣间曾有过多次交换伴侣的经验，而其中80%的伴侣只有过一两次这类经验。交换伴侣要在怎样的状况下，才对繁衍子孙产生正面影响呢？

一般人选择伴侣或情人的标准会随其人生不同的阶段而发生改变。例如在场景19里，像交换伴侣这类"公开的不忠"游戏被提出来的时候，不用说，那四个人的意识里已经有了先入为主的想法。这时，他们内心里兴奋和恐怖的成分各占一半。一方面，近在眼前的不忠游戏让他们感到兴奋；另一方面，他们也对自己的身体和在性行为方面的表现感到恐惧，这种恐惧则让他们的兴奋大打折扣。而在潜意识里，他们的身体正面对着更重要的课题：从繁衍子孙的角度来看，他们即将进行的行为是否"得"多于"失"？

性格比较外向的那对伴侣较容易作出决定。他们一致认为不孕的原因可能是在对方，眼前的游戏可以让他们和配偶以外的对象性交，以便证明自己的生殖能力。不论在意识或潜意识里，他们大概都会得到一致的结论。

至于另一对伴侣，虽然他们在意识里难以赞同自己身体的理论，但他们仍然无法像前一对伴侣那么容易得到结论。这对伴侣的家庭机能和经济能力都正在加速恶化，如果情况不能改善，光是养育两名子女对他们来说都是很困难的事情。在这种状况下，他们如何去找其他的外遇对象呢？就那个男人来说，除非能找到一名肯独力抚养孩子的女人，他才有可能再生第三个孩子，而他朋友的配偶就刚好符合这个条件；另一方面，男人的配偶则必须在更佳的经济状况下，才有可能生育第三个子女，而她朋友的配偶极为符合她的条件，更何况，她的身体也深受对方吸引。因为朋友的配偶不仅富有，而且他们的关系看上去越来越不稳定。如果朋友的配偶承认她怀的孩子是他的，他就可能给予她经济援助。她甚至也有可能把他从朋友身边抢过来。最重要的是，她的身体非常清楚这个男人能给她带来什么利益。他不但极受女性欢迎，而且已经成功地获得了较高的地位。从遗传学上来看，她和这个男人之间所生的孩子，会比她和配偶之间所生的孩子更易获得成功。

当然，对这两对男女来说，交换伴侣的行为会给他们带来风险，如被传染疾病。然而，在这个场景里，外遇行为最容易招致的危险性却已经被减到最低。他们4个人都了解会产生什么后果，也同意接受这些后果，因此他们都不需要设法隐瞒或是害怕被配偶发现。况且，由于他们都同意在众人面前进行性交，所以这种行为也就谈不上欺骗配偶。事实上，这两对男女间的关系早已不稳定，这天晚上的行为所造成的风险——被配偶遗弃——并不会比从前提高多少。

正因为这样，他们4个人在潜意识里都觉得自己可能会从交换伴侣的行为中获利。事实也证明，他们全都是正确的。这一点，从其中3人身上很容易就能看出成绩。原本没有孩子的那个女人怀孕了，她的配偶在同一个晚上得到了两个孩子。而另外那个女人，她在开头虽然吃了点苦，可是最后不仅抢到新的配偶，还得到新配偶的财产，同时也成功地养大了她的3个子女。如果没有那天晚上的一时疯狂，她可能只能养大两个孩子，而且必须在困难的环境下把他们养大。至于另外那个原本有孩子的男人，要说明他的决定本身的价值，并不是一件简单的事情。当然，他也可能认为那天晚上他又有了两个孩子，不过事实并非如此。同时，在接下来的5年当中，他还承受着养育第三个孩子的压力（虽然那个孩子不是他的，但他却以为是他的）。最后，他的配偶为了另一个男人弃他而去，那个男人不仅是她第一次不忠行为的对象，而且，她那次不忠行为还得到过配偶的许可。另外，从结局上来看，他也失去了每天接触心爱的孩子的机会。

　　只看表面，这个男人的经历实在离成功两字太远。但不论如何，经过那天晚上，他的两个孩子比从前过得更好，他们的生长环境也不是他从前能够提供的。男人后来经常和他的孩子见面，而且他也尽其所能地帮助自己的孩子。他经常和两个孩子短期共处，所以那两个孩子应该不会认为父亲遗弃了他们。要不是发生了那天晚上的事情，男人可能就得拼了命想办法养大这两个孩子。就像场景9、11和16里曾经提到的，类似的困难状况有时会招致悲惨结果，这一点，我们最好牢记在心。男人极有可能在落魄的状况下遭到配偶遗弃，还有更重要的，他的运气可能真的比不上他的朋友，因为那个男人抢走了他养育孩子的角色。

　　但事实上，这个男人也有收获：他的朋友扮演着优良继父的角色。当然，这可能是因为他很注意他的朋友在新环境里对待孩子的态度。而更主要的原因是，他的前任配偶对新配偶（即男人的朋友）的不忠行为采取放任态度。女人的新配偶天生不喜欢一夫一妻制，如能让他随心所欲，他就会十分乐意地供养她的孩子们。换句话说，女人是以新配偶的性自由来换取自己的生活保障，也就是说，不论他在外面干什么，她和孩子的经济状况都能够受到保护。

　　那天晚上的疯狂行径让4个人都各有所得。不过，如果事态发展有所改变，如果那个原本没有孩子的男人在那晚的两场精子战争中都被打败的话，他的损失可就大了。然而，实际上，他是最不可能尝到败绩的。他不但是精子战场的勇士，同时还能制造大量精子。他的朋友就比不上他，那个已经有孩子的男人制造的精子数目太少。像他这种勇士处于一夫一妻的状况下，他的配偶就很难怀孕。因为每次性交之后，大量的精子杀手和取卵者会集合在配偶的卵子周围。复数的精子总会同时进入卵子，而且周围的精子也会释放出大量浓缩化学毒物。也因为这样，卵子很容易死掉。然而，要是把他的精子送去参加精子战争，很明显地，他的精子一定所向无敌。男人的精子大军会先把对手的精子部队赶尽杀绝，然后，他自己的精子也会相对减少一些，这时，他的精子数目就会变得刚好能让一个卵子受精。

　　在那晚性交的欢宴里，有孩子的男人的精子部队数目其实很少，而且其中大部分都是阻挡精子部队（请参见场景7）和家庭计划精子部队，男人以往的繁衍战略重点是在防止配偶发生外遇。他借着长期的例行性交得到了子女，虽然这种战略让他耗费不少时间，而且为了选择适当时机，其间还必须有所间隔。男人曾经两次在没有避孕的情况下让配偶怀孕，每次只花了八个月的时间。如果他在社会上或经济上的表现更成功，他也可能和配偶生出更多的子女。然而在精子战争里，他却注定要失败。

关于这两种男性，我们还会在本书后面的场景35里面加以说明。到目前为止，我们已经说明过为什么女性有时会受到排卵影响而变得愿意进行性交（请参见场景15），也说明过为什么男性看到别人性交时会感到兴奋，而且自己的阴茎也会勃起（请参见场景19）。在场景19里，这些性反应都是能起到决定性影响的重要因素。而最重要的，可能还是场景19里的两个女人，她们为了想要名正言顺地公开进行不忠，因而决定摒除羞怯，她们在无意识里的动机是相同的。在女人不断追寻更好基因的一生当中，那个晚上，她们都同时面对一个关键性的抉择时刻，两人都觉得值得尝试和其他对象性交。

场景20 风流演技

那完全是个巧合。他们出差那天刚好是这个夏季的第一个大热天。这次出差是男人安排的，他们两人对这次出差都已经期待了好几天。不过，这么好的天气，实在是难得。

女人一向都会把自己的行踪告诉配偶，跟谁去，到什么地方去，她都会向他报告，因为她最不愿看到的事情就是配偶对自己心生怀疑。他算是一个相当稳重又值得信赖的男人，不论是作为她的配偶，或是作为两个孩子的父亲，他都让人无话可说，女人可不愿意失去这个配偶。但另一方面，女人也觉得自己的人生需要有点刺激，而现在，这个和她一起坐在车上的男人，或许就能给她某些刺激。对女人来说，这个男人代表一种挑战，而且他也极具魅力。她喜欢挑逗他，也喜欢和他调情，甚至连跟他拌嘴都觉得有趣，事实上，她的确经常故意跟他拌嘴。

相反，男人却从来都不把自己的行踪向他的配偶报告。他经常和别人一起出差，这不是什么值得大惊小怪的事情。而且老实说，他的配偶似乎也不在乎他出门去干些什么，她甚至对男人要出门几天显得相当高兴。男人心里暗暗猜测，也许她正在进行一段外遇也不一定。但这对男人来说，也没什么了不起。或者可以说，他反而很高兴自己的配偶另有外遇，因为这样也等于是批准了他自己的外遇。

开车到目的地约需两小时，一路上，男人沉思着他和女人之间日渐亲密的关系。过去这一年里，男人和女人一直维持着柏拉图式的感情。他们对彼此已经十分熟悉。比方说，他们都很清楚两个人永远都不可能生活在一起。但也正因为这一点，他们反而更加感到彼此的吸引力。最近，他们在聊天的时候，开始会去触碰彼此的身体。偶尔，就像今天一样，他们见面时还会给对方一个友善的亲吻。男人相信他和女人之间有一种默契，总有一天，他们一定会发生肉体关系。男人一边开车，一边暗中期待着今天就是那种关系的开端。

他们只花了半天时间就办完了公事，于是，两个人决定带着食物和饮料去野餐，顺便也享受一下难得的自由和天气。车子开到了乡间，一片片的农田、一丛丛的树林从他们身边滑过。女人开始不时地戏弄着男人。他一心想要寻找一块隐蔽的地方，而她则故意假装不懂他的心意。女人不断向男人指着路旁或是住家附近的空地。那些地方虽然适于野餐，不过除了野餐之外，什么也不能做。最后，女人感觉腹中饥肠辘辘，她想，应该已经把他戏弄够了。男人这时指着一块狭窄隐蔽的空地给她看，女人便点点头表示同意。那块空地上面堆着一行行刚被割下的干草，强烈的阳光照耀在草堆上，发出银绿色的光芒。男人觉得这地方真是完美极了。女人也表示对空地满意。

他们从车上拉下一块毛毯，铺在空地的角落里。毛毯的一半被铺在树荫下——因为女人要求这样，另一半则铺在阳光里——因为男人希望这样。女人身上穿着一件宽松的棉质洋装，她从早上起床时就料想今天会来野餐，所以带来了一顶草帽。男人原本穿着西装，打着领带。不过，这天早上他们一办完公事，男人立刻就脱掉了外套，而且松开了领口的纽扣。然而，现在坐在炎热的阳光下，他看起来还是有点热得受不了。女人知道他一向喜欢脱光衣服享受日光浴，于是她又开始去戏弄男人，她很想试试自己是否能让他把衣服脱掉。最后，女人对男人讥笑着说："你不肯脱掉衣服，是因为你想要隐藏某个部分。"

对于女人的挑逗，男人认为是一种性戏的前奏，他的身体逐渐兴奋起来。不过即使如此，当他脱掉袜子和鞋子的时候，他觉得自己好像有点蠢。接着，他站起身，先脱掉衬衣，又一口气脱掉长裤和内裤，这时他觉得自己简直像个大傻瓜。男人全身赤裸地站在女人面前，他的阴茎已经勃起一半，却不知道自己下一步该做什么。女人对他的裸体并没作出任何反应，她只对男人说，他现在应该感觉比较舒服了，然后女人就去忙着准备他们的野餐。男人仍然站在原处，他建议女人也把衣服脱掉。可是她摇着头说，她就是在树荫下也会被晒黑的。

女人虽然没表现出来，但她其实已经开始兴奋起来，她的阴道这时开始渗出润滑液。她很想和男人性交，可是同时也担心失去自己的配偶和现有的安定生活。这个男人有很多地方吸引她：他是那种事业有成的人；她喜欢他对待她的态度，即使他有时对她运用一些心计，她仍然很喜欢那样的他。能让女人有这种感觉的男人很少，连她的配偶都没法满足她。尤其是最近，她越来越觉得她的配偶简直就像门口的地毯。但即使如此，眼前这个男人却也有某些性格是她没法忍耐的。

男人和女人一边吃着野餐，一边闲聊着。女人不时地转眼去看男人棕色的裸体，还有他那已经萎缩的阴茎。其实，女人偶尔也曾认真考虑过这个男人的性能力。如果他们两个想要性交，唯一的办法就是由男人去安排：必须在一个安全不易被人发现的地方，而又是在女人无法拒绝的情形之下。可是，从他们认识到现在这一年里，男人从来不曾对她表现得很亲密。女人一直对他这种态度感到有些惊讶，因为她自己心里很想和他做爱，可是男人从来没有坚持或勉强她做这些事。女人认为这和男人在日常生活里表现的积极与敏锐是完全相反的作风，她甚至怀疑过他的性能力有问题。女人想，尽管他已经生了两个小孩，但他的问题也可能是最近才发生的啊。她始终觉得男人到目前为止对待她的方式都不对劲儿。事实上，像他安排这次出差，女人觉得这是男人第一次如此明显地表现出对她有"性趣"。

不过，无论男人今天想做什么，女人是绝对不会对他点头的。她绝对不要在这种地方，原野上堆满了杂草，而且苍蝇到处乱飞，还有那阳光也叫人受不了，她绝对不会在这种地方把衣服脱掉，更不会在这种地方和他做爱的。因为要是在这里做爱，她的衣服上肯定会沾满泥土和杂草，背上也会留下一堆刮伤，对这些她要怎么向配偶解释呢？

除了做爱，女人今天还有其他有趣的事情可做。虽然他们一向在各方面都很有默契，不过女人经常也能抓住男人的某个弱点。就像现在，只要她暗示愿意跟他做爱，接下来，她一定能像玩弄木偶似的让男人完全听她摆布。例如今天，她已经让他在这块原野上脱光了衣服。

女人借口要看男人裸体走路，要求他慢慢地走到原野对面的树下，然后再跑步回来。男人则要她答应不会偷走他的衣服，接着，便顺从地按照女人的意思，往原野的对面走了过去。他觉得有点不好意思，同时也觉得自己像个傻瓜，但又觉得很兴奋。男人往原野对面走去的时候，女人仔细地观察着他的身体。"嗯，他的屁股长得真不错。"女人想，"有一天，总有一天，但不是今天。"

紧接着，即使女人没有招手叫男人回来，他也会拼命地往回跑的。因为他刚走到原野对面，他们两人都听到一阵汽车的声音从小路上传过来。在这一瞬间，男人全身都僵住了。他猜那一定是一辆警车。要是他这样全身赤裸地在这原野上被警察抓到，而且还是和一个毫无关系的女人在一起……男人几乎看见自己这一生的事业和人际关系全都在转眼之间化为泡影。他突然陷入一阵恐慌之中，用尽了全身的力气往回跑。当他奔到女人身边，跌坐在地上时，女人正歇斯底里地笑个不停。那辆汽车则头也不回地直接开过了他们身边。

经过这一阵兴奋与紧张，男人和女人都跪坐在地上，彼此把手放在对方的大腿上想要安抚对方。"要下手就趁现在！"男人想。他等待自己呼吸稍微平复之后，斜过身体去亲吻女人。女人也对他的亲吻有所反应，不过只有几秒钟。她感觉出男人的动作逐渐急迫起来，于是轻轻地推开了他。她告诉男人，她还不想跟他做爱，不想在这里，也不想在此刻。男人的脸上满是失望的神情，女人觉得有点对不起他，同时也感到一点罪恶感。

她重新把手放在他的腿上，然后对他保证，他们一定会有更好的机会、更好的场合。女人继续安慰男人："总有一天，我们会在一起，而且，我还能给你生个孩子。"她一边说，一边注视着男人的脸孔，等着看他的反应。她一向很喜欢夸张的连续剧。

男人感到不知所措，他甚至连该说什么都不知道。他把女人拉到身边，温柔地拥抱着她，过了好一会儿，他开始亲吻女人。女人心想，她现在最好给他一些响应。在他们亲吻彼此的过程中，女人感到男人的阴茎矗立起来，抵在她的腹部。他的亲吻越来越激烈、越来越深入，而且他开始动手去脱她的衣服。女人知道自己这时必须尽快应对，然而，当她用手去推他时，男人丝毫不肯停手，反而把她拥抱得更紧了。在这一瞬间，女人甚至觉得自己会被他强暴。

男人最后放开了女人，她跌坐在地上。男人这时仍然跪着，所以女人脸孔的高度刚好对着他完全勃起的阴茎。她伸出了手，握住男人的阴茎，同时开始亲吻阴茎的尖端。女人一边轻声地对阴茎呢喃着，一边像抚摸猫咪似的轻抚着他的阴茎。过了一会儿，女人把阴茎放进自己的嘴里，然后很缓慢地前后晃动着自己的脑袋。她觉得他的阴茎尝起来是一种清洁的蜡味。过了大约20秒，女人把阴茎从嘴里拿出来，用手握成一个圆筒状，开始缓慢地作出抽送动作。不一会儿，她放开手对男人说，她想看他自己达到高潮。

男人到这时总算接受他们今天不可能做爱的事实。他再也不需要任何刺激，要是再不让他快点射精，他简直都快要发疯了。女人注视着他自己用手抽送阴茎，她的眼睛在他的阴茎和脸孔之间来回穿梭。她看得十分用心，因为她不愿错过最重要的那一瞬间。男人很快就到达了高潮。他稍微转过身，不想把精液喷到她身上。最初两股精液射得很远，女人根本没看清精液飞到了什么地方。接着，她看到最后三股精液以比较缓慢的速度喷射出来，掉落在她和男人之间的草地上。男人自己用手送出最后一滴精液之后，也跌坐在草地上。

这一切都结束的那一瞬间，男人突然感到非常沮丧，而且还有点受骗的感觉。他原本是想要射在她身体里面，而不是射在空气里的。而对女人来说，男人的性欲总算镇压了下去，她终于能够轻松地喘一口气了。而且，她不得不承认，眼看着男人被她玩弄于股掌之中，她多少还是有些感到喜悦的。

在哺乳类动物当中，并非只有人类女性才会在求爱过程中对男性（雄性动物）的阴茎进行闻、舔或吸吮等动作，猿猴类与猩猩也经常有这类行为。甚至连老鼠、狗类，以及许多其他哺乳类动物都会以这种方式求爱。一般来说，这种亲密动作之后都会伴随性交行为，但这种求爱模式却非一成不变。有时，男性会将精液射在空中，而非女性体内。这种行为是否出于身体天生的失误呢？或者，这是因为男性如果不把精液射在身边的女性体内，可能有助于提高男女双方的繁衍成果呢？

大多数人可能会认为，这种行为只不过是人类为了追求性兴奋的满足而得到的结果。然而，正像我们已经在前面说明过的，任何和性兴奋有关的行为，通常都会牵涉到繁衍成果。换句话说，男性在女性的面前射精这种行为，和其他能够引起性兴奋的行为一样，都会对男女的繁衍成果造成影响。

事实上，男性企图对女性进行口交，或要求女性为其口交，主要是一种证明其健康与忠贞的表现。男性在女性面前射精则是为了表现其健康与性交能力，有时，这种行为所带来的利益将会超过任何必须付出的代价。例如这个场景里的男性，他在即将成为自己情人的女性面前射精，这种行为使他得到了某些利益。不仅如此，比起他把精液留到第二天射进配偶体内，在情人面前射精显然能给他带来更大的利益。

场景里的男人射出的精子虽然最后遭到舍弃的命运，不过这些精子并没有白白地浪费掉。因为在这种情况下的射精对下次射精所造成的影响，和他自慰射精对下次射精造成的影响是完全一样的。不论男性是自己刺激自己，或是由别人给他刺激，两种情况下释放出的精子数目应该毫无分别，只有性交射精才会使男性下次射出的精子数目发生变化。当然，就像这个场景里面的情形一样，通常男性不到最后一分钟，也无法预测自己究竟是会进行性交，还是必须把精液射在空中。而既然在这两种状况下男性射出的精子数目有所不同，这也证明男性的身体能在很短的时间内迅速调整射出的精子数量（请参见场景4）。

以场景20里的男性来说，在他释放出精子之后，他的输精管道里立刻就会有更新鲜的精子补充进去。这批新鲜的精液里含有更多杀手精子。如果女人这时改变主意，又愿意和他做爱的话，男人体内现有的这批新鲜精子军队就算是没有前一批精子军队强（被男人射在空中的精液），但至少也不比它们差。问题则是在这名男性回家之后，他的输精管道里的精子是为了情人而准备的，不是为了他和配偶进行例行性交而准备的。或者我们应该说，他这时的精液至少不是为一名有外遇行为的配偶准备的。总之，这时最重要的是，如果男人的配偶真的没有外遇，他这批临时备用的次级精子军队进入配偶体内之后尚可派上用场；但如果配偶另有外遇，这批精子军队就无法应付了。

一般来说，男性的身体是按照下列规则运作的："如果我有机会进行外遇，那么当我不在的时候，我的配偶也有机会进行外遇。"以这个场景里的例子来看，这名男性果真就遇到了上述规则里的情况。男人不在家的时候，他的配偶果然有过外遇行为。所以，第二天男人和配偶性交时，他射进配偶体内的精液正是他必须射出的成分。因为这次射出的精液里含有大量新鲜而且极具攻击性与繁殖力的精子，这些精子随时都能直赴战场作战。但男性在例行性交时射出的精液则完全不同，通常大部分都是只能防卫，并且缺乏繁殖力的精子。通常，男性一旦展开外遇行为，他的身体就会开始制造类似上述的精液（即含有大量新鲜精子的精液），而这种精液刚好对他的配偶或情人都适用。对男性来说，同时和两名女性保持性关系时，不论他和其中之一性交次数多么频繁，仍有能力制造这种适于对付两者（即情人与配偶）的精液。

总而言之，场景20里的男人虽然把精液射在草地上，但他并没有遭受任何损失。当然，草地上的精液是没法让卵子受精的。所以，也许他失去了一次让情人怀孕的机会。不过，也有可能他并没失去什么机会。因为当女性不想和男性做爱的时候，很可能这时正好是她的非受孕期。我们在前面的场景6里也说明过，女性最可能在受孕期和情人进行性交。从繁衍的角度来看，这个场景里的男人最后把决定权交给女人，他即使没和女人性交，或许也并没失去什么。

男人这时采取的策略是耐心等待，期待着女人将来会给他补偿。为了使他的策略能够生效，他在原野上的表现必须能够增加他将来获得补偿的几率。男人本身并不知道这一点，不过，当他们开始准备野餐的时候，他对补偿的期待却越来越高。

对女人来说，她的身体并不期待男人成为她的配偶，她只想要他的基因。女人的身体作出的判断是，如果她想生一个孩子，这个男人能够提供她的下个孩子所必备的素质。如果这些素质的价值超过女人可能为外遇必须付出的代价，她可能就会决定跟男人生个孩子。然而女人一直无法作出决定，因为，最起码这个即将成为她情人的男人尚未提出他具备性交能力的证明。从女人身体的角度来看，这天下午正是测验男人是否具备性交能力的机会，她要利用这个机会收集情报，以便在外遇的利益与代价之间作出最终判断。因此，这天下午女人在潜意识当中所要追求的不是男人的精子，而是有关男人的情报。

首先，男人在这天下午展露出他的身体（女人以前从来都没看过他的裸体）。但在看过之后，她立刻发现他的身体和她预期的一样好。男人当然也和其他大多数男性一样，以为女人最感兴趣的是他的阴茎尺寸和肌肉。但事实上，女人对男人裸体最感兴趣的部分是他的臀部。因为男性的腰围与臀围的比例，才是证明男性健康与激素分泌情形的最佳指标。这两围的理想比例是腰围和臀围几乎相等，或腰围约为臀围的90％。坚硬的大腿与臀部通常表示男性具备良好的（当然不能保证是最完美的）健康状况与繁殖能力。

其次，男人这天下午还展示了他具备勃起与射精的能力。要不是因为那个汽车闯入事件让男人亲吻了女人，女人一直都怀疑他是性无能。

最后，男人更表明了他拥有健康的性能力。对女人来说，要查出男人是否患有疾病，最好的方法就是好好地检查他的阴茎。场景里的女人不但靠近男人的阴茎仔细观察，同时还用嘴去舔舐品尝。男人阴茎上既没斑点，也没有任何伤痕，同时尝起来味道也不错，这些都证明男人的健康状况很好。而女人的身体对这些都很清楚。另一方面，精液也能提供很多情报。通常，如果男性的精液呈现白色

144

液状并且没有特殊气味，这表示他的健康状况很好。而如果男性的精液带有颜色，特别是浅黄或橙色，甚至还带有不好的气味，这种情况则多半表示男性患有疾病。此外，精液里面混有血液的痕迹也同样代表男性可能染患某种疾病。

这天下午，女人在几分钟之内收集到无数有关男人的情报。如果女人当时立刻和他做爱，可能就无法收集到其中的某些情报。并且，男人不但接受女人的检验，同时也通过了所有检验项目。

对女性来说，并非只在第一次遇到未来情人时进行口交（用嘴检验他的阴茎）才能给她带来利益。事实上，女性如能经常在例行性交时也进行口交，她也能因此获利。因为原本健康的配偶也可能染患疾病。女性通过对味道不佳的阴茎进行观察以及品尝等行为，就能发现男性身体的各种变化，因此能给女性本身带来利益。此外，女性更能通过口交在男性身上寻找外遇的痕迹。因为情人留在男性阴茎上的痕迹通常会保持数小时之久。所以，不仅是男性的配偶，就连男性的情人也能通过口交获利。男性的情人能从他的阴茎上收集到有关他配偶的情报。另外，如果她有机会尝到男性的配偶阴道的味道，还能掌握另一个女人的健康状况。当那个女人的健康状况出问题时，男性的情人便可立即有所警惕。

男性在女性面前表演射精的行为能给女性带来各种利益，就像我们在前面说过的，这种行为不仅是在女性第一次遇到情人的时候会使她获益，即使在例行性交当中，仍然能给女性带来利益。因为她可以通过观察或闻男性的精液，从其气味当中发觉男性是否患有疾病。如果女性的配偶突然无法射精，或是只能射出少量精液时，她就应该更仔细地对配偶进行检查。当然，如果她和配偶上次性交是在数天之前，那么上述现象也可能只是因为他最近才进行过自慰。就算是发现配偶进行过自慰，这项情报对女性来说也是相当有用的。而比自慰情报更重要的，是发现配偶最近是否有外遇。女性能够用来检查配偶是否有过外遇行为的有效时间非常短，不过，这段时间虽短，但对女性来说，偶尔在这段时间内查出配偶的外遇却是可能的。例如，男性和情人做爱后不到一小时，此时如果要在配偶面前射精，这对许多男性来说都是一件十分困难的任务。此外，男性发生外遇行为之后，他所射出的精液量必须经过12小时以上才能恢复正常。

姑且不论上述这些查验行为，男性有时故意在配偶面前射精，反而能使他获利。如果他能谨慎挑选时机，不时地在配偶面前表演射精，这种表演将会成为展示他仍然保持健康的有力手段。男性还能利用这种演技让配偶对他放心，甚至误导配偶以为他正在进行外遇。对大多数女性来说，她们可能从来都不曾注意到男性射出的精液量比平常少，而这个现象也正好证明上述的男性策略十分有效。事实上，上述策略能够奏效的真正原因是，大多数男性不会经常表演射精，当他们决定展露这项技能时，一定会选择最恰当的时机。也因为如此，大多数女性永远都没机会发现配偶的精液量会有如此大幅度的变化。结果，她们当然永远也无法弄清配偶射出的精液量究竟和正常量相差多少。相对的，男性如果经常展示射精技能，他会发现自己很难再对配偶隐瞒本身的疾病或是外遇行为。特别是在刚发生过外遇行为之后，男性更应该避免把自己的阴茎放在配偶嘴里，或在配偶面前表演射精。但对女性来说，最好的策略则是经常选择适当时机，对男性进行口交或给予男性刺激，使他在自己面前表演射精。至于选择检验的适当时机，如果女性越能在出乎男性预料的时间进行检验，就越可能收集到自己想要的情报。

场景21 性宴狂欢

女孩身上只有一件比基尼泳衣和围在腰间的透明长裙，可是她还是觉得很热。女孩不断地用手朝脸上扇着风，和她一起坐在汽车后座的年轻男人眺望着她的动作。男人点着头，脸上露出微笑，他把女孩的动作看成是对自己的默许。女孩回给他一个微笑，心里期待着，要是这个男人能更了解自己就好了。

清澈蔚蓝的天空下面，山路蜿蜒曲折地延伸至山脚下。公路的左边是汪洋大海，右边是陡峭高山。女孩朝着坐在驾驶座和前座的两名男子大声地说着什么，她站起身子，从车顶的天窗伸出脑袋和肩膀。车外很热，不过车身划过空气，带起阵阵凉风吹在她身上。前方不远处还有一辆同款的汽车正要转弯，车上坐着和他们同行的另外3人。其中唯一的女人比女孩大上几岁，她也站在车子里。女孩想要和女人打招呼，但她的声音却被风吹散了。

不久，两辆汽车都在路旁树荫下停了下来。引擎的噪音才停下来，周围就响起了一片蝉鸣。7名男女背起他们的背包、洋伞、海滩垫和毛巾，懒洋洋地顺着两边都有树木的小路缓缓前进。这群人当中的6个人是同游欧洲大陆的伙伴，他们几星期前出发，都希望尽可能以最少的花费，游遍更多的地方。他们上个星期就到了这个海边，白天在人烟荒芜的沙滩流连，晚上则在海滩酒吧里，一边尽情享受廉价酒精和迷幻药，一边和当地居民鬼混。两天前，也是在一个狂欢的夜晚，他们碰到了一名陌生的年轻人，现在这个陌生人也变成了他们的一分子。

这一群人步行了几分钟，来到一个断崖高处，从这里可以俯视沙滩和大海。大伙儿这时都停下脚步，欣赏着周围的景色。年轻女孩伸出一只手臂绕在女人的腰上，另一只手臂同时也围在那个新加入的陌生男子腰上。女孩突然兴奋地高喊一声，她先亲了女人一下，接着又亲了陌生男子一下，然后便开步往前跑。她一边跑，一边还不断催促同伴也跟她一起跑。一群人终于来到了断崖边缘，有一条漫长又弯曲的小路延伸到崖底，这是一条坡度陡峭得让人心惊胆战的山路。不过他们运气还不错，因为有人给他们带路：那个陌生男子就是在当地长大的。他平时总是遍游世界，但每年夏天都会回到这一处他最喜爱的海滩。

山路非常狭窄，打先锋的女孩一直没注意到自己身后有4名男子紧紧跟着。直到在一个转角处，她差一点就和他们撞在一起。4名男子向她打招呼，但是女孩因为担心会掉下断崖，一心只顾着关心脚下的山路，根本没注意到这4个人对她和她的同伴表现出过分的兴趣。就某些方面来说，这4个人后来影响了女孩的整个人生，这是她始料不及的，不过，就算当时她能够预料到这一点，恐怕也不会在乎吧。女孩受到周围景象的影响，对午后充满期待，这一切都让她欣喜若狂，她感到自己的情绪异常地高昂。

女孩一马当先地跑到沙滩上，立刻脱掉了脚上的凉鞋，越过沙滩，跑到水边。她的同伴们也紧紧跟在她身后，一起加入了玩水行列。这群年轻人先把脚泡在水里，玩了一阵，接着便由当地的新伙伴领头，继续往下一个目的地前进。他们顺着人烟稀少的海滩走下去，一堆高耸海中的岩石跃入眼帘。他们越走越近，最后终于看到岩石上方用白色油漆胡乱地写着"裸体专用"等字样。

6名年轻人和他们新交的向导朋友一起爬过那堆岩石，来到了一处小型海湾内的沙滩上。两个裸体女人正躺在一把遮阳伞下面，她们的孩子也光着身子在附近沙地上打海滩球。离岸不远的海上，一艘小型游艇载满了观光客，正慢吞吞地滑过去。海滩上方有个小型山洞，洞口的折椅上坐着一个老年男人。他身上什么都没穿，只有脑袋上戴着一顶草帽。他一只手握着拐杖，另外一只手则放在自己的生殖器上面。老人正专注地眺望着那两个裸体女人。

这群年轻人一连又爬过好几个岩石山丘，穿过两个不见人影的小沙滩，最后来到第三个更荒芜的海滩。由于这里上方有个高悬半空的断崖，所以没人能从上方看到下面，而靠海那面，又因为有岩石弯曲排列，所以就是从海上的游艇里也看不见这里。一群人急忙甩下毛巾和背包，迅速地脱掉了身上原本就穿得不多的衣服。当地长大的那名青年对裸体已经感觉稀松平常，他也很高兴有机会能带新朋友们到这个裸体海滩来。这群年轻人看来已经学会了新朋友对裸体的轻松态度，而且他们显然对彼此的身体并不陌生。其实，有一件事是这名新加入的青年还不知道的：在这次团体旅行中，两名女性有时会彼此做爱，有时也和其他男性分别做爱。

大伙儿脱掉衣服之后，立刻跳进水里。年轻女孩和两名男性打闹起来，她爬到他们的背上，用水往他们身上泼去，而且还用手去抓他们的阴茎。两名男子报复似的把她推到水里，然后两个人拼命地往外海游去。女孩也跟在后面游过去，不过，她立刻又掉转头，往海滩游回来。

不久，这一伙人终于一个接着一个游回了海滩。他们在太阳底下展开裸体，彼此传递着一瓶葡萄酒轮流分享，接着，又轮流分享着午后第一支大麻烟。这群人彼此很少交谈，他们一边沉浸在放松状态下，一边享受着药物带来的幸福感觉。年轻女孩和那个年长女人躺在一起，她的脑袋放在女人的肚子上。她们一同喝着美酒、吸着大麻，并且不时交谈两句，还用自己的手轻轻触摸着对方的身体。

两名女性就这样躺在一起大约一小时，她们有时交谈一两句，有时又陷入半睡半醒的状态。过了不久，年轻女孩再也睡不着了。她环顾四周，看见其他几个男人都正在睡觉。女孩坐起身子，伸个懒腰，悄悄地碰了年长女人一下，示意叫她去看旁边的那个陌生男子。他睡得很熟，手脚微微抽搐着，勃起的阴茎也同样轻微地跳动着。女孩对着她同伴的耳朵小声说着什么，她们都微笑起来，脸上带着一些期待，然后两个人手脚并用地爬到陌生男子身边。

女孩在一旁看着。年长女人跪在男人身边，然后弯下身子去亲吻他的嘴唇，男人颤动了一下。女孩接着去亲吻他的阴茎，男人又颤动了一下。两名女子开始亲吻男人的全身，同时还不断用手抚摸他的全身——只有一个部分除外，而那个部分已经变得越来越坚硬。没过几分钟，年轻女孩已经跨坐在男人的阴茎上面，她用手温柔地摩挲着男人的身体，同时也用自己的阴唇摩擦男人的阴茎。

这时，其他4个男人都醒了过来。他们起先还假装漠不关心，一边眺望着两个女人的滑稽动作，一边轮流喝着葡萄酒，吸着大麻烟，同时嘴里还不忘对那名陌生男子的反应调侃两句。可是到了后来，他们勃起的阴茎终于表达出各人的真实想法。

女孩仍然坐在她的猎物身上，而且终于开始了性交行为。女孩对这个姿势并不感到陌生，她的身体像是被钉在男人竖起的阴茎上，缓慢又专注地重复着上下运动。她的女朋友——年长女人——这时把身体弯得更低，去舔男人的乳头，同时还把她自己的一个乳房放在男人的脸上。女人的动作让她把臀部举高到空中，看起来就好像正在展示给坐在她身后的男人欣赏似的。坐着的男人丢掉了手里的香烟，他像是再也不能忍耐了，很快速地走到女人身边。男人只花了一两分钟进行前戏，接着就立即从背后插入女人体内。剩下的三个男人在一旁观望片刻，然后都走上前来，等候轮到自己上阵。

两名女性的姿势刚好让她们脸朝着脸，能够看到对方。要是她们再把身体弯下去一点，就能够亲吻到对方，但是她们并没这么做。两名女性分别在自己的性交过程中注视着对方的眼睛，分享彼此逐渐高涨的兴奋情绪。女孩正要到达高潮的时候，年轻的陌生男人在她体内射出了精液，而且他的阴茎也立即萎缩变小。女孩感到一阵失望。

女孩仍然处于高涨的性兴奋状态，她离开第一个男人，马上又往躺在一旁的另一个男人身上跨去。第二个男人才开始阴茎的前后抽动，女孩就到了高潮顶点。男人仍然继续着他的前后抽动，可是女孩已经到了高潮，她不愿再配合下去，男人的动作开始显得十分笨拙。他拼命地摇动着身体，弄了半天，才发现不管自己怎么努力，终究没法射精。在他身边等候上阵的第三个男人，这时不但不体谅他，甚至还埋怨他占了太多时间。更过分的是，第三个男人不仅把手围在女孩腰上，还伸手到她肋骨附近，把她弄得笑个不停。第二个男人拼命集中精神前后抽动，终于到了即将射精的阶段。谁知就在这紧要关头，他感到女孩稍微用力推挤他一下，他的阴茎居然滑出了女孩的阴道。女孩大笑不止，仰面躺到沙滩上，第三个男人立刻趴在她的身上。

第二个男人受到这番捉弄，他感到有点气愤。因为他努力半天，最后却落得把精液射在自己肚皮上的下场。女孩仍然不停地笑着，而那个破坏别人好事的男人，现在却把自己的阴茎插进了女孩身体，他正和女孩展开一段长时间又温柔的性交。第二个男人把这一切看在眼里，他感到更烦躁了。他想破坏他们的好事，报复一下第三个男人。可是这时他们采用面对面姿势，所以要作弄他们并没那么容易，更何况，女孩正用两腿缠绕在男人的身上。

第三个男人和女孩性交时间长达10分钟，他缓慢地迎接高潮来临。女孩停止了笑声，她感到自己的意识一片蒙眬。她蒙眬地记得第二个男人正在想办法作弄他们，还有，那个年长的女人仍然趴在地上，还在和同一个男人性交。唯一还没有轮到他上场的那个男人显得非常急躁，他想叫第三个男人快点下来。但第三个男人却声称他还没完事，拒绝了他的要求。才说完这话，第三个男人提高了声音，终于在女孩体内完成射精。饱受挫折的第四个男人，这时从年长女人那一对的身边走过来，立刻趴在女孩身体上。他拉开了女孩的两腿，这时女孩稍作挣扎，可是他根本不管她那一套。男人一插进她的体内，立刻对准目标展开猛烈攻击。女孩感觉有些无奈，最初她并不在乎男人激烈的前后抽动，因为她的阴道这时十分湿润，里面充满着前一个男人的精液。可是男人的动作好像要永远持续下去似的，她感到自己的阴道越来越干。好不容易等到男人射精完毕，离开她的身体，女孩才喘了一口气。

性宴狂欢暂告结束，这群年轻人重新放松精神，继续沉溺于酒精和大麻带来的兴奋之中。他们轮流下海游泳，在水里短暂地游上一阵之后，再上岸来悠闲地享受阳光、美酒与大麻。没过多久，年长女人要求那个生长在当地的陌生男子和她性交，虽然他们都才做完没多久。不过，这群年轻人真正展开另一次性交大会却是在1小时之后，年轻女孩表示她想试试那个还没跟自己性交过的男人。她的要求立即引得其他男人异口同声地表示赞同，他们也想试试那个年长女人。

第二回合的团体性交已经完全失去了狂热气氛。接下来的大约3小时当中，5个男人全都和两个女人进行了性交，而且5人都有射精。不过这次他们的性交过程一点也不急躁，5个男人都花了好些时间慢吞吞地重复着前后抽动。他们有时只和女人身体保持接合，同时还一边闲聊，一边喝酒、吸烟，但却没有动作。他们有时并不射精就离开女人的身体，然后没过多久，又继续和下一个愿意并且有空的女人进行性交。这群人就这样不断地重复进行着性行为，急迫的气氛已经完全消失了。渐渐地，性交的间隔越来越长，5个男人一个接着一个完成最后一次射精之后，谁都不想再插入女人身体了。

最后一个射精在年轻女孩体内的是那个生长在当地的年轻人。其他4个男人当中，有一个人曾在30分钟之前遭到挫折，那时他虽然插入女孩的身体，却没能在她体内射精。第二回合性宴结束后，女孩在海里游了一会儿，回到岸上，享受着这一天最后一点阳光。天还是很热。虽然下午已经有过那场团体性交，女孩的阴道仍然感到不满足。她走到俯卧的当地青年身边，重新跨坐在他的肚子上，不过这次她没把脸对着男人，因为她想和她的女朋友——年长女人交谈。其他人仍然继续抽烟、喝酒，可是大家都不再那么有热情了。女孩一边和年长女人闲聊着，一边用手去玩弄男人的阴茎。等到阴茎变硬起来，女孩便自己坐上去。阴茎进入体内的时候，女孩并没感到兴奋，她感到的是一阵满足。他们保持着这个姿势有10分钟之久，女孩继续和年长女人交谈，男人则仰卧着吸食大麻。在这段时间里，除了上述这些动作外，他们的身体仍然持续进行着下意识的动作，男人的阴茎不断轻柔又温和地在女孩阴道里冲刺。而这正是她想要的感觉。

接下来，女孩的感觉突然发生了意想不到的变化——她感到高潮即将来临前的震颤。女孩的第一反应是坐在男人阴茎上更激烈地摇动身体，接着使用手去刺激自己的阴蒂，而男人则逐渐加强他的冲刺。兴奋的感觉越来越强，女孩先闭起了眼睛，然后又睁开眼睛，凝视着面前年长女人的双眼。这是今天下午她第二次重复这个动作。这一瞬间，年长女人在一旁帮了女孩一把，她适时地弯下身去亲吻女孩的大腿。女孩立刻到达了高潮。没过几秒钟，男人也到了高潮。

一小时后，太阳消失在断崖背后，这群年轻人踏上了漫长的归程。性交和吸食大麻让他们都精疲力竭。不过当他们走回停车场，发现自己的车子不见了的时候，体内分泌出来的肾上腺素又让他们全身重新紧张起来。他们的车子是被那几个年轻男孩偷走的，就是几小时前看见他们到达海滩的那几个男孩。

车子被偷走还不要紧，他们的护照也没了，这真叫人措手不及。那两辆汽车等于是他们活动的住所，车上装满了他们的行李，还有护照和钱。他们花了一小时才走到最近的小镇，然后又花了一小时，才在那个当地青年的安排下报了警，接着，又等待警察把他们送到邻近的小镇。

这群年轻人遗失了护照，立刻遭到当地政府机关的刁难，特别是在他们想要取钱的时候。他们不得不向那位住在当地的朋友先借一点现金，而他们借到的金额只够大家搭两天便车，到最近的大城市去申请新护照。他们在沿途抓住一切机会，任何时间、任何地点，能睡就睡。有一天，他们正一起挤在一辆卡车后面，年长女人这才第一次注意到女孩显得异常消沉。女孩在她再三追问下才开口解释说：她的避孕药都放在行李里面。因为看到大家都烦恼着护照的事情，她也就不好多提这件事。年长女人自己倒是没有这个问题，其他几个年轻人也都心知肚明。过去10年当中，女人和无数男人进行过性交，都没采取任何避孕措施，所以她确信自己几乎已经失去了生殖能力。女人立刻为女孩感到担心。她们打算到了大城市之后再来想办法，然而，申请新护照耗费了太多时间，而且和政府机关交涉，也让他们感到疲累，再加上还有语言的问题，大家后来又决定还是等回到海边再想办法。

大伙儿一回到海边，女孩马上就向那个当地青年求救。他也是4天前最初和最后跟她性交的男人。他们又花了一整天的时间，才帮女孩找到一盒新的避孕药。这时，警察也找到了他们被窃的两辆汽车，不过行李全都已经不知去向。接下来，女孩怀孕了。5支精子军队在她体内展开一场精子大战，终于产生了一位胜利者。

我们在场景18和场景20里曾说明过女性在选择配偶时所要考虑的问题。但在上面这个场景里，两名女性像是宁愿以荒唐又不加选择的复数性交来取代其他努力。从女性繁衍成功的角度来看，她们在什么状况下比较倾向于采取这种方式的性交呢？另外，这种复数性交又会产生什么影响呢？

根据一项对近4000名女性进行的调查显示，在大部分的社会里，极少数人参加过类似的性交聚会，这些人的人数比例低于1%。但有时这类行为却又经常发生。当然，上述性交聚会的先例自古即有，例如，很多有名的历史文件里就记载着古罗马的性宴狂欢。从人类学的角度来看，有些社会特别将青春期男女的复数性交仪式化，也有些社会很自然地发展出这类团体性交聚会。大致说来，过分激烈的放纵行为并不多见，而类似但不太过分的行为却也不算稀奇。

例如在场景21里的团体性交，同一名女性不仅在短时间之内允许多名男性和她性交，同时还在众人面前进行性交，这算是相当极端的一种做法。另外一种极端的复数性交，则是同一名女性允许两名男性在相隔较长的时间内，分别在不同的场所和她性交。这两种极端形式的复数性交都是由女性主导，因此它们在本质上来说是相同的。女性通过复数性交，从两个或更多的男人当中，为她的后代选择拥有最佳基因的男人做父亲，同时也让众多男性的精子掀起一场精子大战。这种方式不仅使女性的后代继承她选择的所有特征，也让她的后代获得优良基因，因此才有能力制造极具竞争力的精液。只要上述利益强过相对所要付出的代价（如和两名以上男性性交较易感染性病），女性就能从她的行为当中获利。

从表面上看来，上述战略只有在女性产下男孩时才算获得实际利益。因为姑且不论是否具备竞争能力，女孩毕竟无法制造精液。就某种意义来说，这个结论是正确的——女性产下后代的性别的确会影响到她的繁衍利益。不过影响程度并不大，因为不管女性产下的是男是女，他们都能够继承基因，并把基因遗传给他们的子女、孙子女、重孙子女等。在这些基因里，包括女性从男性（精子战争的胜利者）身上选中的某些特征，而具备竞争力的精子当然也是女性选择的特征之一。女性产下男孩的唯一利益，只不过让她生下一个具备强劲精子的后代，同时，其后的几代子孙都将拥有这种能力。

女性在实践她的繁衍战略时，会遇到一个很大的问题：那些被女性选入精子战争的男性，很少能获得平等机会来展现自己的精子所具备的优点。因为在两次射精间隔较久的状况下，精子战争的结果通常取决于女性的排卵时机，而非两队精子的战斗力。我们在场景6里面曾经举例说明过，如果那名女性的配偶能提前几小时在她体内射精，他就有可能在那场精子战争里获胜。这不是因为他的精子大军会因此更占优势或变为弱势，而是他那临时加入的新精子很有可能及时遇到卵子。

女性从不同男性身上获得精子的时间相隔越短，越能测出这些精子的竞争能力。最理想的是在两名男性的精子离开精液池之前，先让他们的精液混在一起。这样一来，双方的精子才能获得完全公平的竞争机会，真正的强者便能取胜。然而这种理想状况，只有在两个不同男性的阴茎同时插入女性阴道，并且同时射精时，才有可能出现。由于上述这种状况并不太容易碰到，因此我们在这里就不多讨论。而令人觉得有趣的是，女性能够利用男性射精的时机来掌控全局。她能主动调节两名男性在她体内射精的前后间隔，借此来决定要让哪一方的精子获胜，结果将由她是选择具有竞争能力的精子，还是选择男性的其他特征来决定。基本上来说，女性如果让两名男性射精时间相隔越短，越偏向于选择精子的竞争力；如果她让两次射精时间相隔越长，越偏向于选择男性的其他特征。特别是有些男性拥有的特征正是女性所爱，她的身体甚至会改变排卵期，以便让这名男性的精子获胜。不过，无论女性在精子战争中多么偏向其中的一方，只要另一方的男性具备强劲的精子，他仍然有机会获胜。

通常，女性出于战略而挑起精子战争时，她会让不同的男性在其体内射精，而每次射精相隔时间则从数小时到数天不等。根据英国在1980年以后进行的一项调查显示，约有80%的女性，在其一生当中有过"5天之内和两名男子性交"的经验（这里假设"一生"平均性交次数为3000次），而每次性交间隔在一天之内的占69%，一小时之内的占13%，30分钟之内的占1%。这个结果证明，在大部分情况下，女性很明显地会选择具备某些特征的男性为性交对象，而我们也已经在场景18里介绍过那些特征。但另一方面，从上述的调查中也可看出，女性偶尔也会优先选择繁衍竞争力强的精子。

场景21里的两名女性曾让两三名不同的男性在数分钟之内射精，她们甚至还主动鼓励男性在其体内射精。过了几小时之后，她们再次接受了5名男性的精液。这两名女性这么做，是想从5位候选人当中为她们的孩子选出一位父亲。而她们为了尽其可能地选择一名繁衍能力极强的男性，所以才在如此短暂的时间之内和5名男性进行性交。

场景里的那名年长女性，她虽然知道自己没有生殖能力，却仍像那个年轻女孩一样，十分热心地努力挑起精子战争。这一点，从繁衍成功的角度来看，大家可能会觉得她的行为有些奇怪。因为大家也许会认为，她在精子战争中根本就无法得到多少利益。而另一方面，大家也可能以为，那些男人要是知道她不能生育，恐怕就不会像对年轻女孩那样对她感兴趣，更不会想跟她性交。事实上，那些男人对她的确不是那么有兴趣，但不是非常明显。而且他们会有那样的表现，也只是因为还有更年轻的女孩在场。然而，从全局来看，这群人的行为都表现得像是那个年长女人仍然能够生育，就连那个女人本身也是如此表现的。这是为什么呢？

真正的理由是，这些人当中，没人知道那个女人究竟能不能生育。当然，她很可能已经失去生殖能力。因为拥有复数性伴侣所要付出的代价之一，就是极可能被染上性病，而性病的代价之一即是不育症。如前所述，约有半数以上的不育症，都是由性病所造成。但即使年长女人可能患有不育症，她仍有怀孕的希望。自然节育可能使女人被视为患了不育症，这种状况有可能持续数年以上。然而，只要遇到适当对象和适当情况，这个女人还是有可能怀孕的。

不论我们在这里举例的年长女人是否患有不育症，她的行为并没受到任何影响。为了追求繁衍子孙的成果，她的身体认定，唯有在适当的时机找一个适当的男性在她体内射精才能达到目的，而她的行为也都是按照这个前提来表现的。如果某个女人一直没法怀孕，这可能会使她更加表现得像这个场景里的年长女人那样。在可能患有不育症的女人当中，采取这种复数性交以达到怀孕目的的人并不多，但有些女人确实会利用这种方式。在这个场景里，年长女人的身体努力追求繁衍成果，就如同那个具有生殖能力的年轻女孩一样，年长女人的目的全都反映在她的行为表现上。同样的，这两名女性的双性恋行为也是为了上述目的。

她们参加场景里的团体性交，是为了尽其可能地考验那几名男性在精子战争中如何勇猛。虽然精子大军是否强劲主要取决于精子的竞争能力，但是除此之外，还有许多其他因素也会构成影响，有些因素的影响力则会强过其他因素。

例如，某些性交姿势看来似乎能让精子更具竞争力。男性会以为，要是能够摸索出最理想的性交姿势，就能在精子战争中获得最佳机会。不过事实上，性交姿势恐怕和性交结果毫无关联，不论是以怎样的姿势性交，精液池形成的位置都是在阴道深处。就像我们在本书前面曾经说明过的，即使在阴茎离开阴道之后，精液池还是留在原处。这一方面是因为精液会在子宫颈附近迅速凝结，另一方面则因为阴茎退出之后，阴道会立即紧紧关闭起来，以保护精液池不动。只有采取女性在上的性交姿势时，精液池里的精液才会有部分流失的危险，如此一来，精子就可能来不及进入子宫颈。但即使如此，也只有在男性射精后太快抽出阴茎的状况下，才会出现这种危险。

性交姿势对精液池的形成或精子进入子宫颈都不会造成任何影响。这一切得归功于子宫颈的精巧构造。举例来说，采取面对面姿势性交时，精液池形成在阴道底部，子宫颈则降下来伸进其中。采取背后式姿势性交时，子宫颈可能会像水槽的出水孔一样位于精液池的底部，也可能像弹簧滚下楼梯时那样富有弹性，这时它可能时而沉入精液池里，时而伸出精液之上。至于采取女性在上姿势时，子宫颈会斜着突出而伸进精液池之中。此外，射精后不论女性怎样改变体位，凝固后的精液一定会随地心引力滑动。地心引力甚至还能协助子宫颈悬吊在精液池里，以便让子宫颈黏液与精液之间保持联系。

性交姿势的变化不至于影响到精子在女性体内的状况，但性交姿势却会影响男女在性交过程中是处于警戒状态还是处于无防备状态。例如我们在场景21里也曾以一名男性举例，某些性交姿势确实比其他姿势更利于防守。而采取背后式性交时，至少对男性来说，会让他处于警戒状态。

就精子战争来说，男性在性交时送入女性体内的精子数量，要比性交姿势更为重要。当精子战争迫在眉睫之际，所有男性都必须尽其可能地射出大量精子。要是无法做到这一点，男性在精子战争里必定得全军覆没。

然而在这个场景里，那些男性必须射精在两名女性体内，摆在他们跟前的是战略问题。由于没人能保证他们一定有机会能和第二个女人性交，因此他们应该尽可能地在第一个女人体内射入大量精子；但照情况来看，他们似乎也有可能跟第二个女人性交，所以他们又不该把所有的精子送进第一个女人体内。如果用精确的数字来表示，他们究竟会送出多少精子大军呢？这得看他们和两个女人性交间隔多久。假设男性和两名女性的性交相隔了48小时，在这种情况下，一般男性会在第一名女性体内射出4.5亿个精子，然后在第二名女性体内射出3.5亿个精子。不过事实上，并非所有男性都是"一般男性"。

如果这里的男性当中有任何一人是精子战争的勇士，就像我们在场景19里面介绍过的那名男性一样，这时胜负就能立马见分晓。他那大型睾丸和大量精子能让他在当天就获得胜利。不过，还有一项身体特征和睾丸一样会影响到战果，那就是阴茎，阴茎的尺寸也会左右战绩。

人类阴茎除了能把精子送进阴道深处之外，还具备了其他的功能。人类的阴茎是一种效果极佳的吸引活塞（suction piston）。阴茎的形状和它插入阴道时发生的前后抽动都绝非来自偶然，人类的阴茎演化成现在的尺寸和形状，是为了要把女性阴道里的所有物质都掏出来。人类的阴茎尤其在把精液池或还没排出的"回流"弄出阴道时，最能发挥它的功能。当阴茎向前推进时，包皮向后退去，露出龟头，这时光滑的龟头尖端能把阴道里的所有精液与黏液统统推到里面去。接下来阴茎往后抽出，这时会发生两件事：第一，龟头顶端内侧突起的边缘会把它后面的所有物质都带引出来；第二，位于龟头顶端前面的子宫颈黏液或精液残渣等物质，则从阴道深处被吸引出来，等待下一次阴茎向前推进时再将其带引出来。阴茎在性交时速度极快地前后抽动，借此把前次性交留在阴道里的精液全都弄出来。前后抽动甚至还能把一些黏液和留在子宫颈外的阻挡者精子都掏出来。前后抽动速度越快、持续时间越长，前次性交留在阴道里的残留精液就能被清理得越干净。同时，阴茎尺寸越大，清理工作就越有效率。

*

场景21当中的那些男性是否能在女性体内成功播种，关键在于他们能否弄清自己等待射精的因由，并且能顺应情势调整自己的行为。

第一个在年轻女孩体内射精的陌生男人能够先发制人，他拥有最佳机会抢先送出自己的精子大军，紧随其后射进女孩体内的精子就会比较难以存活。即使他还有机会在那名年长女人体内射精，整个情况都不会比他先在女孩体内射精更有利。第一次射精时，他尽可能地送出大量精子，数目远远超过其他男人（例如6亿个精子），同时还会留下少量精子（例如2亿个精子），以备下次性交时使用。男人这样分配自己射出的精子数目，能使他在5名男人当中占尽优势。此外，由于他抢到打先锋的角色，所以他必须尽快射精。要是他稍有拖延，其他几个男人就可能把他拖下阵来。正因为情况紧急，所以陌生男人在女孩到达高潮之前，就先把精液送进了她的身体。

这个场景里的陌生男人抢先在女孩体内射精之后，有一件事是他该做却没做的，那就是他应该尽可能地延后下个男人的射精时间。这样，才能让他自己的精子大军拥有最多时间离开精液池，并向各处展开进攻（最先在年长女人体内射精的男人就做到了这一点，即使因此与其他男性引发冲突，他也在所不惜）。另一方面，陌生男人虽然射精在女孩体内，但女孩却没在性交过程中达到高潮，这是因为她心中另有所图。女孩离开陌生男人之后，立刻又去和第二个男人性交。

对第二个男人来说，前面的男人一结束性行为，他就应该尽快地将阴茎插入女孩体内。因为动作越快，越能让他得到最佳繁衍成果。当然，由于他已经从头到尾欣赏过女孩的前次性交过程，这正好对他的紧迫状况有所帮助。就像大部分的男人一样，第二个男人看到他人进行性交时会感到性兴奋。在等待的过程中，他的阴茎已经勃起，蓄势以待。就繁衍策略来看，第二个男人把阴茎插入女孩体内之后，他将面临两个选择。首先，他可以尽快地射出大量精子，尽量阻止第一个男人的阻挡者精子前进。不过这么做有个坏处，就是他也可能会把自己的精子直接射进前一个男人的精液池里。另一个办法是，他可以尝试以更持久、更强劲的前后抽动把前一个男人的精液池掏空。但是这么做他也得付出代价，因为这会让他耗时过多，其他男人可能会把他赶下阵去，这样他就会彻底失去排名第二的射精机会。至少，在第一回合团体性交时，他会失去这个机会。

能抢先第一个射精的男人，他的机会当然强过第二个男人。同样的，第二个男人的机会又强过第三个男人。正因为这样，排在第三位的男人决定不再等待。他略施小计，成功地插队变成了第二名。第三个男人不顾遭受攻击的危险，抓准最佳时机采取了行动。

第四个男人实际上毫无选择。在等候与年长女人性交的时候，他原本想排第二，但计划未能得逞，只好去年轻女孩身边排队。他和女孩性交时，女孩阴道里面已经有了另外两个男人的精液池。这时他唯一的选择就是，尽其可能地以最持久、最有力的前后抽动来把前两个男人的精液掏出来。这一点，他似乎做得很不错，因为女孩当时感到阴道里越来越干燥。待他射精的时候，女孩的阴道里面全都是他的精液。但他也付出了代价：清理前两个男人的精液让他耗费不少时间，这时第一和第二个男人的精子已经利用这宝贵的几秒钟，游进了女孩的子宫颈，并且完成了埋伏工作，准备对付第四个男人的精子大军。

对这里的5个男人来说，最好的繁衍策略就是尽快地在每个女人体内射精。正因为如此，这个场景的团体性交第一回合里，所有性行为都显得十分狂热而稍具攻击性。第二回合就不一样了，到了下午，每个人的步伐和战术都出现了变化。这是为什么呢？

有一点我们必须认清的是，在女孩体内打赢第一场精子战争，并不保证一定就能让她受精。除非她在团体性交之后两天内排卵，而且那些少数捷足先登的精子军队又正好进入她的输卵管，她才有可能受孕。如果她不是在团体性交之后两天，而是在四五天之后才排卵，那整个情况就会大为改观。对5名男性来说，虽然他们狠命一拼，就有可能获得第一回合的成功，但从另一方面来看，采取较长时间的迂回战术也是值得的。

团体性交过后的第4天或第5天，第一回合时射进女孩体内的精子，这时几乎全都已经死了，或者正要死去。接下来，时间一分一秒过去。女孩仍然没有排卵，这时那些在性宴后半场射入女孩体内的精子，就越来越有可能让女孩受精。尤其，如果这些精子都还十分新鲜的话，可能性就更强。这些新鲜精子会一直留在女孩体内，它们的受精能力将持续到最后一刻。换句话说，即使女孩排卵的时期延后一些，这些新鲜精子仍然极有机会钻进卵子。当然，这些晚到的精子很可能受到先前的阻挡者或精子杀手的攻击，不过它们还是有可能获得成功。

在最初两次性交时，5名男性把体内所有的精子大致地平均分给了两名女性。他们这么做，对稍后进行的迂回战术并无妨碍。任何男人都能以每小时1200万个的速度不断制造精子，新鲜又年轻的杀手和取卵者会源源不断地进入男人体内的精子队伍之中。在那个狂欢的下午，从第一次射精之后大约5小时之内，每个男人都重新制造了6000万个新鲜精子。对他们每个人来说，等候上阵的时间越长，体内制造出来的新鲜精子也越多。

到了第二回合团体性交时，5个男人都曾企图做到两件事。首先，他们都想尽可能地把前一个男人的精液池掏空。由于他们体内已经没有多少精子了，因此就有必要把连接子宫颈的通道弄得顺畅一点。其次，他们都尽可能地想排在最后一个上场，因为这样他们才能尽量制造更多新鲜精子射进女人体内。在这种情况下，5个男人都面临着一个问题：如果过早和两个女人性交，他制造的精子数目就比较少，而且他可能就无法担任女人的"最后一个男人"（最后一个在女人体内射精的男人）；但如果男人等待过久，女人可能会失去"性趣"，他就会错过和两个女人分别性交的机会。无论如何，只要男人开始和女人性交，每个男人这时都会尽可能延长性交时间，并把前后抽动速度减到最慢，这样他才能判断出最佳时机，把精液射进女人体内。男人如果觉得时机过早，他甚至还会抽出阴茎，等待片刻。在上述的团体性交过程里，这5个男人就是这样各自作出决断，射出他们最后的精液。

当然，这5个男人当中，没有一个人会意识到自己的身体有过这番挣扎。他们只知道，轮到自己和两个女人之一性交时，会感到不同程度的兴奋。如果男人的身体判断最好及早射精，就会感到强烈的兴奋，而事实上，这时只要他一插入阴茎，就会立刻发生自发性射精。如果男人的身体想把前几次的精液残渣尽量收拾干净一点，这时他感到的兴奋程度，最多就只能让阴茎勃起。碰到这种情形，男性的身体在得到足够刺激并到达射精高潮前，就得花更多力气在前后抽动上。如果男性的身体决定还要再多等一会儿，这时他会暂时失去"性趣"，而勃起的阴茎也会变小。最后，如果男性的身体认为，即使再把自己的精液送进女人身体，他也不会赢得任何利益，这时他就会感到"性趣"全无。

在上述的复杂反应与交互作用过程中，能够获得最后胜利的，必是身体能够及时判断最佳射精时机的男性。他的身体能够尽其可能地妨碍其他男人射精，同时还能精确判断自己该何时性交、何时进行前后抽动、何时不需要前后抽动等。女性的身体为自己的后代寻找的父亲正是这样的男性。为了获得更丰盛的繁衍成果，女性在这里所扮演的角色，就是尽可能地给予每个男性最多机会，让他们证明自己的能力——同时也让他们犯下错误。在上述团体性交第一回合里，两名女性任由男人们性急地进行前后抽动和性交，她们因此获得最大利益。到了第二回合，她们又让男人用她们的阴道来玩抢椅子游戏，因此而再度获得最大利益。

两名女性在第二回合给了男人们最大的机会，她们让男人进行长时间的性交。不论男人的决定对错与否，她们让男人自己决定最后一次射精的时机，因为就女性为她的子女选择父亲来说，这才是最精明的选择方式。两名女性不经过任何前戏，就让男人和她进行长时间性交，这是因为她们要借此测验每个男人的能力能否占有她的阴道，能否持续勃起，能否判断最佳射精时机。而这些都是女性想要留传给她的儿子或孙子的。

在那漫长、缓慢又放松的第二回合里，两名女性只要有勃起的阴茎放在阴道里，就感觉十分满足。她们的身体决定给予男人们最大机会，好让他们在精子战争中能有英勇表现，而也可能因为这个原因，才使她们对单纯的性交失去了兴趣。另一方面，在短暂又疯狂的第一回合里，两名女性可能曾经追求过另一种满足，她们在第二回合里也尝试追求过一两次。这时她们要的不是沉稳温柔的阴茎带来的那种感觉，她们企图抓住的是即将陷入高潮冲动前的那一瞬间。

在这个场景里，我们不知道那个年长女人是否曾经到达高潮，但年轻女孩有过两次高潮。一次是在第二个男人插入阴茎后，她立刻到达了高潮；另一次是在团体性交的最后，那个陌生男人和她性交的时候。这两次高潮代表的意义是，女孩事实上并没给予所有男人相同的机会，男人们没法公平地展开一场精子大战。女孩表现出她是有所偏爱的——她喜欢的是那个陌生男子。女孩是用什么方法来表现她的偏好呢？这一点让我们留到场景25里面再加以说明。现在，让我们来研究一下，女孩为什么会偏爱那个陌生男子。

女性选择男性时，特别是在选择外遇对象时，"媚外"是个极有力的因素。就这种倾向来看，女性可谓是灵长类动物中的代表。举例来说，根据观察显示，雌性的红疣猴差不多会跟所有的陌生雄猴交配，但它们却避免跟认识的雄猴交配。同样的，很多人都知道，雌性猕猴会为了交配而故意让陌生猕猴加入它们的群体。这些新来的陌生雄猴在群体里地位都很低，有时甚至会被原来群体的雄猴杀死，但是雌猴仍然愿意与之交配。

当然，人类的女性并不会让所有陌生男子和她性交。这些男子必须符合她的其他选择标准才行。重要的是，同时有两名符合条件的男性出现在女性面前时，她会倾向于选择陌生人。一般来说，女性的所作所为都会谨慎考虑到未来。她可能会认为，如果陌生男子最终能在群体排行中争得较高地位，他就会善待这名女性，而如果他成为她孩子的父亲，那他当然也会善待她的孩子。

场景21里的年轻女孩比较偏爱那个陌生男子，但我们看不出她究竟只是因为他是个陌生人，或是因为他比其他男性更符合她的标准才喜欢他。总之，不管是因为什么理由，女孩看中了陌生男子的精子。首先，她在团体性交开始之后、结束之前，都要求和他性交。其次，女孩在性交集会的第二回合里获得高潮，她在这一回合里，只有和陌生男子发生性行为时才达到高潮。不过，另一个现象却又可能令人觉得矛盾：在疯狂的第一回合里，女孩和陌生男子性交时并没得到高潮，她的高潮是和陌生男子之后的男人性交时达到的。事实上，这个结果并没有矛盾之处，关于这一点，我们将在场景25里面加以说明。

08

高潮迭起

场景22 指上乾坤

女人向她年幼的女儿道过晚安之后，关上了女儿的房门。她走回自己的房间，脱掉衣服，换上浴袍，然后走到楼下去，给自己倒了一杯咖啡。她的配偶出门去了，家里非常安静。从现在起，至少有两小时完全属于她一个人，悠闲又难得的两小时。女人打开电视，随手拾起一本杂志，漫不经心地胡乱翻着。这真是幸福无比的一刻，她想。

15分钟过去了，电视发出微弱的声音，那声音像是舞台上的背景音乐。她的注意力全都放在杂志上，可是没过多久，杂志也和电视的声音一样，像是变成了背景装饰。女人机械地翻动着杂志，她的目光偶尔会停留在照片和标题上，不过事实上，她一直沉浸在自己的幻想里。思绪像是飞舞的蝴蝶，不断在她脑中翩翩起舞，也不断在她心中穿来穿去。

她弄不清是怎么开始的，是幻想让她觉得可以一试，还是双腿之间的震颤提醒了她？总之，那个念头突然浮现在她心头。这个主意可真不错，不过，会不会被人打断呢？好几分钟过去了，她放下杂志，眼睛盯着炉火，也许值得试试看，她想。她喝完了杯中最后一滴咖啡，然后才站起身来，往楼上走去。经过电话旁边时，她拿起了话筒，放在一边。女人悄然无声地经过女儿的寝室，走进了自己的卧室，关上房门。

有好一会儿，她戏谑地打算今天要来玩点不同的花样。也许可以把那些珍藏的图片拿出来助兴，她想，不过实在想不起把它们收到哪里去了。或者，也可以找个东西放进阴道里去试试，可是她一时倒想不出手边有什么东西能立刻拿来派上用场的。两三年前，她曾经试过配偶的乒乓球拍把手，不过在那之后好几天，她一直担心着把手上的碎片和细菌会留在阴道里。她想，总有一天要给自己买个电动按摩棒，只要她能先找个可靠的地方来藏它。

想了半天，她决定不多此一举，还是按照自己的例行方式进行算了。女人在床上躺下来，松开了浴袍的腰带，让衣服打开来。她的左手伸到右边乳头，右手伸进嘴里沾了点唾液，然后再伸向两腿之间的阴蒂。女人就这样开始了她的自慰。

刚开始，女人很难集中精神，一些和性无关的思绪不断干扰着她，白白浪费了她的努力。她尝试着各种幻想，先试着那种老式幻想，一下是自己脱光了衣服，正被另一个女人拥抱着舔舐，一下又有两个男人正要和她做爱。然而，这一切幻想都没有发生什么作用。女人集中精神刺激着自己，大约过了5分钟，一个情景进入她的脑海，这个幻想的景象（她的配偶正在和她的女友做爱）终于让她兴奋了起来。润滑液开始充满在她的性器和手指之间，她的呼吸变得急促起来，心跳也逐渐加速。这时幻想的景象消失了，她的全部精神都集中在两腿之间，而她的手指也正在那个部分不断游移。女人摩擦着自己的阴蒂，指尖的力量越来越强，她不时地变换着各种方式，先这样抚弄一下，再那样揉搓一下；先用一种节奏，然后再换成另一种节奏。终于，她感到一股电流通过她的胸部、喉咙和脸孔。女人全身肌肉都紧绷了起来，即将濒临爆发的边缘。这时，她只轻轻地在那潮湿又肿胀的阴蒂上一碰，立刻就到了她想要的境界。女人静静地迎接高潮来临，她的大腿和性器痉挛着，最初是急促又短暂的震颤，然后，颤动的幅度逐渐变大。她终于感到全身放松，一切都过去了。

真不错，她想。要是用100分来计算，这次高潮能打个70分吧。

高潮过后，女人像是全身都麻痹了似的躺在床上。过了好几分钟，她才站起身来，重新系上浴袍的腰带，走下楼梯。她先把电话听筒放回话机，又给自己倒了一杯牛奶，然后走回暖洋洋的客厅，把电视打开。她坐在火炉前面，一边取暖，一边回忆着上次的感觉。她并不常常自慰，一个月大约只会有三四次，上次好像是在10天以前。每次自慰，她都能得到很棒的高潮，而且当然比她配偶给她的更棒。偶尔，她的配偶能用手指让她到达高潮，大概10次当中能有5次；但如果只靠他的阴茎，大概10次当中就只能到达2次。事实上，可能是10次当中1次也没有，因为她很少在性交过程当中得到过高潮。

自慰最先给她的生活带来性的色彩是在她十几岁的时候。刚开始，她并没得到什么高潮的感觉，只不过能感到一点点的刺激。而且她也很少能得到高潮，10次当中至多只能感到1次。直到20岁之后，她才经常能获得高潮，10次当中大约能有7次。

女人的配偶不知道她常常自慰。事实上，只有一个人知道她自慰的事情，就是她在幻想里看到的那个正在和她配偶做爱的女友。她们两人结婚以前就认识，多年来，两个人一直都是好友。20岁那年，有一次，两个人喝醉闲聊，她们谈到了自慰。女人承认自己"有时"会自慰一番时，还真觉得不敢抬起头来，谁知道，她的女友居然表示自己差不多每晚都会来一次。她听了这话，像是泄了气的皮球似的觉得沮丧极了。她女友还说，要是没有自慰，她晚上就没法睡觉。而最让女人感到惊讶的是，她那女友当时正患了慢性膀胱炎，病菌已经蔓延到左肾，而且病情严重得一时很难治愈。

在她们聊天过后一个星期，女人打算和她的女友一较高下，于是，她连续好几个晚上都不断重复自慰。然而，连续两晚似乎是她的极限，就连第二晚对她来说，也是件辛苦的差事。于是自然而然地，她又恢复了从前一星期一次的频率。

那天晚上女人的配偶回到家里的时候，她正蜷缩着身子坐在沙发上看电视。他们彼此开了几句玩笑，便准备上床睡觉。两个人一起躺下来之后，女人感到自己想要性交，阴茎进入阴道的那种感觉实在令她心动。她试着淡淡地去挑逗他，却换来极度的不耐烦与愤怒，她知道这反应代表今晚是"没希望"了。女人在心里"哼"了一声，转过身，背对着配偶，没过几分钟，她就进入了梦乡。

和人类的"性"有关的题目当中，女性的高潮可能要算最难以理解的部分吧。性经验对女性的高潮影响相当大。有些女性终其一生都不曾感到高潮，也有些女性从来不曾在性交过程当中获得高潮。而另一方面，有些女性却几乎每次性交都能得到高潮。很显然，高潮只是一种和性有关的自然现象，但女性的高潮（不像男性的射精）却不是怀孕的必要条件，即使从没得到过高潮的女性也能很简单地怀孕。

讨论女性的高潮时，最主要的课题之一就是女性高潮的多样性。一方面，每次的高潮都具备一般高潮的特点；另一方面，大部分的高潮之间多少都有些相似之处，也多少都有些不同处。不仅如此，绝不会有两个女人能感到完全相同程度、相同频率或相同形态的高潮。至于女性何时能获得高潮，怎样才能得到高潮，或究竟能达到多少次高潮，在这些问题方面，女性更是和男性完全不同。

我们将在这一章的5个场景里探讨女性高潮的类型，以及和高潮同样重要的另一个题目——避免高潮能使女性加强她们繁衍后代的成果。可能有些女性会对这一章里的某个场景感到十分熟悉，而有些女性则可能会觉得完全不能理解。但不论在怎样的状况下，女性高潮的功能都是相同的。然而，女性何时会用到这种功能？每隔多久才会利用这种功能？关于这些，结论却是因人而异。女性之间有关高潮的差异性实在令人感兴趣，我们将在场景36中来讨论这个部分。在这一章的5个场景里面，我们主要将按照高潮出现的各种状况，分别说明高潮对女性繁衍成果会产生的影响。

从多方面来说，要从一种难以预测又多种多样的行为当中归纳出它的功能，实在不是一件简单的事情。也因为这个原因，许多人都认为女性高潮除了给女性带来欢愉之外，并不具备任何其他功能。然而正如我们已经说明过的，欢愉本身并非功能，它只能算是性高潮的功能带来的副产品。基本上，当身体打算从事某种行为时，身体便会产生完成这种行为的冲动，这种冲动获得满足时所得到的感觉即是欢愉。女性的高潮由于其本身具备了某种功能，因此才会让人感到满足。当女性的身体判断高潮能使她获得繁衍成果时，她便会感到需要高潮；当她的身体判断高潮有损繁衍成果时，她便不会有这种冲动。我们在这一章里要讨论的，不是性交带来的高潮，这一点，大家可能会感到有点意外。现在，首先让我们来讨论一下自慰带来的性高潮。

大约有80%的女性，都会在其一生当中的某个时期，为了获得高潮而自慰。而这些女性当中，绝大多数都和场景22里介绍的女性一样，自慰已经变成她们的一种例行活动，但频率却并不高。一般来说，她们自慰的平均次数大约在每星期一次以下，排卵期之前一个星期，自慰频率会稍有增加，除此之外的时间，自慰频率都比较低。女性自慰频率还会随着年龄增长而增加，至少在女性40岁之前都有这种倾向。

通常，女性最常采取的自慰方式是只用手指刺激她们的阴蒂。有时，女性也会把手指插进阴道里去，不过在大部分情况下，这只是为了协助刺激阴蒂，而并非用来代替阴茎。有时，女性可能会使用阴茎代替品插入阴道，但这还是为了协助刺激阴蒂。随着文化环境不同，这些阴茎代替品的种类也包罗万象，例如驯鹿的肌肉、水果、蔬菜以及按摩棒等，都可能被拿来当作女性自慰时的辅助道具。也有些女性会在自慰时让猫、狗帮她们舔舐性器。甚至还有更罕见的，有些女性会让狗或其他动物与其性交，不过，这仍然算是某种形式的自慰。

正因为一般人弄不清女性高潮的功能，连带地，一般人对女性阴蒂扮演的角色也感到相当困惑。阴蒂这个器官是由女性胎儿身上的某些细胞发展而成，同样的细胞在男性胎儿身上，则发展成为阴茎。所有雌性的哺乳类动物都有阴蒂。在阴蒂突起的顶端上（或者说，在它"球形"的顶端）聚集了许多神经尖端，因此阴蒂是个十分敏感的器官。事实上，阴蒂要比男性阴茎顶端敏感得多。

有些南美洲猴类的阴蒂几乎和阴茎一样大小，它们的阴蒂上有着细长的裂缝，能像雄猴的阴茎那样，帮雌猴把尿液导出体外。如此巨大的阴蒂在它们性交时，也扮演着积极的角色。由于灵长类动物通常都采取背后式性交，雄猴插入阴茎进行前后抽动时，雌猴的阴蒂无法直接受到任何刺激。但如果阴蒂的尺寸够大，雄猴和雌猴性交时就很容易找到阴蒂，并且能在性交过程中触摸阴蒂。这一点，南美洲猴类和其他大部分类人猿或人类的情况真是大不相同。因为大多数类人猿和人类的阴蒂都比阴茎小很多，而且通常都隐藏在皮肤褶缝里面。

小型阴蒂在背后式性交过程中很不容易受到刺激，当然，即使是采取面对面式性交的某些灵长类动物（例如某些猴类、红毛猩猩、黑猩猩、大猩猩，还有人类），也不是一定得在性交过程中刺激它们的阴蒂。事实上，上述这些灵长类动物的阴蒂所处位置都十分巧妙，它们像是被故意设计成不能在性交时受到刺激似的。而且，这么细小的阴蒂还处于半隐藏或全部隐藏的位置上，这实在让雄性灵长类动物很难去发现它的所在。也因为如此，一般人在印象里不免会认为，这么微小又难找的阴蒂，它的主要功能不过就是女性自慰时会用到的一个开关，大家很难相信它是一个会和性交发生自然连动的器官。

在雌性哺乳类动物当中，不是只有人类女性才会自慰。根据观察，许多其他灵长类动物都会以各种方式刺激它们的阴蒂，包括用手直接刺激，或是把外阴部放在地面或树枝上摩擦。也有观察指出，黑猩猩甚至会把带有树叶的小树枝插入阴道，并以直角方向摩擦以产生像按摩棒一样的作用。自慰更非雌性灵长类动物才有的行为，雌豪猪也被发现会用腿挟着木棒奔跑，借此利用木棒摩擦来刺激阴蒂。

关于自慰与高潮，我们对人类以外的雌性动物的状况实在所知甚少，不过有一点是我们目前确认的：雌性黑猩猩的阴蒂受人刺激之后，它们就能到达高潮。而且，一旦雌性黑猩猩发现了这种代替性自慰之后，它就会定期露出臀部，要求人类帮它刺激阴蒂。母牛接受阴蒂刺激时也会达到高潮，在受到刺激后不到几分钟，我们就能看到它的子宫颈会张开并开始颤动。

同样，人类的阴蒂受到刺激之后，子宫颈也会出现类似变化。有一卷录像带是将小型摄影机放入一名女性阴道里拍摄的，拍摄这卷录像带时，女性正在自慰，并且到达了高潮。在高潮的那一瞬间，女性的子宫颈口不仅张开，而且下降到阴道里面。子宫颈的这个动作叫作"撑伞"（tenting），有时女性在单独一次高潮过程中，撑伞动作会出现好几次。高潮时因撑伞动作和子宫颈内部变化有连带关系，并导致三种重要影响，而这三种影响正是解释自慰功能的关键。

第一种影响是，在自慰的过程中，由于高潮引起子宫颈的撑伞动作，子宫颈流往阴道的黏液分泌量会暂时变多。虽然子宫颈黏液平时就不断且缓慢地从子宫颈流出来，但性高潮却会使它的流速变快。两种流速的差别就好比流鼻涕和打喷嚏。当女性在自慰过程中逐渐感到兴奋的时候，位于子宫颈顶端的腺体便会增加黏液的分泌量，特别是在她到达高潮时，黏液产量更多。这些突增的黏液会使流经子宫颈的黏液"冰河"流量迅速增大。刚开始，黏液流量会伴随降下的子宫颈随时调节。等到撑伞动作结束后，暴涨的"冰河"里比较陈旧的部分，就会像挤牙膏一样，被推挤到阴道里去。这些黏液顺着阴道壁流过，形成一层润滑的厚膜，以便女性能够准备进行性交。

这些流出的黏液不只具备润滑阴道的作用，由于排出的部分都是最陈旧的黏液，其中还包含了许多子宫颈的残渣、老旧的先遣队精子，还有病菌的残骸，因此，这也是女性对抗感染十分有效的方式。例如场景22里面介绍的女人的女友，她在染患泌尿生殖系统感染症期间，每晚都受到内在驱使而连续自慰。

第二种影响是，自慰能使子宫颈黏液的酸性变强。子宫颈降下来的时候，其中的黏液会向两旁分散，并形成新的通道，与此同时，阴道深处的物质全都会被子宫颈形成的"象鼻"尖端极有效率地吸进去。阴道深处的黏液酸性原本就很高，而在女性高潮过程中，子宫颈会降下来好几次，这时酸性物质便蔓延到黏液中的通道之间，而黏液"冰河"里的酸度就会变得较强。我们在前面也说明过，等高潮结束后，这些酸性黏液（其中还包括病菌残骸）便会流进阴道之中，虽然如此，仍有部分黏液会继续留在子宫颈里面。不论是精子或细菌，都很难在这种酸性黏液当中维持正常活动。因此，女性自慰过后的某段时间内（可能长达数天），精子会变得失去活力，无法游过黏液通道，病菌也比较难以侵入女性体内。

第三种影响是，自慰能够改变子宫颈黏液的过滤功能，在通常的状况下，是会加强过滤功能。这种结果不只是因为子宫颈黏液酸性加强，同时也是因为高潮时，从前留在储藏库里的精子约有半数都被排了出去。这些老旧的精子重新进入子宫颈黏液当中，阻塞住黏液里形成的新通道，因而使黏液的过滤功能变强。除此之外，这些重新加入黏液的先遣队列精子大都位于子宫颈的顶端，它们会随着黏液"冰河"流进阴道。在它们流过子宫颈的几天当中，黏液的过滤功能会一直持续强化。不过，自慰有时也可能无法达到这个效果，关键得看储藏库里还有多少精子。

女性到达高潮的时候，子宫颈储藏库里的精子数目越多，流进黏液通道里的精子数目也越多，黏液的过滤功能也会变得越强。因此，在性交后24小时自慰要比性交后48小时自慰，更能增强子宫颈黏液的过滤功能，因为在前者状况下，储藏库中的精子含量要比后者多。只要储藏库里的精子数目够多，同一天内进行第二次自慰，能使黏液过滤功能加强，不过，要是继续再进行第三次、第四次自慰，通常就不会再产生任何效果了。这可能是因为第二次自慰之后，储藏库里已经没有任何精子的关系。同样，储藏库里因其他原因而不含任何精子的时候（例如，前次性交已经过了8天以上，或者前次性交时使用子宫帽），这时即使进行自慰也无法提高黏液的过滤功能。

我们曾经说过，女性在受孕期比其他时期更倾向于进行自慰。相信大家现在都明白为什么了。因为在这段时期当中，女性的身体加强阴道的润滑度与子宫颈黏液的过滤功能，以准备进行性交，这些反应都将使她获得最高利益。当然，即使在其他时期，女性还是会有自慰的冲动。因为在非受孕期，女性仍然需要对抗病菌，并让她的阴道随时准备进行性交，同时也必须调节子宫颈黏液的过滤功能。除此之外，女性还必须对配偶隐瞒自己的受孕期。

女性必须对抗病菌，也必须为下次性交做准备工作，但自慰并非其唯一的手段。另外还有一种引起高潮的方式，虽不像自慰这么常见，不过却是许多女性都曾经历过的（我们将在下一个场景向大家介绍）。

场景23　秘而不宣

空中弥漫着紫色烟雾，女人和平时一样，漫步在超级市场的过道上，周围没有一个人。陈列肉类的橱窗前面空空如也，过道上看不见一个顾客。女人慢慢走过卖牛肉的橱窗，来到卖鸡肉的柜台前面，她的脚步放得更慢了，心不在焉地盘算着晚餐要做些什么菜。女人刚走过火腿柜台，就被一个庞大的橱窗吸引住，那里面挂满了像是正在微笑的猪脑袋。这附近都是冷冻柜，空气都应该是冰冷的，但她为什么还感觉这么热呢？

有好一会儿，女人分开两腿站在那儿，她想让冷空气把两腿之间沸腾火热的部分冷却一下。她突然想到可以把内衣和内裤脱掉，这念头刚一浮现在脑海中，她就立刻付诸行动，才一眨眼工夫，她的内衣内裤都已经挂在推车把手上了。就在这时，一个穿着超市制服的迷人女店员出现在她面前，她用手挑起女人的内裤向空中抛去。

"你为什么把这些东西从包装袋里拿出来？"女店员问。

"我没有，这些是我自己的。我太热了，所以才脱掉的。"

女店员看了看内裤，然后拿起来盖在自己脸上。"嗯，我喜欢这气味。"她说。女店员又把一件很薄的衬裙放在她的鼻子和嘴上，然后，用她那对美丽的大眼睛直直地盯着女人。

"如果这些内衣裤都是你的，那就是说你现在裙子下面什么都没穿了？"女店员问。接着，她又朝女人的内衣裤用力地吸了好几下，继续对女人说："这就是你的气味。"说完，女店员丢开了内裤。"让我检查一下这些衣物是不是你的。把你衣服拉起来，让我闻闻你。"

女人拒绝了女店员的要求，转身向后退去。这时，不知从哪里跑出来的一股人潮，都挤在旁边看热闹。人群聚在女店员身后，团团地围住女人。她想再往后退，却发现自己正站在一堵墙的前面。一个男人从人群中走了出来，他一口气走到她身后，用力地抓住女人的手臂，使她完全无法动弹。女人感到心跳越来越快，简直有点难以呼吸了。她想开口说话，可是男人的手正压在她的喉咙上。

女店员开始脱掉自己身上的衣服，一件一件地，脱完制服再脱内衣，然后再一件一件地交给围观的人群。在她逐渐暴露身体的过程中，她那美丽又有魅力的目光一直盯着女人的眼睛。女店员脱掉最后一件衣服的时候，女人惊讶地睁大了眼睛，四周的人群也惊讶得没有一点声音。女店员的上半身是女的，有着一对美丽的乳房，而她的下半身却是男的，而且是个正处于兴奋状态的男人。

这个全裸的阴阳人（hermaphrodite）走近女人身边。这时，围观的群众全都叫喊起来："强暴她!"女人努力想要挣脱，可是那个男人死命地抓着她。才一转眼工夫，那个阴阳人就把女人身上的衣服剥得一干二净，然后又紧紧地贴到她的身上，胸部贴着女人的乳房，阴茎贴在女人的两腿之间。观众叫喊的声音更大了，美丽的女店员开始热情地亲吻女人。她拼命地挣扎着，不断向左右两边躲避。但不论她怎么努力，也只有很微弱的声音从她喉咙里面发出来。眼看着她就要被那女店员强暴了。

女店员在女人的嘴唇上亲吻了半天，接着把脸移向女人的胸部，开始去咬她的乳房。女人还是没法发出声音，她觉得自己的心脏都快要跳出来了。这时女店员的脸又离开了乳房，开始一路舔下去，从女人的小腹一直舔到性器周围。她的舌头正要帮女人口交的时候，女人到达了高潮。也就是同时，女人在全身痉挛中醒了过来。

女人一睁开眼睛就回忆起在梦中发生的事情，上次她在梦中获得高潮是在一个月之前。老实说，今晚可能也是她从上个月以来，第一次靠自己的力量得到高潮。今晚真不错，大概能打个90分吧，她想。女人朝她身边正在打鼾的配偶看了一眼，翻了个身。她的身体逐渐从兴奋状态恢复了正常，于是又重新进入了梦乡。

我们在前面曾经说明过"梦遗"在男性繁衍竞争中扮演的重要角色，现在，让我们再来探讨一下，这种发生在梦里的高潮对女性是否也同等重要。

所有女性都可能会做与性有关的梦，但并非所有女性都会在这种夜间的梦里得到高潮。平均大约有1/10的女性会在20岁之前体验到这种梦中高潮，有些女性可能要晚至40岁才会有这种经验，而绝大多数的女性则一生都不会有这种经验（至少她们不会记得）。甚至，即使是到了40岁，也只有40%的女性会体验到这个场景里的女人的相同经验。对于有过这种经验的女性来说，梦中高潮将在她们的性生活中扮演十分重要的角色。通常，对这些女性来说，梦中高潮能带给她们最强烈的刺激。但她们有时会在高潮中醒过来，这可能会使她们觉得梦中高潮不如自慰带来的高潮令人满意。

梦中高潮差不多都是由梦境造成的，不过这些梦境倒并不一定都会和性有关。就算是与性有关的梦境，有时，与性有关的要素会到最后一刻才加入梦里。实际上，通常是因为高潮即将来临，女性才会经历这种与性有关的梦境，而非先有这种梦境才引发高潮。例如在这个场景里列举的梦境，女人在看到女店员之前早已处于性兴奋状态，她的高潮这时已在酝酿之中，而她的梦境只不过是脑袋随着身体兴奋状况制造出来的产物。然而，梦到阴阳人倒不常见。大多数人的梦境都反映出他个人的日常性行为，不过，从未有过同性恋关系的女性会梦到自己是同性恋却很普通，至少比异性恋男性梦到自己是同性恋要常见得多。

雌性哺乳类动物当中，并非只有人类女性才会自发地做春梦获得高潮。不过，我们对其他动物的研究资料相当稀少，最明确的观察报告是对母狗的研究。发情期的母狗可能会因为做梦，而在睡眠中显得非常兴奋。在这种状况下，母狗的子宫颈黏液能让阴道变得湿润，而且它们的性器会发生有规律的痉挛，就像人类女性一样。

做春梦的功能看起来似乎和自慰相同：两者都是为了帮助女性身体对抗感染，同时也让女性的阴道充满润滑液，以准备接受下一次性交。只要子宫颈的储藏库里还有精子存在，不论是做春梦或是自慰，两者都能加强黏液的过滤功能。梦中高潮和自慰高潮在生理上并没有任何实际的差异，因此，梦中高潮和自慰高潮自然都和月经周期有所关联。

正像母狗在发情期比较容易获得梦中高潮一样，人类女性也比较容易在受孕期，或至少在受孕期即将来临前，得到梦中高潮。最有可能的是在排卵期的前一星期，因为这是女性能从梦中高潮或自慰高潮获得最大利益的时期。这段顶峰时期刚好和女性亟欲自慰的巅峰期一致，但排卵期的顶峰期却能更明确地观测出来。不论是梦中高潮或自慰高潮，服用避孕药的女性在月经周期当中，都不会出现类似的巅峰期。这个结果表示，与性有关的梦境或是自慰冲动，都受制于激素的分泌。

做春梦或进行自慰的时期与排卵期之间的关系显示，两种类型的高潮（即梦中高潮和自慰高潮）都有季节性的巅峰时期。例如我们在前面已经说明过的，女性在一年当中的某些月份较易排卵，人类的婴儿也比较容易在一年当中的某些月份诞生。由于前述两种高潮都容易在排卵期前一星期内发生，因此我们也能推算出一年当中较易发生这两种高潮的月份。就拿英国来说，婴儿出生的巅峰时期是在2月、3月和9月，所以排卵期的巅峰时期是5月、6月和12月，做春梦与自慰的巅峰时期则是4月、5月和11月。而在女性月经周期当中，做春梦的巅峰期要比自慰的巅峰期显示得更明确。

不过，即使梦中高潮和自慰高潮两者在生理学上的功能并没什么差别，但在繁衍策略上的意义却稍有不同。两种高潮都不易被女性的配偶发现，这是两者的共同点。

场景14中曾经介绍过，男性年龄渐增并拥有配偶之后，他们的梦遗（做春梦）次数便会递减，因为梦遗比自慰更容易被他们的配偶发现，而女性则可能刚好相反。对女性来说，梦中高潮比自慰高潮更不容易被她们的配偶发现。场景23的那位女性得到高潮时，她的配偶睡得正熟。而且就算她的配偶不是在睡梦里，他也无法分辨她究竟正在高潮之中或是正在做梦。相反，如果他发现她正把手放在两腿之间，或是正把一根香蕉放在自己的阴道里，那他绝对不会把这番行径误会成另一码事儿。

可能正因为做春梦比自慰更不容易被人发现，所以梦中高潮似乎和月经周期之间的关联更为密切。假设在受孕期初期发生的前述两种高潮都能给女性带来利益，那么梦中高潮可能比自慰高潮带来的利益更大，因为前者比后者更不易泄漏女性受孕期的秘密。另一方面，也许因为梦中高潮比较隐蔽，所以女性在年龄渐增且拥有配偶之后，仍然能够通过做春梦而获得高潮，这一点是女性和男性大不相同的地方。

很多女性都经历过前述两种高潮，但有些人容易获得梦中高潮，有些人则倾向于自慰高潮。这两种高潮的诱因与冲动不只受到女性激素的影响，同时也受其他外在因素左右。外遇的可能性就是外在因素之一，关于这一点，我们马上会在后面详细说明。女性的身体能够利用上述两种高潮，帮助她所中意的男性在精子战争中获胜，而且她的身体能够影响的范围还不止自慰或是做春梦。我们将在下面说明，女性在性交过程中仍然有多样的选择机会，关键在于她是否能在性交过程中获得高潮。

场景24　另类失误

"你到了吗？"男人喘着气，用手臂在女人身上撑住自己的上身。"差不多快到了。"她温和地回答着，"我想我刚才几乎快到了。可是那感觉一下就不见了，再也没回来。"

男人慢慢地抽出阴茎，有点沮丧地倒在女人身边。

"我还以为我到的时候你也到了。"男人仍然喘着气，他的声调里混合着失望与烦躁。

"没有啊，真的没有。可是我觉得很不错，能和你有那么接近的感觉。"

两个人像往常一样地拥抱着对方，各自陷入沉思。男人搞不清究竟问题出在哪里，今天他真的是尽了全力。他在前戏上花了好一番工夫，而且，她也被弄得很兴奋，这一点是毫无疑问的。也许是因为她没像平常那么湿润吧，但她可是兴奋得全身泛红啊。只要再多刺激她的阴蒂几秒钟，她就会到的，他知道，她一定会到的。在他插入阴茎的时候，她被打断了。男人爬上女人身体，把阴茎插入她体内时，她很明显地冷却了下来。她的兴奋度在转眼之间掉落20级。不过男人还是尽了最大努力，想帮她重新找回那种感觉。他尽可能地延长插入的时间，尽可能地延后射精的时间。真的，即使他那时已经知道无法挽回了，他还是尽了全力。男人感觉出女人不但不再兴奋，同时还开始觉得无聊与不耐烦。到了最后，他只好放弃努力，然后集中全部精神让自己射精。男人希望女人向他表示，她在他射精之前得到了高潮。与其说这种想法是他对事实认识不清，倒不如说，这是他充满期望的幻想。或者也可以说，根本是他想要女人对他说谎。

以男人看来，他认为问题在女人那边。大约一年以前，他曾和一个年轻女孩有过一段情。那女孩几乎每次都能到达高潮，即使他只给她一点点前戏，而且只要不是太快射精，她就能得到高潮。事情就是这么简单，而他的配偶却很少在性交过程中达到高潮。如果他运气不错，一个月当中最多只有一两次吧。不管他怎么努力，都没法想出任何妙法。他们上次做爱是在一个星期之前，那时刚好是他配偶月经来临之前，她到达了高潮。而事实上，今晚他是按照跟上次一模一样的方式做的。上次他先在前戏过程里把她弄得非常兴奋，等她还差那么一点点就要到达高潮时，他迅速地插入了她的体内，稍微动了几下，她就到了。可是今晚这种方式却不见效。有时男人把前戏完全省略，她也能达到高潮，但有时，她又会抱怨他省掉了前戏。

女人仰卧在她的配偶身边，心中感到非常失望。今晚她根本没想要跟他做爱，而现在，她更希望他不曾跟自己做过爱。女人感到十分消沉，她那么努力地配合着他，但在前戏之后，他却搞不清她要的是什么。她有时真的很想有阴茎插入自己体内，这时即使没有得到高潮也无所谓，但有时又会感到两者都要。今晚她真正想要的是高潮，他究竟能不能弄清这一点呢？虽然她也高兴能够和他做爱，不过，她最想的还是高潮的感觉和感情的慰藉。而且她几乎都快得到了，只要再给她几秒的前戏，她就能够得到的。他为什么不能多等那么一下，然后再插入她的体内呢？要是他能对她更体谅一点，继续专心地帮她达到高潮，她一定会欣然接受他进入自己体内的。

可事实上全不是那么回事。他只知道自己想要插入，根本就没想到她。后来他停手不再帮她刺激，同时又换了个姿势，那一瞬间，女人知道自己即将要来的高潮会消失得无影无踪。当他的阴茎进入她体内时，那感觉就不见了。每次她要到达高潮前，总需要一种微妙的力量把全部精神都集中起来，可是刚才那感觉就突然没了，所有兴奋的感觉都跑掉了。他开始前后抽动的时候，她已经毫无感觉可言。女人很羡慕其他女性，她一直确信，有很多女人只靠阴茎抽送几下，就能让她们发出无数叫床声，也能让她们立刻到达高潮。有时，她会站在超市里面打量着别的女人，同时心里还想象着这些女人到达高潮时的模样。像今天早上在收银台前，一个黑色短发的女人排在她前面，那女人的眼睛看来很野。她一边耐心地排队，一边想象这女人裸着身子在床上和男人疯狂做爱，她那乱七八糟的头发披在肩头，嘴里不断发出快感带来的欢叫声。而对她来说，性交总是带来无限失望。运气好的话，她一个月可以在性交过程中得到一次高潮，但那种高潮实在非常单调乏味，完全比不上她在前戏或自慰时得到的高潮。

因此，女人根本不曾期待在性交过程里得到高潮。万一偶尔碰上了，那算是个额外奖赏，但她从不认为值得花那么大工夫去自寻麻烦。更何况她和配偶的努力总是落得失败收场，两个人免不了都会把责任归咎于对方。她比较希望配偶在她想要的时候先帮她得到高潮，然后再插入她的体内。她需要一个善解人意的配偶，这个人必须够机敏，并能判断女人是否需要、何时需要。难道她必须每次都告诉他自己想要什么吗？这个躺在她身边的男人实在太不懂得当机立断了。

女性对性交的反应各式各样，有些人几乎每次都能在性交过程中获得高潮，有些人却从来没有这种经验。在整个人类性行为范围中，这种差异占了相当重要的部分。关于这一点，我们在场景36里面有详细说明。对所有女性来说，通常在阴茎插入阴道的状态下，是比较难以得到高潮的。据平均数字显示，在例行性交的各阶段当中（从前戏开始到排出"回流"），大约只有60%多的女性能够获得高潮。而这些女性都不是从性交过程中（指阴茎插入阴道的状态——译者注），而是在前戏（约占35%）或后戏（约占15%）过程中得到高潮。事实上，根据调查显示，在阴茎插入阴道的状态下，只有10%到15%的例行性交能让女性获得高潮。

我们在这个场景里面提到了几个和女性高潮有关的问题。其中之一就是男性的困惑：为什么有时男性能让他的配偶得到高潮，而同样的方法到了下次却丝毫不见效果？其次是男性在性交时的观察能力：为何他们的情人比配偶更容易在性交过程中到达高潮？第三个问题是为何男性比较希望他的配偶在性交当中，而非在前戏时达到高潮？这几个问题将留到后面再来讨论。现在，我们要说明的是，为何女性通常无法在性交当中获得高潮。这种现象是否反映出某种失误？是否是女性在潜意识里采取的一种成功的繁衍策略，或者是一种能实际提高女性繁衍成果的性行为特征？

在性交过程中，当前戏开始的时候，女性的身体至少会出现几项准备动作，这些自然反应和梦中高潮以及自慰高潮都有关联。高潮来临时，子宫颈黏液的过滤功能不是变得更强就是变得更弱。不论高潮带来怎样的影响，女性的身体在进行性交时都得具备某些条件：拥有对付病菌的抵抗力、保持阴道固定的润滑度、维持子宫颈黏液过滤功能，以及在女性生殖器（输卵管、子宫和子宫颈）当中保有相当数量的精子（从零个到数百万个）。如果女性的身体能够正确地预测出自己即将面临的状况，子宫颈黏液将随上述几项条件调整到最理想的状态，这种变化将使女性在未来的性行为当中获得最大利益。至于子宫颈黏液处于何种状态下才具备最理想的过滤功能，这一切得视女性的身体状况而定。

例如，子宫颈黏液的理想状态不只会受到女性的月经周期影响，也会因女性是否正打算从事不忠行为而发生变化。假设女性正要和配偶之外的男性进行性交，上述黏液过滤功能的理想状态便会有所改变。不论她想让情人的精子在即将发生的精子战争中处于有利还是不利的地位，她的子宫颈黏液过滤功能都会随之改变。然而，对某位女性在某种状况下来说，不管她的黏液过滤功能如何变化，下面要说明的基本原则却不会改变。为了让大家更容易了解这项基本原则，让我们重新把焦点转到场景24的女性身上。

场景里的女人这时月经刚刚结束，她下一次排卵将在7~20天之后发生。换句话说，她在这个场景里刚刚结束的性交并不会使她怀孕。但这次性交射进她体内的精子，却会对下次性交射入的精子构成影响，而从时间上来看，下次性交很有可能使她怀孕。按照我们前面说明过的推论，这名女性在她下次排卵期之中，可能不会发生不忠行为。而另一方面，就像我们已经说过很多次的，"可能不会"并不表示"不可能"。因此，即使这个场景里的性交发生在非受孕期，这次性交本身却对那名女性具有重要意义，因为这次性交能够让她体内拥有适当数量的精子。当女人的身体为她的孩子选择父亲时，这些精子极有可能在转眼之间扮演起间接且具影响力的角色。

对这名女性来说，她所需要的，只不过是从这次性交中获取少量新鲜精子，并把它们存在子宫颈的精子储藏库里。这些精子存货将在未来几天当中，使她身体的适应性发挥到极致。在接下来的几天里，女人体内已经具备一切必要条件，她的身体会为了接受下次性交，而把子宫颈黏液调整到理想状态（如果这时子宫颈储藏库里没有精子的话，她能采取的适应对策就很有限）。而她现在得到的精子越新鲜，她拥有的适应弹性就能持续越久。当然，在女人寻求新鲜精子的同时，她还必须像往常一样，尽量避免感染病菌的风险。

女人在这次性交之前，由于体内还有上次月经留下的残渣，因此她的子宫颈黏液的过滤功能仍然很强。一星期前那次性交曾有许多精子留在她的体内，其中大部分都已被经血带出体外。女人的输卵管里现在可能还有一些失去受精能力的精子，子宫颈储藏库里也可能还有一些已经非常老旧的精子。以她目前的状况来说，子宫颈黏液虽然在相当程度上还保持其过滤功能，不过这时如果流失一些精子，倒反而能够给她带来利益。因此，许多女性碰到月经周期中的这个阶段时，都会借着自慰或做春梦获得高潮。这两种高潮不仅能帮助女性将上个月留在子宫颈黏液里的月经残渣排出体外，同时还能增强阴道的润滑度，并且将子宫颈储藏库里的老旧精子清出货仓。上述两种高潮除了能在下次性交时提高阴道里的润滑度，还能略微增强子宫颈黏液的过滤功能，特别是在下次性交时，可以加强对抗病菌入侵。除此之外，那些老旧又缺少活力的精子也会被排出体外。场景24里的女人原本也有可能在那天晚上更晚一点的时候获得梦中高潮，如果事实真是如此，她的身体就会按照当时的实际需要，将子宫颈黏液的过滤功能调节到最理想的状态。可是在这一切发生之前，她和配偶却出乎预料地先进行了性交。男人开始前戏的时候，女人的子宫颈黏液尚未调节到理想状态。当然，她也可以拒绝配偶的前戏，一直等到身体将黏液的过滤功能调节到适当状态之后，再和配偶做爱。不论如何，女人拥有选择权，她在这时选择了和配偶性交。但由于在这次意外的性交前，女人没来得及先获得梦中高潮或是自慰高潮，于是她的身体便努力地想要在前戏当中获得高潮。

前戏带来的高潮和春梦，或自慰引起的高潮，其实都具备相同功能，对场景24里的女人来说，前戏高潮实在只是性交高潮的代替品。从策略上来看，她选择这时进行性交会让她碰到一个问题，就是她必须寻求配偶的合作才能获得高潮。在某个阶段，她需要他提供刺激。更重要的是，她还需要配偶给她时间以便达到高潮。但在这个场景里，女人的配偶却没做到这一点。

我们将在场景25里面说明为何女人的配偶不曾给她足够的时间。简单地说，女人在性交当中获得高潮，将比前戏高潮更能让她的配偶获利。这种现象十分普遍，它导致男女双方在性交时无法取得一致的利益。因此，如果女人的身体决定要在前戏中获得高潮，她就不能老是依赖男人的协助。场景24里的女人在前戏中差一点就要到达高潮，这是女人的身体为即将进行的性交所做的理想计划。然而她却在最后一秒钟坐失良机，对女人来说，剩下的最佳选择就是根本不要到达高潮。这便是这个场景里的事实背景。

如果女人在性交过程中不曾获得高潮，她体内原本保有的精子，不论在数量还是成分结构上，都会继续保持在性交之前的状态，这一切是受子宫颈黏液的过滤功能所支配的（就像它能抵抗病菌的侵入一样）。如果女人的身体能够正确地预见未来，上述黏液的过滤功能在未来几天当中，应该会一直保持着理想状态，这样才能维持她体内的精子数量与成分。而如果女人在性交当中没有达到高潮，这等于是她的身体发出的讯号："保持现状不要做任何改变；你的子宫颈现在正处于最佳状态；让他在你体内射精；剩下来的任务，都交给子宫颈黏液吧。"

在这个场景里，女人的配偶在她体内射精时，她的子宫颈黏液并非处于理想状态，因此她的身体也就无法按照最佳策略行事。女人只好退而求其次，采取次佳策略：避免在性交当中达到高潮。她虽追求高潮不成，但却获得另一项成果，我们将在下个场景中详细说明。就让我们继续对这对男女进行观察吧。

场景25 纠正错误

男人和女人都觉得很难释怀，两个人在做爱之后睡得很不安稳，时睡时醒。大约过了30分钟，他们都完全清醒了过来，就在这时，男人的阴茎不知为何又突然蠢蠢欲动起来。没过几分钟，他的阴茎已经硬得顶在配偶的背上了。男人十分确定自己腰间的那种感觉，他还想做爱。

女人感觉到配偶的阴茎硬了起来，她好奇地想着，不知他会不会再来一次前戏。她觉得自己期待着配偶能够再给她一次前戏，因为刚才那次前戏里她并没达到高潮。让女人更惊讶的是，她发现自己这时真的很想要配偶的阴茎再插入体内一次。她这种感觉非常强烈，所以当男人小心翼翼地把手伸向她的臀部，想去刺激女人的性器时，她主动地转过身，面对着男人。两人彼此亲吻了好几次，女人轻轻地握住男人的阴茎，将它导向适当位置，这个动作非常明确地向他表示了女人希望他做些什么。

男人的阴茎滑进女人身体的时候，她的阴道因为刚才那次性交已经非常湿润，他几乎感觉不出自己是否已经插入了女人体内。男人开始缓慢地进行前后抽动的时候，那感觉变得更糟糕：他的阴茎除了潮湿之外，感受不到任何刺激。离射精还早得很呢，他想。

但另一方面，女人几乎在配偶插入的同时，就立刻感到一阵兴奋，这感觉告诉她自己可能马上就要到达高潮了。男人的身体不停地前后运动着，女人的全部精神都集中在自己的性器上，兴奋的感觉越来越强。这时她的脑中出现了幻觉：她看到超市里排在她前面的黑发女人，那个眼睛充满野性的女人。女人幻想自己正裸着身子趴在那女人身上，黑发女人扭动着身体，头发随着身体的动作飘散到各处，两个女人让性器互相摩擦，同时还互相亲吻着对方。在配偶和幻觉的混合刺激下，女人的身体向后仰着弯起来，准备迎接高潮的来临。女人喉咙里发出的呻吟声越来越急迫、越来越有节奏。只要再专心一点，只要再继续一会。

男人这时才知道他的配偶快要到达高潮了。她的声音越来越热切，他也开始发出声音回应她。女人的阴道现在不像刚才那么湿润了，男人的阴茎终于得到了他所期待的感觉。但他还不知道自己究竟能不能射精，于是他试着在脑中幻想各种景象。他想象着躺在自己下面的不是他的配偶，而是办公室里那个爱打情骂俏的17岁女孩。女孩注视着他的眼睛，同时正用自己的双手抚摸着乳房。她的喉咙里发出具有节奏的低语，她告诉男人她感觉棒极了，并叫他不要停下来。男人的幻觉奏效了，而且时机也算得正准，女人在这时到达了高潮。男人的幻觉在这一瞬间消失得无影无踪，不出30秒钟，他也完成了射精。

女人对自己的高潮感到满意，因为这正是她想要的。而对男人来说，两人同时到达高潮让他获得成就感与满足感。女人很少在他插入阴茎的时候到达高潮，而男人却总是在做这种努力，这次性交之前他倒是不曾抱有任何期待。两个人都对彼此的表现感到非常惊喜，几秒钟之后，他们都陷入了沉睡。

以第一感觉来看，这个场景里的男女所表现的行为实在不寻常。为什么在第一次性交之后，他们这么快又想来第二次呢？为什么女人这次只想要性交而不想要前戏？为什么她在30分钟之前还毫无感觉，但在这次性交当中却能够到达高潮？他们的行为是否真的是来自繁衍策略的一部分？换句话说，是否"性交次数越多，胜算越大"？

我们在前面已经说过，性交时，女性并不需要依靠高潮来帮助精子进入子宫颈。即使没有高潮，精液也能在阴道深处汇集成精液池，这时子宫颈会伸进池中，池中的精子则向子宫颈黏液通道里面游去。但究竟有多少精子能够进入子宫颈，这时就会受到女性高潮的影响。一般说来，性交中的高潮会大大降低子宫颈黏液的过滤功能，大量精子因而能够离开精液池，游进黏液间的通道，并继续留在通道里面徘徊。正因为如此，如果女性在性交中到达高潮，性交结束后随着"回流"排出体外的精子数量就会减少很多，而多次高潮（指女性在性交过程中无间歇地获得两次以上的高潮）则对女性体内储藏的精子数目影响更大。基本上，不论是单次高潮或是多次高潮，性交过程中的高潮大致会造成四种影响：

第一，女性在性交中获得高潮时，她的子宫颈口会张开得很大，这和自慰高潮带来的效果一样。我们在前面也已经说过，子宫颈口张开之后，子宫颈黏液便向两旁扩散，黏液中原有的通道之间的距离会变得更宽，通道之间还会产生许多新的通道。这表示，子宫颈黏液中又打开了更多通道，以便让更多精子通过。而黏液里那些原本被阻塞起来的通道，也因此重新畅行无阻，不再具备阻碍作用。

第二，性交过程中的高潮不仅像自慰高潮那样，能让子宫颈口大大打开，同时还能使子宫颈反复升降于精液池之中，把池中的精液彻底搅拌一番。这个搅拌动作能帮助池中更多的精子，特别是那些老旧而行动迟缓的精子，有更多的机会接触到子宫颈黏液，或者让它们借此游进黏液的通道里去。

第三，高潮会引起子宫和阴道的肌肉发生收缩与震颤，这个动作连带会使子宫与阴道里的压力发生变化。这一连串变化能使已经变成手指形状的精液（请参见场景3），更有效率地被吸进子宫颈，并被送进黏液间的通道里。前述的性交高潮除了能使子宫颈黏液的通道数目大增、幅度变宽之外，现在又让子宫颈具备了强劲的吸引力，能够吸进更多精子。这个结果会带来两种影响：一是子宫颈黏液"冰河"底层部分的酸度会降低，精子就比较容易从精液池游进子宫颈；一是更多的精子能够接触到子宫颈黏液，从而游进子宫颈。

第四，性交高潮能让子宫颈储藏库排出其中的老旧精子。它们也像自慰高潮时从储藏库排出的老旧精子一样，会进入黏液，把某些新开辟的黏液通道阻塞起来，而那些刚刚从精液池里游出来的新鲜精子因此才能在储藏库里找到一席之地。所以，性交高潮能够极有效率地开辟储藏精子的空间。

如上所述，性交高潮能连带引起子宫颈张开、升降及吸引等一连串的动作，和没有高潮的性交比起来，显然，女性在性交中获得高潮能让她们保有重要精子。根据粗略估计，性交过程中得到高潮的女性能够保有50％至90％的精子（即"回流"排出之后仍然留在女性体内的精子），而没有得到高潮的女性则只能保有最多50％的精子。事实上，由于性交高潮能够非常有效地帮助精子离开精液池，所以，不论女性事先将子宫颈黏液过滤功能加强到何种程度，性交高潮都会削弱其功能。女性在性交中感觉自己快要到达高潮的时候，她的身体便会发出信号："我们为这次性交所做的准备工作出了一点错，现在情况有变，子宫颈黏液的过滤功能太强。我们需要更多精子，必须保住更多从精液池里游出来的精子，如果现在不采取任何行动，我们是得不到足够精子的。子宫颈黏液的通道要先打通，这样我们才能让更多精子进来，而且要减少精子跟着'回流'流出去。"

当然，性交高潮能够造成上述结果的先决条件是，女性的阴道里面必须已经有精液池在那儿。也正因为如此，女性必须是在男性射精后得到性交高潮，才能有助于打通她子宫颈黏液里的通道。不过，话虽如此，实际情况却不像我们想象得那么单纯。总之，除非是为了保有精子，否则，女性在性交高潮中感受到的主观兴奋感其实并不是非常重要的事情。

在性交中，即使女性在男性射精前一分钟（两分钟是极限）才到达高潮，这次高潮仍然能让大量精子进入她的子宫颈黏液通道里去。这是怎么回事呢？因为女性本身主观地感受到高潮的那一刻，她的子宫和子宫颈才正要展开一连串的活动，这些活动可能会持续进行好几分钟，但女性本身却无法感觉到。子宫颈活动得最激烈的时刻，是在女性主观感受到高潮的一两分钟之后，这时子宫颈的活动将影响到体内储藏精子的状况。当子宫颈活动到达巅峰状态时，女性已经到达高潮，她全身的力量这时已经开始放松。而在到达巅峰状态之前，只要阴道里面已经有个精液池在那儿，子宫颈黏液里的通道就能保持畅通。事实上，女性即使在射精一小时之后才到达高潮，只要当时阴道里面已有精液池，子宫颈黏液间的通道就能继续畅通。在这种情况下，女性并不需要阴茎插入阴道，而且，不论这时的高潮是由男性在性交后再度给她刺激所带来的，还是由女性自慰所带来的，效果都一样。因此，就算女性在性交中（阴茎插入阴道的状态下）曾经避免自己到达高潮，但她的身体仍有一小时的时间可以纠正自己错误的判断。

现在，让我们来讨论一下，为什么场景24和场景25里，女性在那一晚对高潮的需要会随着时间推移而有所改变？我们在这里将会使用"回"这个字眼，每回性交表示从开始前戏到排出精子的整个过程。

我们将对那位女性和她的配偶，在那晚进行的两回性交进行观察。第一回性交开始的时候，以那名女性当时的月经周期来看，她最需要的是尽量在性交中获得一些新鲜精子，但同时，她也必须尽量减少遭受病菌感染的风险。为了满足上述两项需求，她必须在配偶射精之前，先将子宫颈黏液的过滤功能调节得更强。这时的变化不仅加强了女性对抗病菌的能力，同时也使老旧或行动迟缓的精子更难活动。场景里的女性原本可在一天前，以梦中高潮或自慰高潮的方式调整子宫颈过滤功能，使其处于适当状态。但进行第一回性交时，她的身体却还没有完成这个任务。

不过一切都还来得及，场景里的女性在第一回性交时的动机与行为表现都恰到好处。虽然她没能在前戏中到达高潮，但她的表现只比最佳策略稍逊一筹，而且也避免了性交高潮。

第二回性交开始的时候，女性的身体所需要的还是和前一回相同——以最小风险取得少量新鲜精子。不过，这一次情况却有所改变：她的配偶这次将提供一些非常新鲜的精子给她，这些精子比他上回性交时射出的任何一个精子都新鲜，而这也正是女性所需要的。正因为这个理由，她的身体才会想要第二回性交。但这时却有第一回性交留下的两个问题有待解决。

第一个问题是，女性的子宫颈黏液过滤功能现在变得比较强，这是因为第一回射精时，有许多阻挡者精子被送进她体内的关系。如果现在任由这种子宫颈黏液担负起过滤任务的话，女性在第二回性交中就会失去很多的新鲜精子，而且失去的数目将远超过必要程度。第二个问题是，女性的阴道深处这时还有第一回性交留下的精液池，如果她在第二回性交的前戏时就到达高潮，精液池里上回留下的大量老旧精子，就会顺着子宫颈黏液的通道进入子宫颈。而这正是她在第一回性交时努力想要避免的结果。

女性对这两个问题采取的对策是，先排除第一回性交留下的精液池，然后再靠性交高潮打通子宫颈黏液的通道。如此一来，她才能从第二回性交的精液池里获得大量既新鲜又理想的精子。然而，她要怎样才能排除第一回性交留下的精液池呢？这时已经凝固的精液可能还没融化，其中的老旧精子可能无法随着"回流"排出体外。对这名女性来说，最好的方法就是让配偶在第二回射精之前，先通过他的阴茎运动来帮忙排除前一回的精液池（就像我们在场景21中介绍另一种状况时说明过的方法）。女人的身体这时作出了必要的决定：首先，她觉得自己不需要前戏，只希望尽快能有阴茎插入自己的阴道；接下来，她觉得自己需要在性交中获得高潮。第二回性交一开始，她的身体立即开始把握时机，一直等到前次的精液池排出体外，同时她的配偶也到了一触即发的时刻，她才让自己到达高潮。

*

我们在这里讨论的事实只是特例状况之一，这些事实都和场景24、25里的那位女性有关。我们无法将所有状况与反应综合起来一一加以分析，但在这些特例当中，仍能归纳出一些基本原则供我们参考。

第一个原则是，女性能够通过梦中高潮或自慰高潮（或者说，通过避免梦中

185

高潮或自慰高潮），为下次性交做好准备工作。第二个原则是，如果女性判断正确，第二回性交能按照她预料的情况进行，这时她就能避免自己在性交中获得高潮，并任由子宫颈黏液承担起过滤的功能。相反，如果判断错误，她会在性交过程中的某个阶段设法获得高潮，借以修正她预测时的失误。

如果女性判断失误，她将会对此采取两种补救措施。事实上，我们发现前戏高潮比性交高潮更常见，这表示，女性常犯的错误是将子宫颈黏液过滤功能调整得过弱。这也可能是女性的繁衍策略之一。但对男性来说，帮助女性在前戏中获得高潮（加强过滤功能），要比在性交中给她高潮（减弱过滤功能）容易得多。男性的阴茎一旦插入女性的阴道，她就很难再指挥他在"何时"进行"何事"。不过即使如此，女性仍能采取对策：她可以用性交后（阴茎离开阴道后）高潮来代替性交高潮。女性可以通过这种方式，随时按照自己的需要与希望，将子宫颈黏液里的通道打开（这也是我们在前面说明过的）。

综上所述，女性在性交过程中到达高潮（或避免到达高潮）的最佳时机，得视具体情况而定。不过对男性来说，女性到达高潮的最佳时机没什么差别。我们在前面已经说过，男性的身体也会预估即将进行的性交，并且会按照预估调节精子数目。他可以采用自慰（或避免自慰）的方式维护自己的最高利益。一般来说，女性在性交过程中到达高潮能使男性获得最大利益。因为在这种情况下，男性花了好一番工夫才准备好的精子才能尽量留在女性体内。

然而，男性为了让女性得到性交高潮所能付出的时间与精力是有限的。最重要的是，如果她的身体不想要性交高潮，那么不管他多么努力，也没办法强迫她到达高潮。其次，精子有时得花一番工夫才能穿过子宫颈黏液的重重障碍，不过，在某些状况下，这种障碍事实上并不存在。如果女性在前次性交中只得到很少的精子，如果她从上一次性交之后一直不曾自慰或做春梦，如果女性体内所有老旧精子和月经残渣都已经清除干净，她的子宫颈过滤功能就会变得非常弱。在这几种状况下，男性就没有必要花太多工夫让她得到性交高潮。

男性在性交中也必须综合各种状况，对付一连串相当困难的抉择（虽然还不至于难到无法作出决定）。首先，他必须判断女性的子宫颈黏液通道是否值得下工夫去打通。如果答案是否定的话，他就没有必要让她在性交中获得高潮。但这时如果子宫颈过滤功能很强，对男性来说，最好的选择就是让她得到性交高潮。

即使她是在前戏中到达高潮，只要他能设法在高潮来临后大约一分钟之内完成射精，效果也和性交高潮是一样的。如果男性选择让女性在性交当中获得高潮，这策略并不容易成功，因为他必须判断阴茎的前后抽动得持续多久。不过，他也可以选择先行射精，然后再尝试在"回流"排出之前，刺激女性让她到达高潮。或者，男性还可以选择放弃一切努力，根本不去试图打通子宫颈通道。这时，他可以假设子宫颈里根本就没有任何障碍需要打通。

以上述观点来看，事实上，每一回性交等于就是男女两性之间的一场竞赛。除了在少数几种状况下，打通子宫颈通道能让男女双方都获得一致利益之外，男女两性永远都在努力设法操纵对方，以防止对方的身体在竞赛中获利。例如前述对男性最有利的策略，是在女性到达高潮后数秒内完成射精，但这个策略能否成功，关键显然是在女性身上，而非男性本身。

对女性来说，她可以要求在前戏中获得高潮。当她到达高潮后约一分钟之内，男性企图射精的时候，她可以跟他配合无间，也可以故意给他找麻烦。女性决定要缩短前戏时间的话，她也有好几种策略可供选择。她可以选择配合对方，等男性即将射精时和他同时到达高潮，也可以选择不跟对方合作。她还可以决定自己抢先到达高潮，不让男性赶在高潮后那关键的一分钟之内射精，她甚至还可以决定让自己不要到达高潮。女性这时只需静待对方用尽力气，最后他会放弃一切努力，在她体内射精。但在这种情况下，性交就变成一场看谁能坚持到底的持久战了。即使在男性射精之后，女性仍拥有多种选择权。她可以选择在"回流"排出之前都不要到达高潮；也可以选择配合对方，让男性帮她得到性交后高潮。或者，还有最后一个配合男性的策略可供选择：在"回流"排出之前靠自慰得到高潮。

性交虽是男女之间的一种竞争行为，但男女双方却很容易看出对方还要多久才能到达高潮，这现象实在让人觉得不可思议。即使是站在客观立场观察男女性交时，双方在性交过程中发出的声音（一般称之为"叫床"），也能清晰地表明双方正处于何种程度的性兴奋变化中（这也是为什么成人电影总是把叫床声弄得十分夸张的理由）。我们能从男女两性在性交中发出的声音，了解到双方的高潮即将来临。这种声音可能会让我们觉得把性交解释为"男女间的竞赛"是矛盾的，因为它听起来像是"男女正在合作无间地做爱"。但事实上，叫床其实只是两性竞赛的一部分。

当然，男女在性交中发出的叫床声，有时也能准确地显示真实状况。当男女同时到达高潮能够符合双方利益时，叫床便成为帮助双方达成共同目的的手段。正因为有时叫床声是如此的"诚实"，有时反而又会被男女两性用来当作欺骗对方的手段。根据调查显示，约有半数的女性承认她们有时会假装自己到达高潮，约有四分之一的女性承认她们经常假装高潮。另一项调查则证明，女性经常能够成功地骗过她们的配偶。同一项调查还指出，通常，自称曾和配偶同时到达高潮的男性人数要比女性人数多。而很多个例显示，男性经常表示他的配偶总是和他同时到达高潮，但他的配偶却表示从来不曾和他同时到达过高潮。

我们在这个场景里介绍的男女是比较少见的特例，他们除了对性交的要求相同外，两人还为了彼此的共同利益相互合作。接下来，我们要在下个场景里介绍另一位女性，那些想在她体内射精的男性和她之间对性交的要求完全不同。这名女性的例子告诉我们：女性的高潮将会逐步影响精子战争。

场景26　策略总结

星期五的晚上，女人躺在澡盆里静待高潮的余波逐渐退去。她的月经在一星期前才结束，这已经是她从上星期到现在的第二次自慰了。两次都是一时兴起，想到就做。就好像今天，女人的脑中浮现那个念头的前一分钟，她只是一边用肥皂和水冲洗着乳房，一边盘算着周末是不是该把浴室打扫一下，或者还是要求配偶代劳算了。可能是因为沾了肥皂的手掌触碰到了乳头，不到一秒钟，那个念头就浮现在她脑海里，女人感觉到两腿间的震颤，她知道自己需要放松一下了。她花了五分钟的时间，终于成功地让自己的幻想、手指与阴蒂相互配合着达到了目的。现在，她的呼吸逐渐平息下来，心跳也不再那么剧烈，热水和高潮后的体温混合成一片温暖，女人沉浸在这片温暖之中。

对她来说，五天之中连续自慰两次，这算是很少见的事情，她一向都是一星期一次，或者两星期一次。女人怀疑，这是因为自己最近停止服用避孕药的关系，她最近才说服配偶相信自己真的还想要一个孩子。总之，她一向不是特别在意自己的身体，但对这阵子突然而来的性冲动，倒是相当喜欢。女人想起两天前的晚上，就在她自慰之后不到几小时，她又要求配偶在前戏当中帮她到达高潮。她温柔地打消了他想要进行前后抽动的念头，最后他只好按照她的意思去做。一星期当中连续三次高潮，这成绩可真不错。

接下来那个星期六，配偶又在前戏里帮她得到高潮。星期天早晨，女人在梦里获得一次高潮，这是她这一星期来的第五次高潮。不过，除了这次高潮之外，那天再也没有其他更令人兴奋的事情了。那天剩下来的时间，她都花在往返她父母家的路上。因为第二天一早她就要出差三天，而父母主动表示愿意帮她照顾两个女儿。女人和配偶回到家的时候，天色已经不早了，她开始收拾行李，配偶这时却想要做爱。"给你带个纪念到路上去。"他要求。但她觉得太累，决定不理会他的要求。星期一早晨，女人离开家到机场去。她期盼这次离城三天的公差已经很久了。和她一起出发的同伴共有三人，一个是她的上司，另外两个是她同事，其中一人是她的新情人。

其实，要说那人是她的新情人，实在有点言之过早。他们是在女人进到这家公司之后认识的，两人已经交往了将近一年。女人生完小女儿之后的第一个差事，就是到这家公司上班。她进公司后没多久，就和那个男同事走得越来越近。他们都不善于与同性交往，两人逐渐感到对方最有可能成为自己"最亲密"的朋友。他们的年龄都才30出头，两人家里都有小孩，而且两人都感到自己和配偶的关系既倦怠又缺乏生气。男人甚至还知道他的配偶在外面另有情人。女人和他相识不到几个月，两人就彼此坦承自己被对方的肉体所吸引。男人曾经半开玩笑地提议让他们去一解相思，但每次他提出来，女人总能找到一些借口推辞。更何况，要找这类借口也不是一件难事。

他们也明白彼此永远都不可能生活在一起。他们两个都固执、好强、善恶分明，只有在谈论个人的问题、目标和愿望时，他们两个才合得来。而当他们讨论基本原则、态度和人生的时候，两人经常发生争执。女人很喜欢猫，她简直不能想象没有猫的日子；而男人却非常痛恨养猫。她的皮肤雪白，很容易被晒伤；但他却皮肤黝黑，喜欢晒太阳，总是光着身子在那无人打扰的院子里消磨好几个钟头。她忠实奉行素食主义；他却最爱吃肉，没法想象没有肉的日子。女人爱干净几乎到了神经质的地步；男人却仍然像个青少年，总爱把脚放在桌子上，或是把喝完的啤酒罐捏扁了胡乱扔在地上。女人充满挑逗性、顽皮、爱捉弄人；而男人则憨厚耿直、意志坚强、充满野心而且顽强不屈。他们都发现，自己常会被对方的个性激怒，但同时又为对方的个性着迷。他们两个的特质像是磁铁的两极般能够彼此吸引。

女人和男同事的关系在6个星期之前发生了变化。那天，在阳光普照的原野上，女人为他口交时答应将来要给他生一个孩子。虽然她说这话的时候，一方面是想避免在那时和男人性交，另一方面也是真心的。没想到机会这么快就来了，就在她答应要为男人生个孩子的两星期之后，上司问他们愿不愿意跟他一起出差。于是，这位未来的情人开始说服女人，他希望到了外地之后能有机会和她做爱。

即使如此，女人还是没有那么简单地就让她的情人如愿以偿。星期一中午，几乎就在他们刚到旅馆的同时，男人跑到女人的房间来找她。但她打算故意不理会他的用意，她提醒情人，这是他们在白天参观市内的唯一机会。一整天，他们两人都尽情享受着市内观光的乐趣，等他们回到旅馆的时候，两人之间的气氛已经变得十分暧昧。但女人借口晚上碰到上司之前，要把工作准备好，她仍然拒绝和情人做爱。

晚餐时他们都显得很紧张，因为在其他两个同事面前，他们必须假装彼此很有距离。女人和她的情人心里都很清楚，他们不能让任何人疑心两人过于亲密。这天晚上，大家很晚才回到旅馆。女人又提醒她的情人，第二天一整天他们都会非常忙碌。她尝试着说服他，他们都需要好好儿睡一觉，最好等到第二天晚上再做爱。但这一次，她的情人再也不肯听她的了。

女人早已看过情人的裸体，但男人这天晚上才第一次看到，并真的摸到她身上最令人兴奋的部位。女人不断开他玩笑，而且故意不肯就范，所以等到两人都裸体相对时，男人几乎已经忍不住要射精了。他想跳过前戏立刻插入，她激烈地抗拒着他。男人已经没法控制自己，他不顾一切地插进女人身体，而且几乎不曾进行任何前后抽动，就立刻完成了射精。

男人抽出阴茎之后，女人不住地埋怨他。男人向她道歉，并且表示自己下次一定会更温柔。女人说，如果他总是那样的话，就不会再有下一次了。不过她却没把男人赶下床去。还没过15分钟，男人又开始对她抚摸、亲吻、舔舐、摩擦，终于让她也到达了高潮。然后，不到一小时，男人的阴茎再度回到女人体内，这次他耐心又热情地和她做爱，两人几乎在同时都到达了高潮。

这天半夜，女人体内正要展开一场精子大战的时候，她把情人叫醒，叫他回到自己房间去。男人推托着，但女人告诉他，她担心到了早上，他们的关系会被大家发现。接下来的两天里，不论是白天的工作场合或是晚上的社交场合，他们两个人都保持着职业性的距离。不过，连续两晚他们都一块儿在床上消磨了好几个小时，男人会一直待到女人叫他回房为止。到他们搭飞机准备回家的时候，女人和她的情人总共做爱6次，其中3次，她是在情人插入的状态下到达高潮。她的身体里面已经装满了情人的精子，从子宫颈到输卵管，全都是他的精子，而再过48小时，她就要排卵了。

星期四晚上，女人很晚才回到家，她感到疲倦又有点罪恶感，而且还觉得有些焦躁不安。她洗了澡，借口疲倦想吐而拒绝了和配偶做爱，然后就去睡觉了。这天夜里，她有过一次梦中高潮。

星期五上班的时候，女人想尽办法避开她的情人，但他却找出各种借口想要试探她的心意。最后，在男人打算给她一个亲吻时，女人给他迎头泼了一盆冷水。她告诉情人，他们那次出差很令人兴奋，不过，现在大家都回来了，一切都必须恢复原状。她不想伤害自己的配偶，更不想冒险离婚。虽然出门那几天他们都过得非常愉快，但那些都已成过去。她希望跟他保持从前的关系，如果他还想做她的密友，就不要再想和她做爱。女人说，她要的是一个密友，而不是一个情人。她讲这段话的时候，情人的脸上露出受伤的表情，这让女人很有罪恶感。但是她的这段话奏效了，从那以后，男人再也不曾企图跟她做爱。

　　这天晚上是女人和配偶独处的最后一晚，第二天他们就要把女儿接回家了。她在洗澡的时候自慰了一次，然后裸体走到客厅，向她的配偶要求，她还要生一个孩子。两个人一起倒在地板上性交了一次，这时女人假装到达了高潮。她想用高潮来让配偶高兴，因为最近两人做爱的时候，她几乎从来不曾在性交中得到过高潮。这是一个温暖的夏夜，女人和配偶做爱之后，并肩坐在沙发上享受这份轻松，两人的膝上分别卧着一只猫。就在她向配偶叙述出差途中发生的一些事情时，一场精子大战已经在她体内展开。这场大战持续了整晚，不过战况却呈现一边倒的迹象。

　　第二天，他们开车去接女儿回家的路上，一个精子钻进了她的卵子，那是一个刚刚到达输卵管的新鲜卵子。女人始终深信，情人的精子在她的协助下，一定会打赢这场精子大战。而她确实没对情人食言。

　　在这本书里，这是我们第三次提到这位女性和她的情人。第一次的时候，我们曾提到，在一个阳光普照的下午，女人在一块草地上帮情人口交，这时她答应情人，将来有一天要给他生一个孩子。接下来，我们也介绍过，当天晚上，女人和情人各自回到家里，又分别和他们的配偶进行口交。在这个场景里，我们则看到女人的身体主导了一场精子战争，因此她才能遵守对情人许下的诺言。她的第三个孩子应该会同时继承情人的外貌、热情和能力，以及她自己的精明吧。因为她的身体已经决定，她第三个孩子的亲生父亲要由她的情人担任才最合适。

　　我们已经在场景22到场景25里面逐步说明过女性性高潮的功能。我们曾提到，女性在性交前几天获得自慰高潮与梦中高潮将会带来何种效果，以及不曾得到这两种高潮所造成的影响；我们也提到，在阴道深处有精液池的时候，女性到达高潮或不到达高潮分别会造成不同的影响。在这个场景里，这名女性的身体则混合运用了前述几种高潮的效果，并在暗中操纵精子战争，以期获得最高利益。结果，女性的身体选择了情人，而非配偶做她的孩子的父亲。如果她的身体判断正确——情人的孩子将比配偶的孩子更有利于她的繁衍策略——那么，她的行动便会提高她的繁衍成果。

当女性的身体决定了下个孩子的最佳父亲人选之后，她的身体便开始策划安排。女性的体内这时会产生一连串冲动，分别影响她到达高潮或是不到达高潮。与此同时，她的身体还能十分巧妙地调整这一连串冲动。另一方面，女性的身体也会预测下次是谁最可能在她体内射精，她的身体会根据自己的判断，发出一连串指令，借此掌控上述冲动与时机。下面就让我们来讨论这一连串的冲动。女性为了追求繁衍成果所采取的武器当中，连续发生的各类性高潮可说是最重要的一环。特别是当女性身体正在推动一场精子战争的时候，一连串的性高潮将会扮演更重要的角色。

场景26里的女性在她进行不贞行为的过程里增加了自慰的次数。类似的场景在本书当中曾经出现过：场景6里的那名女性，她和前任男友即将发生不贞行为的前一个星期，比平常自慰了更多次。这种变化也可以简单地解释为一种性兴奋高涨现象，这只是表示女性期待和配偶之外的对象性交。然而，我们只要更进一步观察就能发现，这种解释显然过分地简单化。这两个场景里的女性虽然都可能即将与情人性交，但只有在下个射精对象是她们的配偶时，她们才会自慰或做春梦。而在这两个场景里，当女性很可能马上要和情人性交的时候，她们反而不会发生上述两种高潮。这一点，女性和男性是不同的。

当然，女性在和情人性交之前，也可能会从自慰或梦境当中得到高潮，但通常这些高潮只能算是"失误"。例如场景26里的女性在星期六晚上曾经有过一次梦中高潮，看起来，那次高潮似乎是为了星期一晚上和情人性交才发生的。但事实上，那次梦中高潮发生的当时，最有可能立刻和她性交的应该是她的配偶。女人的配偶曾在星期天晚上建议给她"带个纪念到路上去"，不过她并没接受。我们将在下面说明，她的那次梦中高潮其实是个"失误"，但她后来仍有机会纠正这个"失误"。

如果自慰高潮和梦中高潮的频率与不贞行为之间不只是受到性兴奋的影响，那么这两者之间究竟是怎样的关系呢？还有，如果上述两种高潮是因为女性正在期待不贞行为才发生的话，为什么这两种高潮通常在女性与配偶性交前发生，而不是在女性与情人性交前发生呢？

上述疑问的答案是，女性预期即将发生一场精子战争的时候，通常她会根据个人喜好而期待其中一方获胜。在大多数情况下，女性会希望她情人的精子而非配偶的精子获胜。因为若非如此，她就不会甘冒风险而发生不贞行为。我们在这个场景里看到的，正像我们在场景6里看到的一样，这位女性不但预期精子战争发生，同时她的潜意识也在暗中准备一个有利于情人的战场。

这时女性的身体判断，情人比她现任的配偶更适于担任下个孩子的亲生父亲，但情人却不是一个很适当的长期伴侣。因此，为了达到繁衍后代的目的，她的身体决定只从情人身上获取精子，除此之外，她决定不要去冒任何可能让她失去现任配偶的风险。换句话说，这名女性在不贞行为的前后都必须和配偶性交，否则配偶就会心生怀疑。正因为这样，一场在女性体内爆发的精子战争是无法避免的。而且无论如何，她的身体也不会愿意错过引发这场大战所带来的利益。对女性来说，她能作出的最佳选择就是，在竞赛中尽可能地帮助情人的精子存活下去。这一点我们可从这个场景里的事态发展看出来，她的身体很完美地朝着这个目标在努力。

女性的身体预期着即将发生的不贞行为，在那之前的一星期，她的身体就已经开始筹划。策略目标是，一方面和她的配偶不受干扰地照常进行例行性交，另一方面尽量在精子军队掀起战争时，将配偶的精子数目减至最少。从技术上来说，女性的身体首先会在预期发生例行性交的前一天左右，先产生想要自慰的冲动，并借此强化她的子宫颈黏液过滤功能。接下来，在每一回的例行性交当中，她的身体都会感到想在前戏当中获得高潮，而这种高潮则会更为强化她的子宫颈过滤功能。

这个场景里的女性发生不贞行为前的那个关键的一星期，她总共和配偶进行过两次性交。她在两次性交当中都没到达高潮，因此，以她的身体对即将发生的精子战争所采取的准备手段来说，两次性交都没在她体内留下多少配偶的精子。而这名女性在星期六晚间的梦中高潮，则是上述策略的延长。因为在她出发前的星期天晚上，她的配偶极可能会要求性交。而女性的梦中高潮则把她的子宫颈黏液过滤功能变得更强，这样即使在配偶坚持要和她性交的情况下——特别是万一她在前戏当中获得高潮的话——她也能将子宫颈内留下的配偶精子数目减至最少。但这名女性最后选择了避免在星期天晚上和配偶做爱。

星期一晚上，情人终于在女性体内射精了，这时她的身体里面所保有的配偶精子数目非常少，这正是她的身体事先安排的结果。不过，这时她的子宫颈黏液过滤功能仍然很强，因为她曾在星期天清晨有过一次不必要的梦中高潮。于是，她试图让情人延后一天射精，以便争取更多时间使体内的配偶精子数目减至更少。可是，她的情人却不能再等下去。

女性第一次和情人性交的时候，由于子宫颈黏液过滤功能还太强，所以她感到需要在性交中获得高潮。这样她不但可以修正先前那次梦中高潮的"失误"，同时还可借此打通子宫颈黏液中的通道。然而，她的情人却要执行他自己的策略。由于他过去几次企图在她体内射精都没能得逞，所以他的策略是先射精再说。正因为这样，待他好不容易获准能够插入情人体内时，他必须赶在她改变主意之前，以最快速度完成射精。

由于情人表现得过分性急，这使女性的身体在性交过程中无法打通子宫颈黏液里的通道，而情人的精子也很难从精液池游进子宫颈里去。然而，15分钟之后，女性在情人的爱抚下，总算达到了高潮。这时女性的阴道里仍然有情人前次性交留下的精液池，他的精子大军终于一举穿过子宫颈黏液的通道，大批地游进子宫颈和子宫。情人的策略带来了最佳战果：他在女性改变心意之前迅速完成射精，所以他的精子能够大量储存在女性体内。而女性想从情人身上尽量获取大量精子的冲动也因而获得满足。这时只要情人的精子大军保有适当的战斗力，它们就能把配偶所剩无几的老旧精子统统打败。

一小时之后，情人想再补充一些他的新鲜精子，换句话说，他还想再来一次性交，女性也表示同意，于是他们同心协力让彼此同时在性交当中到达高潮。在这次高潮之前，女性的子宫颈里含有两个男人的精子先遣队，当时的子宫颈黏液过滤功能简直牢不可破，但这次高潮打通了黏液里的通道，情人的少数精锐部队得以穿越过滤层，到达子宫颈和子宫。也因为这样，情人第一次射出的大量精子，和第二次射出的少量新鲜精子才能组成一支混合队伍，并在稍后女性熟睡之中轻松地打赢这场精子战争。

接下来的两天里，情人又陆续补充过一些新鲜精子，其中半数以上都在女性获得性交高潮之后穿过了子宫颈过滤层。当女性回到自己家里的时候，她的体内拥有大量情人给她的强劲精子。女性的身体这时采取的策略是，在配偶射精之前，先大力强化子宫颈黏液的过滤功能。这一点，她做得非常成功。首先，她不仅避免了和配偶立即进行性交，同时也没引起他的疑心。其次，她有过一次梦中高潮。第三步，由于她和配偶小别数天，这时想要配偶在前戏时让她到达高潮似乎不太可能，于是她选择在回家后第二天晚上先自慰，然后立刻要求和配偶性交。

这次性交的目的，是为了让配偶误以为她在这个月怀孕生产的孩子是他的。女性没感到想要获得性交高潮的冲动，她只感觉需要假装到达高潮。因此，配偶射入的精子当中，能够通过子宫颈过滤层而到达战场的简直寥寥无几。而这些配偶的精子部队即使能够通过子宫颈过滤层，它们最后还是会被情人以量取胜的大量精子杀手和精子取卵者打败。这场精子战争的结果，毫无疑问是情人的精子大获全胜。

女性的策略进展极为顺利。当然，这一切都不是在她的意识里进行。在潜意识中，她的身体会调适一连串有关情绪、动机与反应等最符合繁衍利益的活动，以期达成繁衍成果。另一方面，在女人的意识里，她只能感受到性的欢愉、兴奋，及掩饰自己的不贞行为与诡计时带来的恐惧。

*

场景里的女性发生不贞事件时，表现出来的行为与反应都极具代表性。以英国的平均统计数字来看，女性在没有外遇的时候所感到的自慰高潮或梦中高潮，平均每星期不到一次。而在女性进行不贞行为期间，她感到自慰高潮和梦中高潮的比例就会提高，平均每两天就会发生一次。女性最常感到上述两种高潮的时期，通常是在她预期马上会和配偶性交之前。而当女性预期自己马上会和情人性交的时候，上述两种高潮的次数反而会降低。另外，女性发生不贞行为时，她所感到的性交高潮次数也会发生变化。以平均数字来看，女性在和情人性交中到达高潮的比例（约33%），要比和配偶性交时到达高潮的比例（约22%）高一些。由此可知，双方精子进入战场的时候，情人的精子比配偶的精子更易受到女性身体的支持。

上述的差别显示，配偶的精子除了更容易遇到较强的子宫颈过滤层，同时也更不易在穿越黏液通道时得到女性身体的支持。一般来说，情人的精子在精子战争中极易处于有利地位。女性没有外遇的时候，约有55％的女性身体会协助保住配偶射入的大量精子。但当她正在进行不贞行为时，只有38％的女性身体会倾向帮助配偶，而相对的，却有65％的女性身体倾向于帮助情人。换句话说，在发生外遇的情况下，女性对情人精子部队提供的帮助，是对配偶提供帮助的两倍。

女性繁衍策略中最让人印象深刻的，还是她一方面努力保住情人的精子，另一方面又想尽办法不让配偶怀疑她的外遇行为。这时女性采取的策略大致如下：第一，不论她是否正在发生外遇，她的性交高潮或性交后高潮次数仍然保持和从前一样（其中约有22％为性交高潮）。第二，女性拥有一项重要武器来对付配偶的繁衍策略，那就是增加她自慰高潮或梦中高潮的次数，而这两种高潮由于都是在暗中秘密进行，所以不会被她的配偶发现。第三，女性帮助情人精子获胜的秘密武器，是在性交前减少自慰高潮或梦中高潮的次数，同时再增加与情人的性交高潮次数，借此打通子宫颈黏液里的通道。女性的配偶很难察觉她的这种偏好。

现在我们再来说明，为什么隐瞒自慰高潮或梦中高潮对男性和女性来说都同等重要。如果男性在日常例行的性生活里，能够正确探知他的配偶何时、有过几次自慰高潮或梦中高潮，那么，当配偶的上述高潮模式稍微发生一点变化时，他就能立即察觉配偶正在期待外遇。而男性一旦发现自己的配偶发出这种信号，他会更加小心谨慎地看守配偶，让她很难从其他男性身上获取精子。因此，女性也和男性一样，她的繁衍策略能否影响到精子战争，一切都得看她能否暗中改变上述两类高潮的模式而不被配偶发现。换句话说，女性的自慰与春梦也和男性的自慰与梦遗一样，必须严密且秘密地进行。此外，女性的自慰和春梦都和不贞行为及精子战争有所关联，这种关联让女性在潜意识里感到需要保密与保有隐私。这一点对男性来说也是相同的。一般来说，我们无法探知他人的自慰模式，这正是繁衍策略获得成果的证据。正像我们在前面说明男性的自慰时提到的所有理由一样，大部分女性都对自慰感到需要保密及保有隐私的要求，这是由于女性通常都对自慰感到好奇、疑惑、厌恶，甚至有些女性还对自慰持有偏见。

女性不会永远都在暗中获得高潮，她有时也和男性一样，会在配偶面前一个人先到达高潮，然后再和配偶性交。有时，女性也会在配偶面前以自慰方式获得高潮，不过在大部分情况下，她还是要靠配偶的协助来获得高潮。例如我们在前面说明过其中一种情况——女性会期待配偶帮她口交让她到达高潮，但在一般情况下，男性只会用手指给予配偶刺激，这时高潮本身对男女双方的策略来说都有其重要性。通常，性高潮并不代表女性想要提供任何信息，也不代表男性希望依靠嗅觉或靠舔舐女性性器而获得任何信息。

如果女性在配偶面前公然到达高潮后却不马上进行性交，从保存精子的角度来看，这种高潮和女性私下进行的自慰高潮或梦中高潮的效果是完全相同的。根据研究发现，上述三种类型的高潮同样都能强化子宫颈黏液的过滤功能。尤其是获得这三种高潮时，如果子宫颈储藏库里已经含有大量精子，这种强化过滤功能的效果就更显著。换句话说，这三种高潮同样都会使女性在下次性交中减少留在体内的精子数目。即使下次性交是在高潮后好几天才发生，效果还是相同的。

对男性来说，亲眼目睹或是协助他的配偶获得上述高潮，能够使他感到安心。假设男性的配偶在第二天会和别的男性性交（例如和她的情人性交，或是遭到强暴），那么，至少在性交发生的那一刻，她的子宫颈黏液过滤功能还很强，此时任何进入她子宫颈的精子部队都会被大举消灭。上述假设早已刻印在男性的潜意识当中。当然，男性的策略并非绝对可靠。他的配偶还是有办法对付他的策略，因为其他男性给她的高潮，能帮她把子宫颈黏液里的通道打开。除此之外，还有一种情况也很常见：如果男性的配偶下次是和他自己性交，那么他的策略就会收到反效果。也就是说，男性虽然帮助他的配偶加强子宫颈过滤层功能，但结果反而变成用来对付自己。

从整体来看，男性在前戏中协助女性获得高潮对他自己较为不利。因为前戏高潮跟我们在前面说明过的其他性交所发生的高潮（即自慰高潮与梦中高潮）有所不同，通常前戏高潮总是会过分削减配偶而非其他男性的精子储藏数。前戏高潮带来的另一个缺点是，男性等待插入的时间越长，越可能失去射精的机会。因为在等待插入的过程里，两人可能会受到干扰，或者他的配偶会改变心意，不想再和他性交。

本书的许多场景里都曾提过，大多数男性宁愿立刻插入阴茎开始性交，也不想在前戏当中帮助配偶到达高潮，原因也是如此。然而，女性却能从前戏高潮当中获得许多利益（请参见场景24至场景25），在多数情况下，她们会要求男性帮助她们得到前戏高潮。因此，前戏中男性对女性提供的刺激程度与刺激时间长短，也就成为男女双方在性交过程里互相较量的重要课题之一。

男性只有在他自己损失最少的状态下，才肯在前戏中帮助女性获得高潮。换句话说，要在女性子宫颈储藏库里完全没有精子的状况下，或是男性即将射出的精子不太可能被卷入精子战争的时候，他才会给女性提供刺激。还有一种可能，就是女性坚持在她获得前戏高潮之前不让男性插入，要是碰到这种情况，男性几乎毫无选择。因此，当男性花上大部分时间和配偶共处，或是配偶坚持要先得到前戏高潮的时候，男性才会比较愿意帮助配偶得到前戏高潮。这个结论毫不令人惊讶。不过在大多数状况下，即使是在前戏中帮助女性先得到了高潮，男性还是会企图尽快插入与射精。因为只要在女性达到高潮后的一两分钟之内完成射精，他的精子仍然能够穿过子宫颈黏液里的通道。

我们在本书中已经多次说明过，男女两性对射精与高潮所采取的策略，几乎全都是在潜意识里进行的，这一连串活动通过身体对情绪、性冲动（libido），以及对刺激的敏感度等作出反应而加以调节。事实上，本书当中提到的大部分行为全都是发自潜意识，这些行为并非理性思考的结果，而是基因程序的产物。然而，尽管潜意识因素在这里有其重要地位，男女两性仍然能够通过反复"尝试错误"，而学会满足自己感觉的最佳方式。男性要学习的东西很多，从基本的插入动作到女性高潮的微妙之处，他都必须学习。女性则必须学习如何到达高潮、如何鼓励男性帮助自己到达高潮、何时必须假装到达高潮、如何假装到达高潮等。而男女两性都必须学习的课题则包括：如何进行不贞行为，如何防止配偶外遇，如何选择对象（mate），如何接近与诱惑选中的对象。另外，男女两性也必须学会如何避开自己不想要的对象。

在学习上述各项技术的同时，我们必须兼顾迅速、完善，并尽量减少失误，这种学习能力对我们的繁衍成果会产生极为重要的影响。接下来，我们将在场景27到场景29里说明男性和女性如何学习这些有关性行为的必备技术。

09

学习摸索

场景27　熟能生巧

黑暗中，年轻男孩离开了身体下面的女孩，翻身躺在床上，堆在他身边的一叠大衣和毛衣倒了下来，压在他身上。男孩推了一把，把衣物统统推到地板上。他成功了，等了那么久，他终于做到了。毫无疑问，这次他是真的在一个女孩的身体里面射精了。

男孩过去曾有两次差点射精的经历。第一次是在16岁那年，他和一个小他两岁的女孩进行亲密爱抚（heavy petting）的时候。那时，光是能够射精就让他感到满意极了，他根本不曾尝试要插入女孩体内。然后是在去年，也是在像今天这样的宴会里，他又努力了一次，但那次却以失败收场。当时他确信自己已经插进了女孩体内，而且他还高高兴兴地重复着前后抽动，最后总算射精出来。但谁知事后女孩告诉他，他只把阴茎插在她的两腿之间，而且他的精液最后是射在床上，或者也可能是射在谁的外套上吧。反正不论如何，今天的这次他绝对是成功了。他今年19岁，总算失去了童贞。

不过，男孩今天的动作显然有点操之过急。从他插入到射精只花了几秒钟，而且不可否认，他还需要有人来帮他一把。男孩今天也和上次一样，他的阴茎尖端一直没法找到女孩的阴道入口，但他自己却毫不知情。他像上次一样以为自己已经插入了女孩体内，于是急急忙忙展开了前后抽动。然而，等到女孩用手引导阴茎进入阴道之后，那感觉实在太不一样了，他这才发现自己先前肯定是插到别的地方去了。很可能又插到她的两腿之间去了吧。男孩几乎立刻就要射精，不过他还是忍到阴茎全部都插入之后才射出来。四周一片昏暗，男孩完事之后躺在女孩身边，感到前所未有的成就感与满足感。他告诉女孩刚才的性交棒极了，接着又问她感觉怎样。

"很棒。"女孩的语气里带着嘲讽的口吻，除非是新手，任何人听了她这语气，都会觉得灰头土脸。她在宴会里第一眼看到他的时候，原本只想跟他周旋一番，然后就把他打发掉算了。她觉得男孩看来太年轻又缺乏经验。不过，当男孩企图向她接近的时候，她却改变了主意。她觉得他的长相不错，而且身上穿的衣服又很昂贵。虽然他的言谈有些幼稚天真，但他在叙述一些关于自己的事情时却充满了机智，女孩觉得自己被他深深地吸引。所以，当他厚着脸皮要求和她做爱时，她正好已经喝得差不多，而且这时的气氛也足以让她想要和他上床了。他们一走进那个黑漆漆的房间，男孩就动手剥掉了她的内裤。男孩跳过一切前戏，立刻把全身重量都压在她身上，接着就把阴茎往她身体和床垫之间插去。她伸手帮了他一把，帮他把阴茎塞进了自己的体内，但他在插入那一瞬间就射了出来。现在，他居然还期待她的称赞，女孩感到羞愤、厌烦，还有对性的不满。她发誓下次一定要对男人的第一印象更加留意。

有人来敲他们这间寝室的房门了，因为没有反应，外面的人试图把门推开。但他们从里面把门上了锁，下一对等着使用房间的人催促着叫他们快点，同时还提醒着，他们并不是唯一需要这个房间的一对。年轻女孩开始在床的周围走动，男孩忍不住问她究竟在做什么。他告诉女孩，他们还不需要让出房间。黑暗中两个人都看不见对方。女孩说，她正在找自己的内裤，接着她问他记不记得把她的内裤弄到哪里去了。男孩说，他把它丢在地板的什么地方，他马上会起来帮她找。他再度强调着，反正不用着急。女孩对自己居然和这种无趣的人做爱感到羞耻，她只想赶快忘掉今天发生的这一切。女孩佯称要去洗手间，她请男孩帮忙找一下内裤。男孩很不情愿地把内裤和长裤穿好，拉上了拉链，下床来帮女孩找内裤。

其实，他根本不记得把女孩的内裤弄到哪儿去了。这个不知道姓名的女孩着实让他大吃了一惊，因为他们素昧平生，头一回见面，她就愿意和他上床。他们在一起聊天、跳舞，大概总共才认识了一小时。女孩和他走进这间寝室的时候，他知道她随时都可能改变心意，所以他得赶紧在她温顺的时候，以迅雷不及掩耳的速度脱掉她的裤袜和内裤。很可能是因为动作太紧张了，那堆衣裤才被丢得不知去向。

男孩向她询问内裤的颜色，女孩回答"黑色"，这时，她几乎已经确信自己的内裤是找不回来了。要从这个丢得满地都是大衣和毛衣的房间里找到她的内裤，简直是不可能的事情。男孩建议打开电灯来找，但她表示不必了，她宁愿不穿内裤就走。说完这话，女孩立刻走到门口，摸索着去转动房门的把手。男孩跌跌撞撞地跨过地上的衣物，想要走到她的身边。但她已经打开门，走了出去。等在门外的下一对男女想要立刻往里面挤，男孩不得不推开他们才能走出去。他走出房间的时候，女孩已经往楼下逃去，她很快就消失在人群之中。

女孩为了躲避刚才的年轻男孩，紧紧靠近宴会里年纪最大的男人身边。这个人将近30岁了，比她整整大了10岁，她以前就认识他，也知道他很会玩女人。男人长得不错，表现也潇洒，他告诉女孩，还好他的配偶周末去看望她母亲，他才能来参加这个宴会。最后，女孩这天晚上剩下来的时间全都是和男人在一起。她完全被他迷住了，深深地被他的魅力、温柔、幽默和性感所吸引。宴会里的人们陆续地离去，男人提议由他送女孩回家，她同意了。他们在他车子里亲吻道别时，男人用手摸出女孩没穿内裤。这时女孩提议要跟他同床共枕，他同意了。于是，这天晚上、第二天早晨，还有第二天下午，她一直和他厮混在一起，尽情享受男人给她的亲吻、爱抚、娇宠和刺激。他给了她3次高潮，而他自己也曾4次射精。女孩在数次性交之间曾经陷入睡梦，她梦到自己和男人的关系后来一直持续了很久。

那个周末之后，女孩和男人继续交往了一段时间，她努力地想让梦想成真。不过，后来她发现男人除了她之外，至少还和另一个女人有性关系，所以她决定不再和他见面了。

几乎就在同时，女孩的室友和那晚害她丢掉内裤的男孩认识并开始约会。女孩忍耐了好几个星期，终于按捺不住好奇心，开口问她的室友，那个男孩在床上表现得如何。室友说，最初那男孩根本什么都不懂。女孩在心里点着头。不过，她的室友说，男孩似乎学得很快。几天前，他还找到了室友的阴蒂。"那他接下来只需要学会怎么对付阴蒂啦。"女孩心里想。他可能会学得很不错，女孩在心里期待着。

对男性来说，性爱技巧不是与生俱来的本事，这是一种必须通过学习才能得到的技术。关于这一点，雄性鸟类和雄性哺乳类动物完全相同。虽然发情、勃起和射精等现象都已经预先设定在生长的程序当中，时候一到，就会自然发生，但精密的细节动作却必须靠学习才能获得。雄性为求获得雌性的同意，让它能在雌性体内射精，必须学会求爱与刺激的技巧。它同时还得学会如何快速又有效地完成交尾，以免坐失机会。

就拿雄鸟来说，首先它必须学会如何站立在雌鸟的背上，还必须学会如何在射精之前，把它的尾部弯起来压住雌鸟的外生殖器。雄性哺乳类动物则必须学会如何处置自己勃起的阴茎——应该把它往哪里插。即使是像成年的雄性黑猩猩那么聪明的动物，如果在青少年时期没有学习性交的机会，到了成年之后，它还是会显得笨拙不堪。雄性黑猩猩一般是先观察其他同类性交，然后再自己亲身练习，它的性经验是通过这种方式发展而成的。一只没有经验的雄性黑猩猩和雌猩猩在一起的时候，它会发情、勃起，但接下来该怎么做，就完全没有概念了。不仅如此，它甚至连该把自己的阴茎往雌猩猩身体的哪个部分贴近都搞不清。在这种状况下，雄猩猩很难在第一次或第二、三次性交时成功完成任务。正因为如此，雄性哺乳类动物为了不要错失一生当中的射精机会，必须从青少年时期就开始练习。而人类的男性也不能例外。就像我们在这个场景里看到的一样，男孩明白自己的损失，他没在青少年时期学会做爱技巧，因此错失了射精的机会。而这种损失甚至还会严重影响到男性的繁衍成果。

任何一种社会里的年轻男性，都是先通过倾听或观察等手段，从有经验的前辈或是早熟的同辈那里学习基本的性爱技巧。很多社会甚至认可青少年时期之前的性经验，他们公开鼓励（或至少允许）青少年男女尝试性行为。年轻男孩如能趁早学会说服女性和他性交、帮助她的阴道准备接受性交、刺激她的阴道变得润滑，以及让他自己勃起的阴茎能够找到并插入阴道口等，这样他才不会错过自己第一次的射精机会。场景27里的年轻男孩第一次有机会学习做爱技巧，是在他16岁那年。两年之后，他又失去了第一次在女孩体内射精的机会。因为这时他既不会用自己的阴茎去找女孩的阴道，也不知道阴茎插入阴道之后的感觉。19岁那年，他虽然在女孩的协助下找到了阴道，也在里面完成了射精，但由于他还是缺乏经验，因此失去了和女孩建立深入关系的机会，同时也丧失了再度和女孩性交的可能。

当然，男性要学习的东西很多，光是学会如何让女性对自己产生"性趣"，如何让这种"性趣"持久，如何使女性愿意跟自己性交，性交时阴茎该往哪儿放等技术是不够的。男性如果能够学会如何影响女性的高潮模式，那么他很可能也能影响她保存精子的方式。然而从另一方面来看，女性的身体却不见得会帮助男性学习上述这些必要技巧。事实上，女性的身体甚至还会帮倒忙。为什么呢？关键在于女性的择偶方式，以及她们收集异性情报的方法。

到目前为止，我们已经大致说明过女性选择长期或短期伴侣时所采用的准则。其中较重要的项目包括：男性的地位、行为、外表、生殖能力与性的健全性。在大多数情况下，选择伴侣是一种妥协的过程，同一名男性在某个阶段可能被视为女性的最佳伴侣，但不久之后，他也可能不再适合这名女性。而女性有时还必须在男性所具备的可见条件（如地位、外貌等）与不可见条件（如打赢精子战争的能力）之间寻求平衡。

女性为了收集有关男性的情报，必须对他进行一连串的测验。女性会根据男性通过测验的情况，并与其他伴侣候选人的成绩进行比较，再来决定要接受他还是拒绝他。她必须把测验内容弄得有挑战性一些，但却不至于难到无法通过。测验太容易通过或是难到没人能够通过，都会失去测验本身的意义。女性的身体构造与行为构造都刚巧是为了进行这类测验而来。而通常男性会受到的测试，正是要判断他是否具备学习能力。因为他必须学会利用女性的身体，并对女性的行为作出反应。

某些行为的反应并非永远如出一辙，我们对这类行为进行学习时，总是会感到比较困难。众所周知，女性对任何一位特定男性给予的刺激所表现出来的反应都是无法预测的。从求爱的最初阶段到性交过程中产生高潮为止，女性的所有反应都无法预先探知。这些反应不仅会因人而异，甚至，对同一名女性来说，她在各种情况下的反应也会有所不同。

上述的多样性使女性会对那些符合她择偶标准的男性，继续进行其他更具挑战性但却不至于难到无法通过的测验。当然，对缺乏经验的男性来说，这些测验可能会很困难。就拿阴蒂的位置来说吧，我们在前面已经提到过，人类、人猿类及猴类的阴蒂都很小，很不容易找到，而且，阴蒂在性交过程中也无法直接受到阴茎的刺激。性交中，虽然男性身体的某个部分能够刺激到阴蒂——通常是阴茎——但除非这名男性具备特殊经验，否则他不可能知道该怎么做。

更重要的是，性交中对阴蒂的刺激关键在于女性的姿势与动作。因此刺激阴蒂的掌控权是在女性而非男性的手里。这种现象不仅是在人类，就是其他哺乳类动物也是相同的。另一方面，也因为掌控权在女性手里，所以我们在前面对性交高潮功能所下的结论，也就不会令人感到惊讶了。对缺乏性经验的男性来说，要在竞争中求生存实在不简单，因为他们得拼命学习性爱技巧。性交时，男性本身的动作有时能够刺激女性，有时却无法构成刺激，而男性要想学会利用阴蒂这个最能感受性刺激的器官，一个方法是通过无数次的"尝试错误"，另一个方法则是直接接受女性的指导。不过，即使男性因此学会了对付阴蒂的技巧，但适用于某一名女性的技巧，却不见得也适用于其他女性。

场景27里的那天晚上，女孩原本是打算要找一名长期伴侣。她的身体急于想要试测一下她所选中的男孩的性交能力，因为这是她的择偶步骤之一。无论如何，那个男孩至少已经懂得如何求爱。他算是通过了女孩给他的第一个试题，同时也获得接受性交测验的机会，但他自己把事情搞砸了。总之，后来那个经验丰富的男人通过了女孩各个阶段的测验。她中意那个男人的原因可能有很多，但其中一个原因是不容置疑的，那就是他具备了超人一等的性爱技巧。

如果有人问起"女性为何喜欢能给她性高潮的男性"时，她们肯定会回答"因为高潮能带来欢愉"。尽管这种高潮也会带来明显的缺点：男性越能掌握女性的高潮模式，女性本身则越难自我掌控。但女性选择性爱技巧更好的男性，不只能给她带来感官上的收获，同时还会带来生物学上的利益。此外，我们也在前面说过，女性能够控制本身的性高潮，这是她影响繁衍成果的主要武器。既然如此，那么，这里提到的女性对高潮的失控现象，会不会只是一种假象（而非真相）呢？

如果女性的身体不想要的话，任何男性都无法强迫她到达高潮。有能力的男性顶多只是在女性想要高潮的时候，从侧面协助她去获得高潮。而没有能力的男性则会迫使女性自己想办法解决，这时，女性比较倾向通过自慰或做春梦来获得高潮。因此对女性来说，既有经验又有能力的男性提供给她的是协助而非胁迫。然而，女性喜欢选择较有经验的男性，其实还包含其他因素。

基本上，女性是通过观察男性进行前戏与性交的过程，来收集有关这名男性的情报。一名男性如能使女性感到兴奋，并且还能刺激她到达高潮，这表示他拥有和其他女性性交的经验。女性会认为，其他女性也会觉得这样的男性极有魅力，并且愿意与他性交。男性越懂得如何刺激女性，就表示他应该越有经验——也表示越多女性会觉得他具有吸引力。而女性如能让这种男性的基因和自己的基因混合起来，那么，她生出来的后代也能具备同样的吸引力，也能吸引更多女性，因此她的繁衍成果便能获得更大成就。

有趣的是，有些种类的雌鸟也会以同样的基准来选择对象。如果雌鸟看到一只或数只雌鸟正在与某只特定的雄鸟交尾，那么它很可能也会与这只雄鸟交尾。由此可知，一只能够吸引众多雌鸟的雄鸟，它这种魅力是天生具备的特质。

尽管困难重重，但事实上，所有男性终究都能学会性交的基本知识，大部分男性则连性交的其他精细技巧都能够学会。男性和其他学习成绩不佳的对手比起来，如果他越早学会上述本事，他一生当中坐失射精机会的可能性也就越小，同时，也越可能和更多女性性交，并生下更多的后代。根据研究结果显示，在青春期之前有过大部分性经验的男女，尤其是曾经有过接触性器官经验的男女，他们一生当中拥有的性伴侣数目也比较多。年轻男孩如能趁早抓紧机会练习性爱技巧，他不但能够因此领先同龄男孩，同时也绝对能够拥有更多的后代。

当然，年轻的时候没机会练习做爱的男性，并不表示他们终生都学不好性交技巧。如果一名男性被女孩或女性认为够格担任她的长期或短期伴侣，即使他缺乏经验、不够体贴，或是不精于做爱，她仍然能够宽容地接纳他。总之，择偶是一种妥协的过程。场景27里女孩的室友把性爱技巧的微妙细节教给了那个男孩，她的目的是想培养一名伴侣，这名伴侣显然必须具备她所偏爱的特性，同时还能在必要时帮她到达高潮。她在教育这名男孩的同时，也在测试他学习性爱技巧的能力。男孩学得"很不错"，这表示他们之间如果生下后代，他们的儿子或孙子也至少都能表现得"很不错"。而且更重要的是，她只是训练男孩帮她自己到达高潮，而不是教他帮其他女性到达高潮——至少她教给他的诀窍不会让其他女性得到跟她一样的高潮。男孩可能从她那里学到了一些东西，可是内容并没有看起来那么多。

在这个场景里，我们谈到年轻男性的性行为发展，重点是男性为了通过女性择偶测验时所做的各种努力。女性需要学习的基本性爱技巧虽然没有男性那么多，但她仍然必须学习认识来自身体的冲动，以及如何对应这些冲动。例如，女性必须学习如何自慰、何时自慰、何时不要自慰。为了获得前戏高潮、性交高潮或后戏高潮，她还必须学会如何选择一名男性来帮助自己，何时去寻找一名男性来提供协助。另外，她也必须学会更多蒙骗对方，或是让对方对她放心的技巧。对上述这些冲动，女性的身体会在潜意识当中进行调整，而为了满足这些冲动，女性还必须不断更新技巧，这时就看她是否具备迅速学习的能力了。对女性来说，就算她无法很快地学会性爱技巧，她所失去的性交机会也不像男性那样明显。不过，这种学习能力却会影响到她能否尽其所能地把握眼前的性交机会。特别是女性的学习效率，会影响到她能否从精子战争中获得最大利益。

我们在场景31里还会对上述女性的学习过程加以说明。接下来我们要讨论的是，女性在求爱阶段初期对男性的性能力进行试验时会遇到的危险及其影响。

场景28　粗暴性戏

4名青少年唧唧喳喳地走进夏日的树林，树林里浓密的树荫总算帮他们挡住了午后炎热的阳光。几只松鼠从他们眼前的路上轻跳着跑开了，林中响起鸟儿互相警告的叫声。除了他们之外，这条路上看不见一个人影。

两名男孩之中的一人最近才考到驾照，他为了今天的出游，特意向他母亲借了汽车。他们刚才把汽车停在路边，一起步行了15分钟，准备到其中一个女孩熟识的地方去玩。一开始，他们先分成两对，手牵着手走在狭窄的小路上，黑头发的那对走在前面，另外两人走在后面。小路越来越宽，他们就分散开来。两个男孩脱掉了身上的衬衣，他们像是要为自己这个动作找借口似的，彼此举起衬衣拍打着对方。接着，两人一前一后地追逐着跑进了树林深处。

女孩们任由男孩去玩，她们继续走在小路上。两个人手挽着手，小声评论着男孩的身体和表现，当其中一人发出特别刻薄的评语时，两人便一起高声大笑起来。阳光照在前面不远处的一小块空地上，再往前走，有一条河，河上架着一座覆盖着青草的窄桥。如果她们知道几小时之后会发生什么事情，这时她们可能会觉得那条流进阴暗松林的小河看起来很恐怖。不过，此时她们却感觉那块地方既阴凉又美丽。河床很浅，河水流过河底的小石子，发出阵阵令人心旷神怡的水声。

流水的声音真是令人忘却暑热的最佳清凉剂。就在小河弯过桥下，快要流进松林的地方，河水在那里汇集成了一个深约一米的大水池。

女孩们走近水池旁边的时候，两名男孩也追了上来，他们跑得有点上气不接下气。黑发男孩在水边停下脚步，三两下套上了他的游泳裤，然后轻快地跳进了水里。女孩们慢吞吞地换上比基尼泳衣。黑发男孩在水里等得有点不耐烦了，他用手捧起池水往女孩们身上洒去。两个女孩生气地尖叫着："不要，住手！""不要这样！"她们每次要接近水池的时候，男孩就朝她们身上泼水，弄得她们进退两难。水池边充满了尖叫和轻笑的声音，中间还夹杂着脏话。女孩们终于也跳进了水池，于是她们开始用冰冷的河水报复对手。

另一个男孩一直坐在河边，冷眼旁观着这一切，接着，他才慢慢地把身上衣服脱得只剩一条内裤。他对这一刻感到很厌恶，因为他不会游泳。说实在的，他对水有恐惧症。要是只有他一个人在水里还没什么问题，可是要他跟大家在水里胡闹，他却是打从心底感到害怕。他没法跟大伙儿一起跳进水里去玩，只能紧张地坐在一边，等待那无法逃避的一刻来临。男孩心里很羡慕那个黑发男孩，他那孔武有力的体格、运动能力，特别是他会游泳，这些都让男孩感到羡慕不已。还有，黑发男孩像磁铁一样吸引着女孩，他参加宴会时，身边总是挤满了女孩，她们留意着他说的每一个字，对他说的笑话总是很捧场地大笑，每个女孩都想尽办法要引起他的注意。这还不算，听说，他们这个圈子里几乎所有稍有魅力的女孩都跟黑发男孩上过床，就连他自己这位现任女友，也跟黑发男孩发生过关系。而他自己却还是个处男，他到现在也还没法说服这个现任女友跟他做爱，她一直不肯让他插入。虽然她不在乎他用手指插入她的阴道，而且她也很高兴帮他弄到射精，可是这三个月来，她一次也没让他跟她来真的。

这群女孩里面唯一还没和黑发男孩发生关系的，是那个黑发女孩，今天她是跟黑发男孩一起来的。从各方面来看，黑发女孩在他们同年级当中算是最有魅力的女孩。她一向都跟大家保持着一段距离，而且她身边总是有一大群年纪较大的男生在追求她。这群追求者当中，还没一个人能跟她交往很久。据那群男孩说，女孩很难追到手，她到现在还是个处女。女孩向来拒绝跟她同年级的男孩出去，连那个黑发男孩也不例外。而今天她接受了黑发男孩的邀请，主要还是因为他死皮赖脸拼命缠着她。岸上的男孩注视着黑发女孩，她的比基尼泳衣沾水变湿之后，逐渐显得透明起来。男孩不得不承认，她的确比他自己的女友有魅力多了。他注视着两个女孩在水里和黑发男孩嬉笑，他们之间越来越亲密，男孩不禁感到妒火中烧。

其他三个人知道他不会游泳，但并不知道他那么怕水。他们告诉男孩池水并不深，怂恿他快点下水去玩。男孩仍然推托着，其他三个人开始感到急躁与不耐烦，最后连他自己的女友也开始生他的气了。她这时简直觉得羞愧万分，因为自己的男友和另一个男孩比起来简直差得太远了。虽然她和男友在一起的时候也玩得很愉快，不过，她觉得黑发男孩更有吸引力。几个月前，她曾和黑发男孩发生过性关系，但黑发男孩差不多是马上就把她甩了。在那之后，有好一阵子，女孩感到非常悲伤，可是她始终不曾真正放弃过，她一直期待将来有一天，黑发男孩还会回到她的身边。而眼前这一刻，她也比较愿意跟黑发男孩打情骂俏。所以，当黑发的那一对决定要强迫她的男友下水来玩的时候，她也加入了他们的阵营。男孩明显地表现出他的恐惧，他诚恳地向另外三人求饶，但三人不管他那一套，他们先声夺人地抓住男孩的手和脚，一起把他丢进水池里。男孩努力着不要表现出他的恐惧，他很快地爬出水池，嘴里一边骂着同伴，一边走回岸上。

　　不久，他的女友终于上岸来了，她走到他身边坐下来，另外那对则躺在阳光下取暖。经过一阵短暂的休息，男孩抓起一把青草向黑发男孩丢去。两个男孩又重新展开一场追逐，不过黑发男孩很轻松地就把他打败了。他们走回女孩们的身边，这次轮到两个女孩把树枝往黑发男孩身上丢去。他威胁着表示要向女孩报仇，说完就跳进水里，用手捧起池水往女孩们身上洒去，同时还发出阵阵尖笑声。女孩们决定联合起来对付黑发男孩，她们合力把他推进水里，然后，女孩们也紧跟其后跳进水池，继续跟黑发男孩厮混。

　　另一个男孩仍然坐在一边瞪着他们，心中充满了妒忌。他在一片泼水和嬉笑声中，听到了自己女友的声音。女孩说，她要把黑发男孩的短裤脱掉。才说完，两个女孩就合力压到黑发男孩身上。等到黑发男孩弄清她们的企图时，他用力抓着自己的短裤，高声抗议着："不要，住手！"这时，另一个男孩看着他们，脸上露出了浅笑，他心里期待着自己偶尔也能碰到同样的事情。

　　黑发男孩被女孩们戏弄得兴奋起来。他也开始觉得，让两个女孩把他的短裤脱掉会很有趣，但他还是挣扎着表示拒绝。他高声坚持说，要是她们再拉，短裤一定会被扯破的。不过他只说了一两遍，等他觉得已经坚持得够久了，他停止了挣扎，任由女孩们扯去他的短裤。另外那个男孩的女友抢先把短裤一把拉下来，兴奋地把战利品高举在空中摇晃着。黑发男孩企图伸手去抢，但女孩却把短裤丢向另外那个黑发女孩，然后，她往黑发男孩身上倒去，两个人一起摔进水里。就在这时，黑发女孩爬到岸上，拾起黑发男孩的其他衣物，然后往树林里面跑去。黑发男孩这时正在水里忙着和另一个女孩打闹，他的阴茎兴奋了起来，因此根本没注意到岸上发生了什么事情。直到黑发女孩再度出现在岸边，他才意识到刚才发生的一切。他为了掩饰自己勃起的阴茎，于是把身体沉进水里，心中盘算着下一步该怎么办。

　　女孩们讥笑着黑发男孩不够勇敢，并且埋怨他躲在水里，简直像个懦夫。于是男孩把脸转向他的黑发女友，催促她把自己的衣服拿回来。然而不论他怎样拜托兼威胁，女孩就是不肯帮忙。男孩的声音逐渐变得急躁起来，最后，他终于对黑发女孩宣称：他不在乎被人看到自己勃起的阴茎，不过她可得为此付出代价。说完，他就游到岸边，爬上岸去。黑发女孩因为兴奋与犹疑，呆了好几秒钟。黑发男孩站在女孩面前，看着她。她转身往小桥的方向跑去，男孩则紧跟在她身后追过去。另外一对这时只看到黑发男孩抓住了女孩，把她推倒在地上。男孩接着跨坐在女孩身上，把她的手腕压在地面。两个人这时都喘着气，女孩不断笑着，男孩却毫无笑容，看得出他已经兴奋得快要失去控制了。

　　男孩追问女孩把他的衣服藏在什么地方，女孩叫他自己去找。他把手放在女孩的比基尼上衣上对她说，如果她不告诉他，他就会把她的上衣扯掉。女孩假装无可奈何地说，只要他肯放手，她就会带他去找。然而，男孩一放手，她却站起身来，大笑着又跑走了。男孩重新抓住她，这次他把一只手放在她的脖颈后面，另一只手臂环绕在她背后，问她衣服到底在什么地方。女孩抵抗着，表示他把她弄得很痛。可是男孩这次不肯再放开她，他表示，除非告诉他衣服在什么地方。说完，他把她的双手反剪，逼着她朝可能藏衣服的地点走去。不一会儿，这一对就消失在树林里面。

*

　　这时，另一个女孩因为刚才接触到黑发男孩，她和黑发男孩过去性交的记忆又重新回到脑海里，于是她也开始兴奋起来。黑发男孩离她而去，让她感到有点失望，但她马上又把这股兴奋间接转移到自己的男友身上。她伸手推推身边的男孩，要他站起来，然后提议他们也去散散步。男孩站起身来，把女孩又湿又冷的身体拉到自己身边，开始亲吻她。女孩感觉得出他也开始兴奋起来，于是她又提议让他们换个地方，免得被另外两个人回来的时候撞见。他们步行了一会儿，在河边找到一处能被树丛遮住的隐蔽之处，两人一起躺下来。男孩抱怨着身上的衣服太湿，实在很不舒服，他们应该都把衣服脱掉，女孩表示同意。这是他们认识以来第一次亲眼看到对方的裸体，在这之前，他们总是在他母亲的汽车里，摸黑爱抚一番而已。男孩知道女孩在服避孕药，他以为今天女孩总算要答应跟自己做爱了。可是女孩这时却以为，男孩以往都能够自我克制，他今天也一样会控制自己的。

一开始，他们只是按照往常的模式，彼此爱抚对方。男孩亲吻着女孩，同时用手抚摸着她渐渐变热的皮肤，女孩爱抚着他的背部。接着，男孩开始抚弄她的性器，女孩则用手抓住他的阴茎。男孩表示他还不想射精，说完，他趴到女孩身上。女孩表示不满，但男孩说，他只是想用自己的阴茎摩擦她的性器，女孩仍然不愿意。男孩不断地要求着，最后，女孩只好答应。他趴在她身上，没过几秒钟，他便要求让他插入。女孩拒绝了。他苦苦哀求好几次，女孩还是不肯答应。男孩责问她，为什么愿意和黑发男孩性交，却不肯跟他做爱？女孩谎称，她虽然跟那黑发男孩做爱，但那不是她自愿的。总之，当时，黑发男孩根本不让她有选择的机会。女孩这句话倒是有几分真诚。

男孩已经到了忍耐的极限。阳光下，他全身赤裸地趴在一个裸体的女孩身上，他的阴茎只要稍微再用力一点，就能插入她的阴道。男孩从来没感到如此兴奋过。这一整个下午，他都感到自己既不受欢迎也不受重视。说得更准确一点，他觉得女友到现在还是比较喜欢那个黑发男孩。而且，他还明白了一点：即使他的朋友曾经强迫她做爱，她仍然喜欢他的朋友。男孩的情绪混乱到了极点。他想要和她做爱，他就是想要。既然他的朋友能强迫她，那他也可以强迫她。如果她被迫做爱之后，仍然喜欢他的朋友，那她也应该会继续喜欢他。男孩把身体往下移动着，想把身体移到刚好能够插入的位置，可是他却没法插进去。

女孩发现男孩的企图时，她马上开始挣扎，同时要求男孩立刻停止。他又恳求了一番，发现她丝毫不为所动，于是他凭着自己的体重和体力把她压在地上。男孩尝试着想找到女孩的阴道口并且想要让她就范，两个人都拼命地挣扎着。他用阴茎戳了又戳，就是找不到女孩的阴道口。女孩渐渐发现，这个人跟他朋友完全不同，他根本不知道自己在做什么。他空有蛮力，却缺乏经验。男孩试着戳遍了所有的地方，就是没戳对位置。女孩不断咬他、抓他，生气地抵抗着，但另一方面，她却巧妙地变换着自己的姿势，企图让男孩更容易插入。可是看来似乎为时已晚，挫折和无能为力的感觉让男孩的身体陷入一片混乱。他虽然还没插入女孩体内，但已经忍不住要射精了。那爆发的一刻终于来临，男孩的精液顺着女孩的臀部流到草地上，他觉得自己简直悲惨极了。他已经尽了一切努力，可是却落得失败的下场。

女孩安静了好一会儿，接着，她的情绪控制了一切。两个人互相挣扎时的恐惧加上性兴奋、缺少插入与高潮以缓解兴奋所带来的失落感，还有整个下午对男孩越来越强的失望感，现在都变成愤怒爆发了出来。在过去几小时的每个阶段里，男孩处处表现得不如他的朋友。女孩先骂他是个禽兽，然后讥笑他真够悲惨的，连强暴一个女孩都办不到。她表示一定要把这件事告诉大家。

女孩穿上她的比基尼泳衣，站起身来，瞪着男孩。他觉得自己在她面前好像突然缩小了似的，高潮带来的轻松感使他的攻击性和自尊心一扫而空，他眼中含着泪水向女孩道歉，请她不要把这件事告诉任何人。他以后绝对不会再干这种事情了，男孩说。他想了一下又接着说，他本来不是想跟她真的做爱，如果他想来真的，当然就会真的插进她身体里，那只是一场游戏罢了。女孩则叫他不要以为她或其他人会相信他的鬼话。她说，要是他会那么想，那他一定是把她看成了一个笨蛋。"你会得到报应的。"女孩说。说完这话，她把男孩的湿短裤朝他身上丢过去，叫他"快把自己那可怜的玩意儿遮起来"。女孩还说，她要去找另外两个人，把这里发生的一切都告诉他们。说完，她便扬长而去。

*

不过，就算是她找到了另外两个人，他们也不见得有兴趣听她的遭遇。因为另外那一对之间也发生了他们自己的故事。黑发男孩全身赤裸地推着女孩走进树林，他的阴茎仍然直立着，两个人一直走到女孩声称藏衣服的地方。她领头走进林荫密布的树林深处，带着甜味的松针铺在他们脚下，像是柔软的床铺。周围全是十年以上的大树，从天空或小路上都看不见他们的所在。刚才这几分钟里，男孩和女孩都处于非常兴奋的状态。他们在水里抢夺男孩内裤时的嬉笑、在树林里的追逐、男孩反扭女孩的手臂，还有他们两人都裸露着身体，这一连串行为让他们产生了强烈的性兴奋。女孩带领男孩去找他的衣服时，他心中确信他们即将要做爱。对他来说，除了做爱，几乎没有第二个可能了。性兴奋总是让他极具攻击性，同时也让他产生想要操纵对方的冲动，这种冲动甚至会让他伤害到对方。男孩每次性交都会出现这种情形，即使性交前并没有粗暴混乱的前戏，即使他不像今天这样被对方戏弄，每次要做爱的时候，他都会变得具有攻击性，并企图控制对方。男孩现在很想和这个黑发女孩做爱，然而他也有强烈的冲动，想要把女孩好好戏弄一番，就像女孩戏弄他一样。

他的挫折感、攻击性和明显的性兴奋被女孩不断刺激得越来越强。那个传闻是真的，她还是个处女。到目前为止，除了手指以外，还没有任何男孩的阴茎插进过她的阴道。事实上，她很害怕被真正的阴茎插入，因为她担心自己的阴道会因此而被撕裂。这种恐惧曾使她从睡梦中惊醒过好多次。但另一方面，女孩的性冲动却很强烈。她经常自慰，也喜欢和男孩有身体上的接触。最让她感到过瘾的，是看到男孩被她的身体弄得兴奋不已，而当男孩想要插入时，却被她一口回绝。女孩总是等待着这一刻，一想到这一刻，她就觉得刺激得要命。她知道其他人眼里都是怎么看这个男孩的：他做爱的时候总是动作粗暴又充满攻击性。在过去几年里，他几乎和她所有的朋友都发生过关系。但即使如此，女孩还是深信自己能够对付这个男孩。

一连好几次，女孩假装想不起把他的衣服藏到哪里去了。她对男孩笑着，等于也帮男孩找到了对付她的借口。他重新把她的手臂扭到背后，用力把她拉到身边，男孩再度责问她把衣服藏在什么地方。女孩感到很痛，不过她以为他还是在开玩笑。她向男孩抱怨他把她弄得很痛，而且重复表示，她已经不记得藏衣服的地方了。女孩刚说完这话，就被脸朝下地推倒在地面那片松针铺成的软床上。接着，男孩立刻动手来脱她的比基尼，由于动作急迫，男孩脱她的游泳裤时，女孩几乎是靠脑袋支撑着整个身体。她呆了半晌，以为男孩是在开玩笑。可是接下来，男孩跨坐在她的臀部上，把她两只手臂向背后反扭过去，同时，还把她的脸拼命往松针里压，弄得她既疼痛又没法呼吸。女孩的兴奋感突然迅速地消失了，男孩的行为有点超出常规，而且也把她整得太过分了一点。

男孩告诉她，如果她现在把他的衣服找来，那他可能会在黄昏之前把她的衣服还给她。他抓着她的头发，把她的脑袋从地面上拉起来，又重新追问了一遍。女孩嘴里应允着，同时要求他不要再把她弄得那么痛。男孩放松了手上的力量，女孩指着前面不远处一段高及人腰的半截树干。男孩再度反剪她的双臂，拖着她往树干的方向走去。他用力把她的双臂抵在背上，女孩被弄得疼痛万分。他们走到树干旁边，男孩强迫她弯下腰去，又用力把她的肚子抵在树干上。女孩叫喊起来，怪他把她弄得太痛。她说出了藏衣服的位置，并且要求男孩不要再整她了。男孩看到自己的衣服，他告诉女孩，他得好好给她一个教训，好让她以后不再惹他。

女孩虽然被压弯着腰，肚子顶在树干上，同时双手也被反剪在身后，但她仍然弄不清楚男孩究竟要做什么。到现在为止，所有的疼痛都只是肉体上的，并没有任何和性有关的痛楚。她除了感到疼痛之外，还对自己无力抵抗男孩而感到惊讶，不过，这时与其说她害怕，还不如说她觉得有些快乐。直到男孩用自己的脚分开她的两腿时，女孩才突然感到很恐惧。她还没能找到适当言语问男孩要干什么，他已经插进了她的身体。女孩祈求男孩就此打住，因为她没有服避孕药。她想要大叫，可是声音却被卡在喉咙里。男孩用力把她压在树干上，疼痛的感觉从她手臂、肚子和阴道传遍全身，女孩感到简直无法呼吸。男孩的每个动作都让她感到极大的痛楚，她开始哭泣，不断求他快点停下来。男孩不理她，不过他很快就把精液射了出来。

射精之后，男孩的攻击性消失了。他对女孩称赞刚才的性交很棒，而且她也是他遇到的女孩里面最好的一个。他说，如果他把她弄痛了，他觉得非常抱歉。说着，他温柔地把她从树干上拉起来，想把她拉到身边拥抱她。可是女孩拒绝了，她啜泣着，怪他把自己弄得很痛，说他简直是个混蛋。男孩抚摸着她的脑袋，一边亲吻着她的眼泪一边对她说，他以为女孩希望他对她那样。有好一会儿，他们背靠着树干并肩坐在那儿，男孩的手臂围绕在女孩的肩膀上。她停止了哭泣，沉默着吸吮她的拇指。不论在心理上或生理上，女孩都受到了伤害，她觉得有些无所适从。这时有三种念头掠过她的脑海：她被强暴了，她已经不是处女了，她的阴道是可以容纳得下阴茎的（虽然很痛）。

男孩结结巴巴地至少说了三遍，他觉得跟她做爱感觉很棒，而且他非常喜欢她。女孩对他埋怨着，怪他强暴了自己，不过只埋怨了一遍。男孩笑起来，他说，他以为那只是有点像强暴。女孩强调着，那不是"有点像"，根本就是强暴。又过了一会儿，女孩对他说，他应该用安全套的。他再次道歉着说，他其实带来了一些安全套的，只是，那些安全套放在他的长裤口袋里，而长裤又被她藏起来了。接着，男孩怪她不该把他弄得那么兴奋，不过他立刻又安慰女孩，不必担心怀孕或是艾滋病。最后，两个人穿好了衣服，一起走回河边去找他们的朋友。

后来，在4个青年男女一起走回汽车的路上，还有开车回家的路上，两个女孩和开车的男孩都一直非常安静。只有那个黑发男孩像是没发生任何事情似的，絮絮叨叨地说个不停。这天晚上，男孩们回家之后，两个女孩彼此透露了各自的秘密。话题是由那开车的男孩的女友首先提起的，她对黑发女孩表示，她被强暴了，而且这是她第二次被人强暴。接下来，她还对她的朋友叙述了上次被黑发男孩强暴的经验。黑发女孩接着也描述了自己下午的遭遇。

两个女孩互相比较着黑发男孩对她们的所作所为，然后，她们又彼此转述自己从朋友那里听来的传闻，那些有关男孩如何对待女孩的传闻。她们研究着，为何黑发男孩总是强迫女孩跟他性交，其实大部分的女孩只要再稍微多给她们一些时间，她们都会很高兴地和他做爱的。两个女孩又半开玩笑地考虑着，是不是该去报告警察，以免黑发男孩再继续强暴其他女孩。或者，她们两个应该一起去警局，控告两个男孩在这天下午干的好事。两个女孩讨论着到警局之后可能出现的情节，最后得出的结论是，在警局会发生的状况可能会比真正被人强暴更糟。而且，她们的父母因此就会发现这天下午发生的事情，这么一来，可能永远都不会准许她们出门了。

开车的那个男孩的女友后来没再理他，没过几天，她就和另一个自己有车的男孩开始约会了。每次碰到这个前任男友时，她不是白眼以对，就是喊他"强暴犯"。只要能抓住机会，她都会告诉朋友男孩干下的那件丢脸事儿，还有，她简直无法理解自己当初为什么会跟他约会。男孩后来离家去上大学，他一直很担心别人看不起他，所以也就很少回家。

黑发女孩在失去童贞的第二天，就开始服用避孕药。她后来曾两次拒绝黑发男孩的约会，不过，最后还是又答应和他一起出去玩。整个夏天，他们都一直在约会。她算是和黑发男孩交往时间最久的一个女孩，她成为众人羡慕的对象，也受到所有女友的嫉妒，因为她得到了黑发男孩，而他一直是其他女孩都想得到的。接下来的三年里，他们偶尔也分别交过其他朋友，但两人之间分分合合地一直保持着交往。最后，他们终于同居了。

他们最初在松树林里的那次性交变成了两人之间的性行为模式。后来连续好多年，他们在彼此同意的情况下，曾经反复重演第一次性交时的情节。对他们两人来说，性交永远充满了攻击性，而且也总是伴随着疼痛。他们都很喜欢故意创造粗暴的情节，借以引起恐惧感与屈辱感作为性交的前奏。

在两人同居四年之后，他们生下了第一个孩子。

粗暴混乱的性戏是人类和许多动物求爱过程中都会出现的一种要素。特别是在人类和其他动物要决定是否进行性交时，这类行为会在多种情况之下出现。

我们在这个场景里已经列举了其中的大部分情况。而不论哪种情况，这类行为都表现出两性间的交互作用——女性借此选择伴侣，男性借此表现自己的能力。女性会安排测验以探测男性的体能与性能力，男性要是无法通过这项测验，就会被淘汰。在两性追求繁衍成果的过程中，善用粗暴混乱的性戏将给女性带来重要利益，而令人满意的演出也会使男性获得相同的利益。

在绝大多数情况下，这类粗暴性戏不至于给男女任何一方造成伤害。事实上，两性反而都能因此获利。女性通过上述性戏收集有关男性的情报，如果他的表现令人满意，女性就会答应与其性交。不过，有时这类性戏也可能具有危险性。要是不小心超越了双方同意的界限，这类性戏就很容易变成强暴，这种强暴被称为"约会强暴"。遭到约会强暴的女性通常都是因为觉得对方有吸引力，才答应与他约会，而且对方的魅力也足以让她愿意被他亲吻或爱抚。约会强暴和女性遭到完全陌生的男性的侵略式强暴是完全不同的。

原则上，上述的粗暴性戏与约会强暴之间应该有一条很明晰的分界线。如果女性说了"不"，但男性仍然强迫她进行性交，这时的性交就算是一种强暴。然而，就像全世界各地法律所规定的内容一样，实际情况并不是那么单纯。问题之一是，我们在人生中常会碰到某些场合，这时我们所说的"不"，真正代表的意思其实是"让我看看你能不能说服我"。

我们在场景28里面介绍了五种说"不"的情况，其中两种情况是表示真正的"不"，另外三种情况下，女性虽然说了"不"，但却不是真心的。

第一次，女孩们告诉黑发男孩不要泼水，但她们并不是真心的，所以没过几分钟，她们就和黑发男孩玩得很愉快。

第二次，另一个男孩真的对水感到恐惧，其他三人邀他下水去玩时，他说了"不"，同时求他们不要把他丢到水里去，但他的朋友低估了他的恐水症，也不理他的请求，仍然把他投进水里。

第三次，黑发男孩最初不想被女孩们剥掉短裤，所以对女孩们说了"不"，而且努力地想把她们赶走。不过他很快就改变了心意，他觉得被女孩剥掉短裤也不错，可是他仍然继续说"不"，并且挣扎着抵抗。

第四次，那个怕水的男孩企图和他女友性交的时候，女孩说了"不"，而且坚持拒绝。可是她后来发现男孩根本连强暴她的能力都没有，女孩在最后一刻改变了心意。即使她嘴里仍然说"不"，同时身体也在挣扎着，但她却尝试着配合男孩，想帮助他插入阴茎。

第五次，那个黑发女孩是真的很害怕被男孩插入阴茎。虽然她也喜欢粗暴混乱的性戏，但男孩一开始想要勉强插入的时候，她就对他说了"不"，而且还尽了全力地挣扎与求饶。但男孩低估了她的恐惧，也不相信她是真心说"不"，他不顾女孩的哀求，在她体内射出了精液。

上述第二种和第五种情况也许可以归为同一个类型，而另外三种情况则可归为另一种类型。但不幸的是，实际情况却不会那么单纯。至于约会强暴，女性遭到约会强暴数星期后的反应，则又比这类性戏更为复杂。

根据1982年发表的一项有关学生的研究结果显示，曾被威胁受到约会强暴的女性，极可能与强暴她的男性重新开始交往，而强暴成功的男性和女性恢复关系的可能性，则比强暴失败的男性高3倍。这些女性声称，男性曾企图强暴她们，而被强暴的当时她们极可能说过"不"，而且她们也真的是在表示"不"。不过，如果当时那男性强暴成功了，将近半数的女性（40%）在其后还会继续和那名男性保持关系，这一点，正和场景里的黑发女孩一样。另一方面，如果那名男性强暴未遂，则在10名女性当中，约有9人（87%）以后都会拒绝跟他性交，这一点，也和场景里的另一名女孩和她男友的例子相同。

由于女性遭到强暴之后会出现这种反应，因此想要区分强暴与粗暴性戏，就变得更为困难。在下面的解说中，我并不打算区别两者的不同，因为这不是生物学者的工作，这种工作应该留给法律专家来做。下面我们将要讨论的现象，是伴随粗暴性戏之后的性交，以及这种行为可能对男女两性繁衍成果构成的影响。

我们在场景27里曾经谈过，男女两性应该对性交学习多少，才不至于失去最初的性交机会。我们也谈过这类学习与择偶之间的关联，特别是女性设定某些测验让男性彼此竞争，这类测验也是女性选择伴侣的过程之一。

上述测验是择偶过程中极重要的一环，女性通过这种测验才能看出哪些男性能让她生出具备繁衍竞争力的子孙。不过，如果像场景28一样，当这种择偶测验和粗暴性戏发生关联时，测验本身就会变成一桩危险交易。无论如何，这个场景里的两个女孩都没遭到伤害，而且她们也分别对各自的对象作出了重大判断。

就两个女孩后来的行为表现来看，一个男孩通过了择偶测验，另一个男孩则遭到淘汰。因此，择偶测验究竟是什么呢？还有，从人类或动物的粗暴性戏的功能来说，这种测验能提供给我们什么启示呢？

在回答上面的问题之前，我们必须先弄清楚进行上述择偶测验时，男女两性利害的不同之处。有关粗暴性戏的许多重要因素，我们还会在本书的其他部分提到，不过在下面即将进行的说明里，这些因素也会显得非常有决定性，因为我们在这里的说明，主要是针对一对男女的第一次性交。

当一对男女建立起一种长期关系之后，他们在性交中付出的代价和获得的利益就会逐渐趋同，但即使如此，性交的功能对他们来说可能仍然是不同的。然而，单从第一次性交来看，双方的情况则是完全不同的。这时就算不考虑感染疾病的可能——因为双方都得担这个风险——男女双方所要付出的代价和能够获得的利益也都完全不同。特别是男女第一次性交也极可能是他们最后一次性交的时候，情况更是如此。男性也和其他雄性动物一样，他从这种仅此一次的"一次情"式性交中得到的利益，要比他付出的代价更多。

姑且不论社会可能给予男性的压力，让我们先从繁衍成果的观点来看，男性能和长期伴侣以外的女性生出子女，同时，他也不需要为此付出太多代价。在男性射精之后，只要他愿意，就能避免和那名女性或她生下的子女再做任何更进一步的接触。即使他让对方生下了子女，即使将来对方向他要求援助，男性也没有必要因一次情式的性交卷入为了摆脱对方而引发的纠纷。正因为这样，男性为了避免各种可能性出现，他会宁愿付出较小的代价，以换取制造子女的机会。要是男性新认识了一名女性，但没抓住机会在她体内射精，这名男性可能永远都不会再有第二次机会。在这种情形下，不管那名女性下个孩子的父亲是谁，反正绝对不会是这名男性。男性如果能够充分利用一次情式的性交机会，那么他在这方面的能力将对他的繁衍成果产生极大的影响。

女性的情况则和男性大不相同。对女性来说，怀孕是一件大事。因为除了几个月的妊娠期之外，女性可能还必须为了子女贡献出数年的时间，让她怀孕的男性可能将她弃置不顾。甚至还有另一种可能：女性找到理想男性之前就先怀孕了，但随后却发现让她受孕的男性基因并不理想，这时她就会养育出竞争力较弱的子女。上述两种负面的可能性都表示，轻率的一次情会严重损害女性的繁衍成果。对女性来说，一次情的时机和对象要比次数更重要，因此，对她们来说，最重要的还是谨慎和选择。

女性不一定永远都那么小心谨慎，在大部分情况下，她们不会放弃自己的选择机会，但有时却会忽略小心谨慎。如某个男性的精子是她特别渴望得到的，而她又正好有机会和这名男性进行一次情的时候。通常，这时女性早已观察过这名男性，而且也已经从基因的角度认定他适合做她下个孩子的父亲。我们在这本书里介绍过，几位女性都曾有过类似的行为表现。这些场景里列举的大部分类似行为，都和女性的外遇有关。对拥有长期伴侣的女性来说，只要她的外遇不被发现，一次情并不会让她付出太多代价。长期的伴侣关系反而可以作为女性的立足点，她能以这种关系为基础，和自己选中的男性进行一次情式的性交，却不必冒太大的风险。无论如何，没有长期伴侣的女性是无法享有这种自由的。

女性由于受到上述压力，所以她们也和所有的雌性鸟类或雌性哺乳类动物一样，天生就具备了谨慎特性与选择能力。如果女性过去好几代的祖先都不曾有过一次情，那么她们的繁衍成果显然比不上那些曾经有过一次情的女性。所有活在现代的女性都不会是那些粗鲁轻率的女子的后代，她们一定是更小心谨慎的祖先生下的子孙。相对的，男性对一次情式的性交则天生就显得性急又想法单纯。如果男性过去好几代的祖先都不够性急，又没有说服力，他们的繁衍成果一定比不上那些性急且具备说服力的男性。所有生活在现代的男性都不会是那些自得自满、自以为是的男子的后代，他们一定是更迫切性急的祖先生下的子孙。综上所述，男女两性为一次情性交付出的代价，以及从中获得的利益实在是差异太大。这种差异同时也表示，只要男女两性碰到任何稍微和"性"扯上一点关系的状况，两性之间就会出现利害冲突。

男性只有完全征服他想要的女性时，才能满足他的性急，而且，这名女性必须表现出"只想立刻和他性交"，而非"以后再和他或其他男人性交"。只有在这种情况下，男性才会感到满足。这时为了完全征服女性，他唯一能选择的手段就是尝试强行在她体内射精。从第一印象来看，场景28里的两个男孩似乎也采取了这种手段。可是就像我们在前面说过的，实际情况却不是那么简单。男性企图强行射精时，如果女性坚决抵抗，男性则会固执到底，这种常见的现象也可能变成双方都承认的求爱与前戏的步骤。不过实际上，这种现象却会使情况变得更为复杂。同样，攻击性行为或某种程度的肉体伤害，也可能变成求爱与前戏的一部分。现在，再让我们回过头来看看女性为了择偶设定的测验方式，相信大家现在都对粗暴性戏的功能有所了解了吧。

*

粗暴性戏这个题目还牵涉到感情的部分。事实上，因为牵涉到感情的部分太多了，可能我们暂且不提人类，先从动物的求爱过程来说明会比较好。举例来说，在观察狗求偶的时候，我们经常看到笨拙的公狗不管被母狗拒绝多少次，仍然固执地想要接近母狗。再拿家猫来说，我们观察到母猫会伸出爪子去抓它未来的对象，甚至对它吐口水。而在观察水貂的时候，我们还发现，雄水貂企图制服雌水貂的猛烈抵抗，它的爪子甚至会把雌水貂抓得流血。在对上述动物行为进行观察时，我们无法不为那些雌性动物感到难过。在比较好的状况下，它们只是被雄性骚扰，但在情况比较糟糕的时候，雌性动物会因为拒绝性交而遭到肉体上的伤害。然而，即使母狗母猫坚持抵抗，最后它们仍然会和那个既顽强又有攻击性的求爱者交尾。而对雌水貂来说，要是不曾遭受过雄水貂的肉体伤害，它们甚至不会排卵。雌水貂的身体要一直等到适合的雄水貂在它体内射精之后，才会产生卵子。对所有上述这些动物来说，雌性的坚决抵抗其实正是试探雄性能力的一项测验。对人类来说，粗暴性戏则具备了相同的意义。

平均来看，能在肉体上征服女性的抗拒并在她体内射精的男性，才能比那些无法做到这些的男性留下更多子孙。而女性的子孙如能拥有这种能力，才能使她的繁衍成绩更好。因此，女性在她的择偶条件当中，可以再加上一项：征服女性在肉体上的抗拒。不过问题是，她们要如何探测男性的这种能力呢？

一开始，女性只需观察自己的对象和其他男性竞争的情形。就像场景28里的男孩，他们花了很多时间彼此追逐、打斗、表现体力、掩饰弱点。但到了最后阶段，女性唯一能够提出的测验，就是试探对方能否说服并征服自己的抗拒。在进行这项测验的时候，女性首先必须表现出言语的抗拒，接下来才是肉体的抗拒。女性抗拒得越强烈，表现得越逼真，测验的效果也越理想。

当然，这是一种很危险的游戏。如果女性抗拒得不够，测验就会失去意义。反之，如果抗拒得过于激烈，那她可能就不只是受一点皮肉伤了，男性也可能会失手对她造成真正的伤害。不过事实上，家猫、水貂甚至人类在求爱过程中进行的粗暴性戏，很少造成真正的严重伤害，由此可知，这是一种根据自然淘汰的准确性所形成的性行为特征。即使像水貂那样，雄水貂给予雌水貂的肉体伤害能够刺激雌水貂排卵，这种刺激的程度虽然强到足以测试雄水貂能否征服雌水貂的抵抗，可是却不至于强到对雌水貂造成长期的肉体损伤。

对人类这种会建立长期伴侣关系的动物来说，粗暴性戏在男女求爱阶段的初期是非常重要的。女性一旦测试过男性征服自己的能力之后，她就不需要再经常进行这种测验了。不过，即使在他们建立起长期关系之后，女性若能经常重新评估配偶的能力，对她本身却是有好处的。例如我们前面说过，各种探测男性的健康与性交能力的测验，就是重估配偶能力的方式。

当然，粗暴性戏这种行为也和人类其他性行为特征一样，各人各样，因人而异。对某些人来说，粗暴性戏在他的伴侣关系中只占了很小的部分，而且并不常见。但对某些人来说，当他们要接纳对方成为适合的伴侣时，粗暴性戏对他们来说却是不可或缺的条件，这时就算是将性戏的程度提升到性虐待的地步，他们也在所不惜。这个场景里的那对黑发男女，显然就有这种倾向。他们那天下午进行的第一次性交不仅粗暴，充满痛楚，而且对女孩来说，是个屈辱的经历。但黑发女孩却通过这样的测验认定男孩才是跟她旗鼓相当的对手。在后来的几年里，他们的性生活仍然按照类似的脉络进行。即使在男孩变成女孩的长期伴侣之后，她仍然经常在例行性交中测试他征服自己的能力。

看了我们的说明之后，对这个场景里的两个女孩那天下午在河边以及数星期之后所做的决定，相信大家都能够了解其中的原因了吧。男孩强迫黑发女孩和他性交，结果他通过了女孩的测验。黑发女孩其实和其他许多女孩一样，早已被那个男孩所吸引，她的身体察觉出男孩的特征，并认定他能成为自己的优良伴侣候选人，因为他也能让她生下具备繁衍能力的子孙。这里所指的特征包括体力、性交能力，以及其他跟她的特征相合的部分。

相对的，在同一天下午，另一个男孩却在他的女友眼前丢尽了面子。部分原因是他和黑发男孩被放在一起比较，这让他感到很痛苦；主要原因还是他完全不符合女友的择偶标准。这个男孩若想通过女友的测验，可以采取两种对策，不过他没能善用这两种对策。造成男孩双重失策的主要原因是缺乏经验。首先，如果他拥有更丰富的经验，可能会选择暂时抑制自己的冲动，而从结果来看，这样他反而可能获得长期的利益。然而，就算男孩选择了强迫手段，如果他在性交方面更有经验，还是可能和女孩建立长期的伴侣关系，同时也可能在未来赢得更多射精的机会。

场景29 控制生育

    汽车外面又黑又冷，车子里面却非常暖和，而且越来越暖。汽车离开公路之后，男人把车停在树林里，汽车的引擎和暖气都开着，车中的两个人这时一起爬到后座。女孩的乳房已经袒露出来，她的内裤也已经拉到膝盖周围，而男人的手掌这时放在全车最暖和的地方——女孩的两腿之间。女孩正在和他的长裤拉链战斗，而他早就已经非常兴奋。男人亲吻着女孩，他一下一下轻吻着她的脖颈往旁边移动，耳朵摩擦着又冰又冷又湿的车窗。

    自从半年前有了这辆自己的汽车之后，这已经是他第三次像这样和女人在汽车里面了。前面两次都是和不同的女人，而且两次都没把女人弄到手。

    最初那次，他居然天真地以为，凡是对做爱有兴趣的女孩都在服用避孕药。可是，那个女孩却没有，她坚持要他使用安全套，否则就不肯和他做爱。然而，那时男人手边却没有安全套。他请求再三，要求她让自己插入，同时又再三向她保证，他一定会在射精之前把阴茎抽出来。女孩说，以前也有男人向她保证过，她再也不会相信任何男人了。说完，女孩感到兴致全无，于是要求男人马上送她回家。

    第二次的经历简直让男人大吃一惊。那个女孩和男人根本不熟，可当他向女孩表示要送她回家时，女孩竟然答应了，而且在他们开车回家的半路上，女孩提议找个僻静的地方让他们乐一乐。男人听了这话惊喜万分，可是就在他正要插入的时候，女孩又突然停下来要求他使用安全套。男人回答说，他手边没有安全套，女孩听了立刻把他一把推开。男人提议让他开车去买安全套，但这个女孩也和第一次的女孩一样，当场失去了做爱的兴致，表示要马上回家。

    男人和这两个女孩都只有唯一的那次做爱机会，两个女孩都不可能再给他第二次机会。自从经历过这两次失败之后，他发誓绝对不能再错过任何一次机会，所以他开始随身携带安全套。现在，两个月过去了，那个随身携带的安全套铝箔袋已经皱得不成样子，但他花了血汗学到的教训终于到了开花结果的时刻。他想，要是这次再不行，那就绝对不是因为准备不周。

期盼已久的这一刻终于来临，男人没等女孩开口，就动手在口袋里摸索安全套。他撕开铝箔包装的时候，女孩已经脱掉了内裤，并且摆好一个最舒适的姿势。男人从包装里拿出安全套，把它套在自己的阴茎尖端，打算往上拉。可是不知为何，竟然拉不动。安全套停在原处，丝毫不肯动弹。男人举起安全套研究着，想要弄清究竟怎样才能把它拉起来，可是四周一片黑暗，他什么也看不见。于是他把安全套翻了一面，重新把它套在自己的阴茎上。但他立刻发现套在阴茎上的东西会移动，这可真是让他手忙脚乱。女孩问他是否遇到什么困难，男人谎称没什么问题。其实，这时安全套才拉到一半，于是，他就这样戴着挂在阴茎尖端的安全套，插入了女孩体内。

男人开始前后抽动的时候，他知道安全套已经滑掉了，可是他等待这一刻已经等得太久太久，所以他根本没法停下来。阴茎插进去之后，他拼命地忍住不要射精，同时尽情地享受着这种"无防备"的性交。直到射精过后好几分钟，男人抽出了阴茎，这时，他才一边假装用手指在找安全套，一边把这个坏消息告诉了女孩。女孩立刻陷入恐慌之中，她咒骂着男人，同时也企图用手指把留在身体里的安全套弄出来。不过弄到最后，还是靠着男人较长的手指和较佳的角度，才帮她把那个根本不曾撑开过的安全套弄了出来。男人一再地对女孩道歉，他承认可能是自己没把安全套戴好，接着他又暗示，也有可能是他们做爱做得太激烈了，才会把安全套弄掉的。

后来在开车送女孩回家的路上，男人再三告诉女孩，其实就算安全套滑落了也没什么危险，因为那个安全套还是能把精液挡在她的子宫外面，而且安全套上面还附有化学药品，精子统统都会被杀死。他还说，就算是安全套滑掉了，但它还是能起到子宫帽的作用。那女孩真是天真无邪，居然完全相信了男人的话。接下来的几天里，男人买了一大堆安全套回家，拼了命地练习戴安全套。他不但肯花钱，而且不断地练习，最后，他终于练就了一套工夫：不论光线如何、姿势如何，不管他使用哪只手，都能十拿九稳地把安全套戴好。

从那以后，男人再也没在做爱时不小心弄掉过安全套，不过，有五次倒是他故意让安全套滑掉的。那五次他都是和不同的女人在做爱，而且五次都是在正确地使用安全套。他觉得戴上安全套之后，感觉的灵敏度会大为降低，每当他因此受挫的时候，就只是浅浅地套上安全套，然后，差不多在他开始前后抽动的同时，安全套就会滑落。

然而，这五次性交都没让他的女伴怀孕：其中四人在事发当时刚好没有排卵；第五个女伴虽然排卵了，而且也受精了，可是那时正巧碰上她一生当中最重要的考试。安全套脱落事件，加上怀孕做母亲的可能性都给她带来极大的压力，因此那个受精卵到达子宫之后，还没来得及着床，就直接流了出去。女孩月经开始的时候，她还到外面去庆祝了一番。

男人这样有意地误用安全套，最后终于让他当上了父亲，但这结果可不是出于计划，而是出于意外。孩子的母亲就是那个女孩，那个最初让他发现安全套居然可以用来骗取"无防备"性交的女孩。女孩天真地相信了他的保证，她以为安全套脱落之后还能当作子宫帽来用。后来，她一直等待着月经来临，七个星期过去了，她的月经却始终没来。

我们在场景27和场景28里面说明过，年轻男女都必须学习许多技巧，他们需要靠这些技巧尽量把握性交机会。而在现代社会里，年轻男女还必须学会避孕的方法。这个场景里的年轻男人由于缺少和女性接触的经验，因此错过了两次性交机会。他甚至还因为缺乏使用安全套的经验，差点错过他的第三次性交机会。

我们也在场景16和场景17里提到过家庭计划，我的结论是，女性一生获得的子女总数几乎完全不会受到现代避孕法的影响。但即使如此，现代避孕法却的确能够弥补自然节育法的不足之处。同时，当女性要决定在"何时""和谁"生个孩子的时候，现代避孕法也确实能够帮助女性掌握更多主动权。对今天的女性来说，现代避孕法是她们追求繁衍成果的重要利器，更是女性操纵精子战争的有效武器。接下来，就让我们再来说明现代避孕法如何帮助男性提高他们的繁衍成就。

把阴茎射出的精子杀死或挡住的想法并不是新概念。早在两千年前，普利尼（Pliny）就提出他的构想：在射精前把黏黏的裸子植物的树脂涂在阴茎上。安全套的前身——一种保护阴茎的套状物——在罗马时代就已经广为人知，公元1700年之前，欧洲很多地方都一直使用着这种最原始的安全套。1500年，法罗比欧（Fallopio）设计出最早的医用麻制安全套。由于御医康德伯爵（the Earl of Condom）建议查理二世国王使用这种保护套来预防梅毒，所以后来安全套就以康德伯爵的名字而命名。1890年以前，所有现代采用的阻碍式避孕用品早已在英国公开出售。不过一般大众还是在进入20世纪之后又过了很久，才开始广泛使用这类用品。在20世纪80年代的工业化国家里，每两对男女当中，就有一对是依赖男性采取措施来避孕。而其中只有30%的男女使用安全套，其余的则是采取体外射精。

体外射精被如此广泛地作为例行性交的避孕法，这种现象也许正好反映出男性对使用安全套的态度。大多数女性都指出，如果她们期待男性在性交时使用安全套，他们对避孕的态度会显得更傲慢。当然，如果我们询问男性为什么不喜欢使用安全套时，他们会回答说，戴了安全套，他们就没法享受做爱的乐趣——也就是所谓的"安全套综合征"（raincoat syndrome）。相反，女性对安全套的态度则显得友好得多。这种两性对于安全套所采取的相异态度，会严重影响安全套的使用效果。另一方面，由于安全套的功能是防止精子进入阴道，因此，就性交带给两性的利益来看，安全套的使用让男性损失更多。

这种两性间的利益之差，如果将例行性交和一次情性交拿来比较，前者的差异反倒不会像后者那么显著。男女之间一旦建立起长期伴侣关系之后，其中一人认为的最佳的子女出生时机、间隔和人数，通常对另一人来说也是最理想的。正因为这样，不合时宜的怀孕便会对伴侣双方同时造成损失。安全套能同时帮助男女双方分别达到避孕的目的，光凭这一点，我们很容易误以为，男女两性应该会同样乐于使用安全套。但事实上，就算是已经形成长期关系的伴侣，他们对于安全套的好恶仍然会有程度上的差别。这是为什么呢？

造成这个现象主要原因是，怀孕并非例行性交的主要功能。关于这一点，我们已经在前面有所说明。例行性交的功能对男性来说，是必须不断在配偶体内补充自己的精子以应付精子战争，而对女性来说，则是隐瞒自己受孕期的手段。从潜意识原理来看（即作者在本书中提出的"两性身体在性行为中的表现都是由潜意识来控制"），安全套在例行性交中不会对女性构成任何影响，却会使男性退居下风。因为不论是否使用安全套，女性都能隐瞒她的受孕期，很显然，如果男性射出的精子无法进入女性的输卵管，他在精子战争当中等于是手无寸铁，毫无战斗力可言。

综上所述，不论在意识中或是潜意识中，无怪乎男性即使是在进行例行性交的时候，也不像女性那么热衷于使用安全套。更何况，男性通常要比女性更容易遭到偶发性带来的风险。

*

男女两性对安全套的不同态度，在一次情性交中表现得更为明显。要了解其中原因，首先让我们来研究一下女性在一次情性交中所承受的压力，以及安全套对一次情性交会产生怎样的影响。我们在前面曾经说过，通常，两性要进行一次情性交时，女性会比男性更谨慎、更挑剔。然而，不论女性是否在适当时机、适当地点和适当对象性交，只要不会怀孕，她仍然能从这种偶发的性交中获利。例如，如果她还没有形成长期关系的伴侣，性交能帮她吸引适当男性对她产生兴趣。她也能借着性交来探测男性的"性趣"和性交能力，甚至还能对他的健康或生殖能力有所了解。当女性判断某位男性可能适于成为她的长期伴侣时，她更可以通过这种一次情性交获得男性给予的生活保护，或者经济及其他各方面的支持。另一方面，如果女性已经拥有长期伴侣，一次情性交可以给她提供另一名候补人选。万一她和现任伴侣关系破裂，这名候补人选就能够立刻派上用场。

女性并不需要靠怀孕来换取一次情性交所带来的利益。事实上，如果女性没有怀孕，她反而能掌握更多选择机会。通常，女性只有在两种情况下才会从一次情性交的怀孕中获利：一是当她特别想追求某个特定男性的基因时，一是当她企图靠怀孕让那名特定男性变成她的长期伴侣时。除了上述两种情况之外，女性不仅能够利用安全套从一次情性交中获得利益，还可以用安全套减少一次情性交所要付出的另一项代价——感染传染病。

当然，从感染疾病的角度来看，男性也能靠安全套获利。然而除了感染疾病之外，一次情性交给男女两性分别造成的压力实在相差太远。我们已在场景28里面详细说明过这些压力，同时也解释过为何男性比女性对一次情性交显得更性急、更一相情愿、更满不在乎。简单地说，男性追求繁衍成果的主要方法之一，就是抓紧机会尽可能地和所有女性进行性交。男性和长期伴侣之间所生的子女是他的主要繁衍成就，而在一次情性交中生出来的子女，则是他的主要成就之外的额外收获。一次情虽然可能给男性带来额外收获，但他对这类性交所要付出的代价却很少。对男性来说，性交看起来似乎是件十分费力的任务，但事实上，每次受精只需要他射精一次，这个工作只需花费几分钟的时间，而且他被传染上疾病的可能性也非常小。如果男性和孩子的母亲建立起长期伴侣关系能给他带来繁衍利益，他可能会下决心承担起父亲的责任。反之，他也可以将孩子和母亲弃之不顾，让她独自养育孩子，而男性则可继续追求其他性交机会，并寻找更有希望的长期伴侣关系。

男性如想靠一次情加强他的繁衍成果，这时他会碰到一个最大的问题，就是很难找到适合的对象。虽然男性的身体生来就要不断寻找一次情，但会真正去拼命追求并且能得到这种机会的男性却不多。而当男性遇到这种情况时，他们是不会愿意白白放过任何射精机会的，这也是因为他们生来就被预设成这样。性交时使用安全套，表示一切怀孕的机会都将被排除在外，这也等于否定了男性进行一次情的基本理由。因此，男性的身体在潜意识里会认为，不能造成怀孕成果的一次情是无用之物。同样，女性的身体则在潜意识里承认，不会使她怀孕的一次情具有相当价值。让我们暂且不谈两性的一次情行为是否无用，有时男性愿意在进行一次情性交时使用安全套，这是为什么呢？

要解释这个现象，有一个可能的理由，那就是这种现代新发明——安全套——蒙骗了男性的身体，它让男性表现的行为完全和繁衍利益背道而驰。男性身体里原有的预设程序是：只要他能在女性体内射精，剩下来的任务，都由精子自动负责。不管男性的头脑是否明白这一点，他的身体却无法接受"安全套可能会使精子英雄无用武之地"的事实。我们已经掌握了一些证据能够证明这种论点。例如，不论是否使用安全套，男性的身体都会为了补给与对付精子战争，而在射精时调节射出体外的精子数目。在使用安全套的情况下，男性射出的精子数可能会减少10%左右，但这时的调节作用还是和没有使用安全套时是一样的。换句话说，男性的身体始终"以为"它射出的精子都是个个身负重任。虽然这种"以为"只是"求之不得的想法"，而且这种"以为"必须在安全套不小心脱落或是被弄破的情况下才会变成事实。

但就算是男性体内出现了类似上述现象的程序错误，也不值得我们大惊小怪。因为从相对的观点来看，男性使用安全套至今才经过几代而已。所以，世代交替竞争的自然淘汰，也就来不及在男性体内重新预设适当的程序。就算我们现在发现，使用安全套真的有损男性的繁衍成果，但这种现象仍然可望在未来几代当中有所改变。而从结论来看，那些能利用安全套加强繁衍成果（而非减低繁衍成果）的男性，他们的子孙才会逐渐成为人类后代的大多数。

首先，我们在这里提出安全套能够加强繁衍成果的说法，可能和我们的直觉观念背道而驰。事实上，安全套至少在三种情况下能够发挥加强繁衍成果的功能。

　　第一种情况是，男性可以利用安全套换取和女性做爱的机会。他们为了换取将来的"无防备"性交，所以在和女性第一次性交时，会先主动表示要采取避孕措施（就好像我们在场景29里曾经描述过的情况）。然后，他再借着使用安全套性交，让女性确信他是一名适合的长期伴侣人选。到了最后，她可能就会考虑冒险跟他进行"无防备"性交。

　　第二种情况是，安全套提供了预防感染的更高保障，男性因此能够弥补从前失掉的射精机会。自从艾滋病出现之后，大家才开始发现安全套在防止感染方面的威力。懂得在性生活当中策略性地使用安全套的男性，比那些不懂此道的男性更可能拥有平均水准以上的健康，并能获得更高的繁衍成就。

　　第三种情况说明起来可能比较复杂一点，男性可以借着使用（或误用）安全套诱使女性和他性交，并因此制造一些受精机会。按照统计数字来计算，100对伴侣如能正确使用安全套1年，其中怀孕的女性应该不会超过3人，但实际怀孕的女性却有20~30人。这个数字相当于未采取任何现代避孕措施的伴侣中怀孕人数（75%）的半数。造成这么高的避孕失败率，最可能的理由就是，这些伴侣在例行性交中并未正确使用安全套。究竟这种失败率是由于真正的意外，或是像场景29里的男性那样故意误用安全套，我们在这里无从知晓。

　　姑且不论避孕失败的理由是什么，例行性交避孕的失败率一定高于一次情性交。以上述三种情况来看，毋庸置疑，许多男性一次情性交的时候都会使用安全套。例如这个场景里提到的年轻男性，他曾经多次故意误用安全套以换取性交机会，并期望借此使女性受精。同时，他也希望能靠安全套得到更多一次情性交的机会。这名男性曾经因为手边没有准备安全套，而失去了两次性交机会，他大概永远都不会再有机会在那两个女人的身体里面射精了。等到这名男性懂得随身携带安全套之后，他总算没有错过后来和另外六名女性做爱的机会。不仅如此，他还让六人中间的一人怀了他的孩子。只是，那名女性可能需要独力抚养孩子。如果这名男性不曾先主动表示他愿意使用安全套，那他不仅不会生出这个孩子，连后来和六名女性做爱的机会大概也不会遇到。

　　类似这个场景里介绍的男性可能并不罕见。事实上，另外还有一种令人深感有趣的假设：男性早就已经在利用安全套加强（而非降低）他的繁衍成果。如果事实真是这样，那表示男性的身体所采取的策略是这样的：第一，只要遇到机会，他就要尽量进行"无防备"性交；第二，策略性地主动表示愿意使用安全套，借以增加做爱机会；第三，除了使用安全套，同时也尽可能地不断调整射出的精子数目，以便万一不小心把安全套弄破或脱落时，可以提供必要的补充以对付精子战争；最后，偶尔故意误用安全套，以骗取射精的机会。上述策略可能是通过学习得来的行为，也可能是天生的本能。总之，这种策略使那些愿意使用安全套的男性（而非那些不愿使用安全套的男性），能获得更高的繁衍成果。同时，这种策略也正好说明造成另一个现象的理由：大众对艾滋病的警觉，以及青少年大量使用安全套，最终却导致英国在1990年前出现青少年怀孕人数大增的事实。

同样的理由也可以用来说明男性的另一种繁衍策略——体外射精。当然，就一次情性交而言，男性表示愿意体外射精时所能得到的性交机会，远比不上他表示愿意使用安全套的时候。就像我们在这个场景里提到过的，女性可能比较愿意和使用安全套的男性（而非体外射精的男性）做爱。主要原因有两个：第一，体外射精的避孕效果远不如使用安全套；第二，体外射精在防止感染疾病方面的效果也远不如使用安全套。但就受精而言，如果男性只表示愿意体外射精就能成功地插入女性体内的话，那么，在他表示愿意使用安全套的情况下，应该就更容易在女性体内射精并使她受孕。因为体外射精避孕法的失败率远比使用安全套高得多。一般来说，如果100对伴侣采用体外射精代替安全套作为避孕法，而且他们都懂得正确方法的话，1年当中的受孕女性人数应该只有7人。然而，事实上，1年当中真正的受孕人数最多却高达40人。体外射精失败的部分理由，是因为男性抽出阴茎之前，就已经有少量精子漏出来，而这些微量的精子却具备了特强的受精能力。不过，体外射精失败的最主要理由，还是因为男性经常不遵守承诺，没有及时抽出阴茎。

愿意体外射精的男性所能得到的性交机会虽然少于使用安全套的男性，但只要能碰到我们这里列举的几种情况，他们却比使用安全套的男性更容易让女性受精。这两种避孕法是否成功，可能主要还得看女性是否拥有足够多的经验。例如这个场景里的年轻男性就从女孩身上学到一件事：如果女性发现男性承诺要在体外射精只是为了骗她，以后她就不会那么容易上当。事实上，不管是由于男性没在体外射精还是没把安全套戴好，大多数女性几乎都不会再上第二次当。因为只要在受骗一次之后，她就会更小心谨慎地注意男性的行为。

　　人类虽然是唯一懂得使用安全套的动物，却非唯一天生采用体外射精来避孕的动物。众所周知，许多雄性类人猿和猴类都会将阴茎插入雌性的阴道，也会进行前后抽动，但最后却不射精。这种行为是表示雄猴在利用它的阴茎将雌猴阴道里的物质弄出来，还是雄猴和雌猴之间避免怀孕的一种默契呢？上述两种因素在这种行为里各占多少成分？目前我们还一无所知。不过，有一点是我们确定的：如果体外射精代表雌雄两性间的默契，雌猴有时也会被雄猴所骗，这一点和它们的人类同伴是一模一样的。

10

非此即彼

场景30 左瞒右骗

年轻的男教师正在看试卷，他的两个女儿轻快地跳过来亲吻父亲。两个女儿一个6岁，另外一个7岁。她们向父亲道了晚安之后，就像两只活泼的小羊似的，被男人的配偶赶到她的身后去了。一个女儿用父亲的母语向他道晚安，另一个女儿用的则是母亲的母语。平时他们在家里，大部分时间都是说男人的母语，不过在特别要表现温柔或是气愤的时候，他们有时也会脱口改说女人的母语。男人的配偶把孩子送上床之后，回到他的身边。他丢开试卷，把电视打开，然后走近长沙发，在配偶身边坐下。女人把腿放在男人的膝盖上，两个人并肩坐着，彼此无聊地抚摸着对方的手脚，眼睛则注视着电视。男人偷偷从配偶的侧面打量着她。这一整天，恐惧感一直笼罩着他，他感到胃里阵阵翻滚。他该怎么告诉她，他快要崩溃了。

"我怀孕了，孩子是你的。"这天早上课间休息的时候，有人把一张字迹潦草的便笺纸交到他的手里，"我爸说，你要付钱，要不然，就要负起责任来。"写这纸条的女孩只有15岁，和班上大部分同学比起来，她算是素质比较低的学生。尽管如此，只要她不开口，女孩的外表和举止却足以让很多男人着迷。那是一个春天温暖的黄昏，女孩在放学之后，要求男人让她搭便车回家。男人在学校里教的主科是外语，同时也兼任体育教师。那天黄昏真的很热，所以他没有换下身上的短裤，就准备开车回家了。

女孩要求搭便车的时候，他应该对她说"不"的；女孩在车上开始抚摸他的大腿时，他该叫她住手的；女孩脱掉内裤的时候，他更该马上叫她下车才对。可是，他完全没有那么做，反倒把车开到一个废仓库前面的停车场，然后爬到了汽车后座。不仅如此，他还让女孩脱掉了他的短裤，并且爬到他的身上。现在回想起来，他才记起女孩帮他脱掉衣服的时候，还有帮他爱抚性器的时候，她的技术是多么熟练啊！男人开始怀疑，她一定不是第一次干这种事。他也怀疑自己不是孩子的父亲——假设她真的怀孕了的话。恐怕她也对其他男人、其他教师干过同样的事情吧？她大概也写过同样的信给那些人，男人想。也许，她这封恐吓信并不是认真的，如果他不理她，恐怕也不会有事。不过，也有可能他们父女都会来真的，那他不但得付钱，而且还得负起责任来。

恐惧不断地吞噬着男人的胃部。他今年还不到30岁，目前的经济状况简直糟透了。他上大学4年的学费，还有出国进修和接受教师培训的花费，这些支出到现在都还没还清。而且，他还得寄钱到国外，供给他另外一个孩子的生活费。那个孩子是他在遇到现任配偶之前，在国外当交换生的时候和另一个女人生的。尽管他的配偶在他们的小女儿进学校之后也开始去外面打工，但他们目前仍然负债累累。信上要求的那笔钱，他是绝对付不起的。如果女孩的恐吓是当真的，那他唯一的办法就是否认一切，根本不能承认曾经和她发生过任何关系。他唯一的愿望就是，没人看到过他和女孩在一起。

老实说，他担心的倒不是女孩写给他的那封信。如果要追究他是否欺骗了她，那么不论从经济还是法律的角度来看，他都没什么好担心的。至于他配偶的反应，他也不必过分担心。他们之间是一种轻松自在的关系，因为生长环境的影响，她对"性"的态度比他还开放。她知道男人有个孩子留在她的祖国，即使他们现在经济状况不佳，但她从来不曾要求他停止供给那对母子经济援助。她也知道，他是不会百分之百地对配偶忠贞的，尽管她并不十分清楚他在外面做些什么。到目前为止，男人曾有过三次外遇经历。在他进行第一次外遇的时候，运气不好加上一时疏忽，被配偶发现了他干的好事，但她最终还是原谅了他。而且事后不到一个月，他们就重修旧好，又恢复到从前的关系。男人甚至觉得，这次他和女孩的事情，配偶还是会原谅他的，特别是，如果他否认一切事实的话。

不，他的胃里阵阵翻滚的原因，不是因为害怕配偶发现他玩弄女人，而是担心配偶发现他还在外面和别的男人搞同性恋。男人的脑中陷入一片混乱。他为了自卫，打算否认女孩在纸条上所写的内容，可是他又害怕这么做会激怒某些人——那些人知道他还有另一种相当活跃的性生活，他更害怕那些人会因此四处散布谣言。就算他并没涉及严重的法律问题，就算他的配偶一向对"性"都抱着理解和体谅的态度，要是她知道了全部真相，他不太相信她仍然会站在自己这边。

男人的同性恋活动要追溯到他刚开始有记忆的时候。那时，他的舅舅经常来当他的"保姆"。6岁那年，舅舅第一次赤裸着身体爬到他的床上来拥抱他，并告诉他，他们一起玩的游戏是"两人之间的秘密"，他母亲"不会了解"这种游戏，而且这游戏会让他母亲"非常生气"。男人很喜欢舅舅跟他玩的那些游戏。他喜爱舅舅身上发出的气味，也喜欢触摸他身体时的感觉。他们把彼此的性器弄得变大起来，他还帮舅舅弄到射精，这一切，他都很喜爱。舅舅第一次插入他体内是在他10岁那年，而他第一次插入舅舅身体则是在他12岁那年。

他的第一个同性恋对象是跟他同年的表弟，那时他们都是11岁。有一次，他父母出门去买东西，他和表弟一起在卧室里玩。他先说服了表弟脱掉衣服来玩摔跤，没过几分钟，两个人都把阴茎玩得直立起来。他又花了不到一小时，把从舅舅那里学来的一些技术都教给了表弟。后来，到了他们13岁那年，两个人都能够射精了，男人和他表弟每星期至少会见面一次，他们除了彼此帮对方手淫到射精之外，也会进行肛交。

也是在同一年，他第一次有了和女孩做爱的经验。那个年轻女孩的年龄和他一样大，两个人一直都是邻居，从小一起玩到大。他先说服了女孩常常来跟他玩"互比本事"的游戏。的确，他是真的有很多本事可以"表现"给她看的。舅舅和表弟跟他练习多年，让他得到了有关身体的各种知识和信心，还有对于触摸的自信，这些是连年龄比他大一倍的男子也没有的。那个女孩每星期都来找他，要求他给她抚摸与刺激，每次都让他更得寸进尺一点。最后，她不但让他用双手，还让他用嘴和阴茎，花上充分的时间去爱抚和刺激她的性器和肛门周围。他那巧妙的技术让女孩感受到第一次高潮带来的震颤，然后，女孩在接下来的几个星期里，每星期得到的高潮越来越强烈。这时只要一有机会，女孩就会要求他给她更多同样的高潮。3个月之后，他终于让女孩相信"她一定会喜欢肛交，肛交不会让她怀孕"。于是，他们两个试了几次，她果然很喜欢。不到一年，女孩表示她不要只是肛交，她要求他也插入她的阴道。男孩这时14岁，他的整套性教育课程算是全部修完了。

4年之后，他在大学里见识到了同性恋的世界。有数不清的夜晚，他都是在同志酒吧和俱乐部里消磨掉的。后来，他曾和一个男孩同居一年，两个人之间像是那种一夫一妻的关系。不过，他们同时也常常各自寻找外遇对象。在大部分情况下，他们寻找的对象都是男性，但有时也找女性。他身边永远都不缺女人，许多女人告诉他，他比她们那些和他同年龄的非同性恋情人强得太多了。

后来，因为他打算在学校教外语，就做了交换生，到国外去进修外语。那时，住在他公寓隔壁的刚巧是个女人，两个人没过几天就变成了情侣，男人后来还找到了当地的同性恋团体。他和那女人在一起还不到3个月，她就怀孕了。那时男人还没跟他后来的长期伴侣发生过性关系，但在这一年快要结束的时候，他未来的配偶也怀孕了。这段时期里，男人同时和两个女人都有关系，一个女人和他同居，一个女人和他偷情。即使如此，他仍然时常瞒着两个女人，偷偷去找同性恋伴侣玩乐。不过，他在国外的性行为对象大部分还是以女性为主。

男人后来回到原来的大学，继续完成他最后一年的学业，这时他又重新加入了同性恋活动。他同时和两个孩子的母亲保持联系，并把他能赚到的一点点钱分别寄给两个女人。没过多久，他毕业了，为了取得当教师必需的学位，他搬到了另一个城市。男人才搬去没多久，他现在的配偶就带着5个月大的女儿出现在他门口。女人就这样搬了进来，从此和他住在一起。男人有时还是会到他常去的同志酒吧找一次情的对象，但他的配偶从来都不知道这些，而且，据他所知，他的配偶从来不曾怀疑过他的双性恋行为。

6年前，在大量失业的阴影中，男人在一个简朴落后的小城里找到了教师的工作。他暗中发誓，所有会损害到他的事业，或者会使他的经济状况更糟的性活动，他都要全部戒除。他曾经这样自我节制地过了3年，但到了第4年，他还是无法抵挡两个实习女教师的诱惑。他和第一个女人的事情被他的配偶发现了，和第二个女人的关系却保密得很好，那两次外遇都只维持了1个月。接着，在1年前，学校里有一个男职员试探性地对他发出讯号，他也有所回应，于是两人之间展开了一段同性恋关系，而且一直持续到现在。

男人每星期至少会到那个男职员住的公寓去一次，他们告诉大家"两人在一起玩回力球"，但实际上，两个人是在一起做爱。男人觉得很不可思议的是，他这个同性的新情人和他从前在国外的第一个女人很相像。那个跟他在一起没几个月就怀孕的女人，和他现在的这个新情人相比，不论是气质、行为还是反应，各方面都很相似。男人和他的新情人除了一起做爱之外，有时两人还携手共游同志酒吧，各自去寻找新的男伴；有时，他们也一起到街头或公厕探险，期待能找到年轻的男妓。但为了不被熟人发现，他们通常会开上30分钟的车，到距离最近的大城市去寻欢作乐。

现在，男人正为了一件麻烦事烦恼，这麻烦是在6个月前惹来的。那时他和男伴两人到大城市去找童妓，他们遇到两个正在拉客的男孩，而这两个13岁的男孩刚巧在他任教的学校就读。这件事让他们大家都感到很不安。整个周末，男人只要想到可能发生的事情，就紧张得要命。直到星期一回到学校，那两个男孩来找他，男人这时才觉得松了一口气。因为两个男孩向他表示，只要他不说出去，他们也不会把这件事告诉别人。

如果他的男伴——另一名教师——后来没把两个男孩叫到他的公寓去，也没付钱叫他们为他提供性服务的话，他们和男孩之间的君子协定是能保持下去的。有一天晚上，男人到他情人的住处去时，那两个男孩也在那儿。这种4人游戏对他来说诱惑实在太大了，男人决定加入他们，一起玩类似抢椅子的做爱游戏。从那时起，他们4个人差不多每星期都会聚在一块儿玩团体性交。那两个男孩渐渐开始感到自己所处的优势，他们要求的报酬也越来越高。而在上个星期，男孩的要价高到了离谱的程度。男人拒绝了他们的要求，于是他们便反过来威胁男人和他的情人。姑且不提这件麻烦事儿好了，现在，男人又收到了那个女孩的信。他觉得非常害怕，真的是害怕极了。

这一连串事情，最后终于尘埃落定，男人害怕的事情都成真了。那个女孩不只是没说谎，她还打算把孩子生下来。男人拒绝付给她那封信里要求的金额，所以女孩的父亲决定对男人提出上诉，要求他负担抚养费。男人否认自己是孩子的父亲，也否认曾经和女孩发生过关系，但按照法律规定，他必须被迫接受血缘关系的鉴定。这件事情被公开之后，那两个男孩也受到了鼓励。他们现在已经14岁了，决定也把男人和他们之间的事情拿来敲诈巨款。于是，男孩们站出来指控男人和他的情人，说他们无视男孩的意愿，同时强迫男孩参加同性恋的团体性交聚会。

男人倒是把他的配偶料得很准。一开始，在男人被迫接受血缘关系鉴定的时候，她是支持他的，但后来同性恋的丑闻爆发出来，男人的配偶便带着两个女儿离开他，回自己国家去了。男人从此再也没有看到过她们。在他的配偶离开后不到一星期，血缘关系的鉴定结果出来了：他就是那个女学生所怀的孩子的父亲。男人被逮捕了，接着，法律判他与未成年男女进行性交为犯罪行为，他被判处有期徒刑。他虽然只在监狱待了很短一段时间，不过这段时间却足以让他从其他同性恋囚犯那里染上了艾滋病。男人出狱后不但失业，而且陷入贫病交迫之中。最后，在他37岁生日前夕，男人因艾滋病去世。

青年男女都会在青春期后和多数对象性交，并从其中选择伴侣。绝大多数的男女在与一两位长期伴侣相处过程中，都会生下子女。专找异性恋伴侣的男女在一生当中，大部分男性能和12位女性发生关系，而大部分女性则可能和8位男性发生关系。一般来说，他们总共会生下2名子女，以及4名孙子女。

除此之外，也有少数人以不同于他人的方式追求繁衍成果。这些少数人当中，有些是双性恋，他们在人生的大部分状况下（虽然不是在人生所有的状况下），只对同性表示有"性趣"；也有些人喜欢杂交，在他们的一生当中，虽不至于和千人以上发生关系，却很可能拥有百人以上的性伴侣；另外还有些人则与此相反，他们自始至终只跟一个人做爱。也有一些男性，他们会强迫素未谋面的女性和他们性交，但这只是他们性行为的一部分，还有些男性甚至成群结队地去强暴女性。

对保守的大多数人来说，要理解这些采取另类繁衍策略的少数人，是一件非常困难的事情。这少部分人经常被大多数人看成异类。这类偶尔出现的行为虽然令人难以接受，但这些少数分子却和其他保守的大多数是一样的，也是根据各自的繁衍策略行事，并借此追求繁衍成就。我们不应该因为他们的策略比较与众不同，就假设他们一定无法获得繁衍成果。

这一章里将要介绍的7个场景并不常见。我们在此想利用这些场景，向大家说明人类追求成功的繁衍策略时所表现出来的性行为特征。在这一章的第一个场景里，我们将向大家说明男性同性恋行为如何帮助完全异性恋者获得繁衍成就。

一般人在讨论同性恋时所使用的字眼都非常模棱两可，因此连带使得同性恋的定义也显得含混不清。下面有几个名词都和男性有关，我先把这几个名词的定义作如下规定："异性恋"是指男性只跟女性性交；"完全同性恋"是指男性终其一生只跟其他男性发生性行为；"双性恋"是指男性在他一生当中和男性与女性都有过性交（这里的"性交"是指至少"有过性器的接触"）；"同性恋行为"是指男性跟其他男性之间的同性恋活动。同性恋行为可能发生在完全同性恋者身上，也可能发生在双性恋者身上。

男性以同性恋行为去追求繁衍成果的做法，看起来实在令人感到不可思议。

大多数人都以为，如果某位男性感受到另一位男性的性吸引力，这位男性必定在繁衍方面难以获得成就。其实，这种想法更令人感到不可思议，事实证明，结论应该是相反的。同性恋倾向虽然会降低繁衍成果的层次，但在提高繁衍成就方面，却是一种能够取代异性恋的手段。

那些会被其他男性吸引的男性，他们不仅仍然能够繁衍后代，而且一般来说，繁衍成绩都很不错。从平均统计来看，所有读者（指英国读者）在过去5代当中，也就是大约从公元1875年之后，都有一位男性祖先曾经是同性恋。这项统计结果并不表示我们都继承了同性恋行为的倾向，我们在下面也会提到，有些人虽然继承了这种倾向，但这些人毕竟算少数。更何况，如果不是祖先曾经表现出同性恋行为，今天在这个世界上就不会有我们的存在。

在说明同性恋行为如何帮助男性追求繁衍成果之前，我们必须先请大家了解一下有关男性同性恋的4个基本事实。这4项事实并不为一般人所知，却能提供给我们非常重要的观念。

第一，同性恋行为并非人类特有的行为。青春期的鸟类与哺乳类动物都经常表现出这种行为。雄性猴类会彼此爱抚、自慰，甚至进行肛交，这些都和人类的同性恋行为相同。曾有报告指出，有一只雄猴在被另一只雄猴从肛门插入的同时，还用手自慰到达高潮。

第二，至于人类，只有少数男性才会表现出同性恋行为，至少在工业化程度最高的大国社会里是这种现状。例如在美国和欧洲，只有6%的男性在他们一生当中有过同性恋经验，大部分是在青春期。同时，其中2/3的男性有过亲密的性器接触，而且经常是肛交。

第三，在所有鸟类和哺乳类动物当中（也包括人类的男性在内），表现出同性恋行为的大多数雄性动物同时也都是双性恋者。举例来说，有些雄猴会和其他同性进行肛交，但它们并不因此减少和雌猴性交的次数。对人类男性来说，情况也是一样的，大部分会和同性性交的男性（约占80%），也同时会和女性性交。很多男性会像场景30里的男人那样，他们会在某一段时期里成为"完全同性恋者"，或近似"完全同性恋者"。但在这些男性当中，会终生持续这种行为的则不到1%。

第四，目前已有确切证据显示，同性恋行为是来自遗传。通常这种同性恋的基因是遗传自母亲，而非父亲。例如场景30里那个有同性恋倾向的男人，他母亲的兄弟和母亲那边的表兄弟，就比父亲的兄弟和父亲那边的堂兄弟拥有这种倾向的可能性大得多。这个男人和他母亲的兄弟（指他的舅舅）表现出同性恋行为，而他的表弟也很可能是他母亲的兄弟姐妹所生的孩子。

虽然说同性恋行为具有遗传的基本因素，但这种观点并不表示，男孩的行为不会受到童年遭遇的影响。有些具有同性恋倾向的男性可能在小时候并没出现过这种倾向，而其他人则可能表现出这种倾向。我们几乎可以肯定地说，这个场景里的男人体内一定带着同性恋行为的基因，不过如果没有他和他舅舅之间的那段亲密关系，男人的同性恋倾向也可能永远都不会被开发出来。相反的情况也有可能（虽然并不常见），也就是说，即使男性体内没有同性恋行为的基因，但他们也可能因在幼年时受到引诱或强迫而发生同性恋行为。此外，还有更多最新资料指出，完全同性恋者和双性恋者通常都是来自天生，但另一方面，他们也能够通过后天训练而成。

生物学家一直努力想要了解同性恋行为的进化过程，现在这项发现为生物学家提供了非常重要的线索。平均来说，对个体繁衍无益的基因，是无法以6%的比例遗传下去的。所以，终生奉行完全同性恋的男性当然不会得到任何繁衍成果，而双性恋男性在繁衍子孙方面却是能够有所成就。由此看来，完全同性恋很可能只是双性恋者的各种繁衍利益之一，也是一种来自遗传的副产品。假设这项推论属实，那么同性恋行为可算是人类众多遗传特征之一。当个体只继承了少数与此特征相关的基因时，对个体是有利的，但若继承到过多的这类基因，反而对个体有害。

在这里举个最传统的遗传特质的例子，就是镰刀型贫血（sickle-cellanemia, sicklemia）。对生长在热带的人类来说，如能拥有相当程度的镰刀型贫血基因（sickle-cell gene），对他们是有好处的，因为和没有这种基因的人比起来，他们会对疟疾产生较高的抵抗力。但当体内这种基因的数量增加一倍时，则不仅会缩短人类寿命，甚至还会给人带来终生的痛苦。

当然，同性恋行为虽然在这里被拿来和镰刀型贫血放在一起比较，但我们却不可将这种比较解释成：同性恋行为和镰刀型贫血一样，也是一种疾病。我们在这里拿镰刀型贫血来举例，只是因为这种疾病在研究遗传学原理方面是最佳的例证，因此也能帮助我们了解同性恋行为。我们可以假设双性恋者体内只有很少数的同性恋行为基因，而完全同性恋者则拥有相当多的这类基因。所以，和异性恋者比起来，双性恋者在繁衍后代方面会得到更多利益；而同性恋者则无法生出后代，他们和异性恋者及双性恋者比起来，在繁衍方面显然处于相当不利的地位。

*

双性恋者与终生只和女性性交的异性恋者比起来，究竟他们获得的繁衍利益会比异性恋者强多少呢？

双性恋者一生当中和他的长期伴侣能够拥有的子女数目比较少，但却可能在他很年轻的时候就会生出子女。例如场景30里的男人，他和长期伴侣之间共生了两个孩子，这个数目可能是他所在的社会里的平均数字。这名男性还不到23岁就生了两个孩子，这要比异性恋者生产子女的平均年龄早上好几年。提早生下子女看起来似乎并不会给繁衍成绩带来多大的利益，但实际上却是有所帮助的。因为生物学家计算繁衍成绩的时候，并不只是计算子女或孙子女的数目，他们同时还要计算繁殖率。如果某人在一生当中生出的子女数目比别人多，或是比别人更早获得相同数目的子女，他的繁殖率就会高过他人。虽然我们在这本书里所要讨论的只是有关如何追求繁衍成果，但有一件非常重要的事情请大家不要忽略，那就是，通常我们所说的繁衍成果，其实就是指繁殖率。

要把不同类别的男性，例如双性恋者和异性恋者放在一起比较，是一件困难重重的事情。即使我们将对比的范围限定在他们的长期伴侣关系之中，这种比较仍然相当困难。因为这时可能会有一种情况发生：这对长期伴侣虽然共同养育子女，但伴侣中的男性却非孩子的亲生父亲。这种可能性将使对比工作完全失去意义。而若要把男性跟许多女性在短期关系中获得的繁衍成果拿来相比，则更是不太可能的事情。因为连女性本身也不见得能弄清她生的子女究竟是谁的孩子，男性当然就更无从获知真相了。很明显，对双性恋者来说，最重要的还是上述这种获致繁衍成果的途径。不过，虽然目前我们推测这种繁衍途径能让双性恋者比异性恋者获得更高的繁衍成就，却仍然无法找出证据来证明这种想法。

男性双性恋者的特征之一是，他们都拥有多数的伴侣（其中包括男性和女性）。根据统计显示，有同性恋行为表现的男性在其一生当中，约有1/4的人至少拥有10人以上的同性伴侣。对某些这类男性来说，他们的同性伴侣人数甚至会超过百人以上。而更重要的是，这类男性在一生当中拥有的同性伴侣越多，他们拥有的异性伴侣似乎就会越多。此外，平均来看，和异性恋男性比起来，双性恋男性一生中会在更多女性体内射精，所以也更可能拥有同父异母的子女。

不过，最重要的还是，双性恋男性一般都比较能够吸引及引诱不同的女性。这种特长是否跟他曾经有过很多男性伴侣有关？对这个问题，我们可从三方面来讨论。

第一，双性恋男性在少年时期就和其他男孩一起学会各种性交技巧。据统计显示，曾经有过同性恋行为的男性当中，超过80％是在15岁之前，而98％则在20岁之前出现这种行为。男性同性恋者通常是在青少年时期，甚至在孩童时期，就会在和长辈或同辈间相处时表现出这种行为。为了把有同性恋经验和异性恋经验的两种男孩放在一起比较，以观察他们之间的不同之处，我们在这里以场景27和场景30里的两名男性来举例。场景27里的那位男性，他在19岁的时候不只弄不清女性高潮的微妙，甚至连性交该从何开始都不知道。而另一方面，场景30里的双性恋男孩在13岁的时候就能引诱女孩和他性交。等他到了19岁的时候，想要取悦他的女人已经在排队等待他的青睐。甚至在他到了29岁的时候，他的性感仍然能够吸引比他小15岁的女孩。而从结果来看，这名男性在他30岁生日之前就让3名女性为他生了4名子女。这个数目比和他同社会的异性恋男性终生获得的子女数都要多。

第二，同性恋行为对异性恋的繁衍成绩能够有所帮助，因为同性恋者有机会和各种类型的人练习性交。双性恋男性会和多数不同类型的男性伴侣相处，这种经验使他在面对多数不同类型的女性伴侣时，也能够处于优势。场景30里的那名男性就发现，他最后一任同性恋情人和他从前的一个异性伴侣有着相似之处，这个女人还曾经给他生过一个孩子。一名男性先前和某人相处的经验，能够帮助他处理其后与别人之间的关系。这个场景里的男性就是先有和女人相处的经历，然后才认识了他的同性恋情人。假设情况反过来，结果也是一样的。双性恋男性与性格特别的男性相处所得到的经验，也能帮他与类似性格的女性建立起良好关系。类似经验甚至在他与女性交往的各种阶段——从诱惑到刺激、性交，甚至在欺瞒女性时——都能派上用场。

第三，同性恋行为能对异性恋的繁衍成果有所帮助，因为双性恋男性在与女性建立长期伴侣关系的同时，还可能与其他男性发生外遇行为。这等于提供给他一个练习的机会，将来他也可能会冒险去和另一名女性发生外遇。尽管双性恋男性在过完青春期之后，他们的同性恋行为会很明显地逐渐减少，而且也会开始和女性发展关系，但他们的同性恋倾向却不太可能完全消失。拥有长期异性伴侣的双性恋男性会继续秘密进行他的同性恋外遇，与此同时，他也会秘密进行他的异性恋外遇。

　　双性恋男性和同性发生外遇行为对他们有很多好处。首先，对男性来说，他的长期伴侣比较不容易发现他正和其他男性发生外遇，至少比发现他和其他女性外遇要难得多（通常是因为她不知道他是双性恋者）。一般来说，女性如果弄不清伴侣的真正性取向，她比较容易假设他是双性恋者——因为大多数男性都是双性恋者。而女性对伴侣与其他男性的关系，通常不像对他和其他女性的关系那样深感威胁。这是由于一般男性与其他男性之间的关系，不会像他与其他女性之间的关系那样具有"性"的意味。就算是女性的伴侣和其他男伴之间的关系含有"性"的成分，但至少在刚开始的时候，女性并不会受到太大损失。她的伴侣和其他女性发生外遇时，对她造成的损失会更大。双性恋男性和其他男性进行外遇时，虽然仍然必须付出某些代价，如可能会染上疾病，但除此之外，再也没有其他更大的风险了。举例来说，男性不会减少他对长期伴侣提供的援助，因为他的同性情人不会生下子女来要求他协助抚养。同时，如果他的情人是个男性，他也不太可能为了跟情人同居而抛弃长期伴侣。

　　总而言之，男性在青春期前后的同性恋行为，能使他比其他异性恋的同伴获得更大的繁衍利益。既然如此，那为什么双性恋男性却并不多见呢？

　　理由很简单，因为双性恋必须付出的代价会抵消它带来的利益。同性恋行为要付出的最大代价就是感染疾病。即使在艾滋病被发现之前，同性恋行为也容易染上性病（例如梅毒），同时还得冒早逝的风险。事实上，双性恋者的基因程序早就被设定成：尽早追求一生的繁衍成果，尽量和更多女性生下更多子女，双性恋者则要借着这些利益，来对抗早逝的命运。

　　双性恋者必须付出的另一种代价是属于基因方面的，让我们再拿镰刀型贫血来比较一下。我们在前面已经说过，有些人拥有某种少数基因时，虽然他们能够获得立竿见影的利益，但这些利益并不像我们预期的那么有价值。因为和那些完全没有这种基因的人比起来，拥有少数基因的人所生出的后代很可能会拥有大量这种基因。换句话说，双性恋者虽然比异性恋者更早生下子女或孙子女，但在双性恋者的后代当中，有些人会是完全同性恋者，他们是不会留下任何后代的。

此外，双性恋者还必须付出另一种代价，那就是绝大多数的异性恋者所表现出来的同性恋恐惧症——对同性恋行为的一种偏见。有时，这种偏见会以十分极端及暴力的方式表现出来。不论任何男性，只要被怀疑是同性恋者时，就得面对受伤甚至遭到杀身之祸的危险。我们在场景12和场景13里谈到自慰时，曾经提到过类似的例子，虽然那时所提到的对同性恋的偏见还不至于过度极端。当然，这种对自慰的偏见完全是装腔作势的伪善，因为威胁者也可能和被威胁者一样，会在暗中进行自慰行为。不仅如此，有些同性恋恐惧者甚至也可能是伪善者，他们在公开场合表现出对同性恋的恐惧，但在暗中却是一名双性恋者。但就整体来看，大部分的同性恋恐惧者差不多都是异性恋者。

通常，会被同性恋恐惧者视为偏见的对象，大概都是因为他们在某方面让人感到威胁。而同性恋恐惧者很可能也和双性恋一样，是来自天生，而非出于后天的培养。这一点，也正是我们前面说过的，双性恋是人类追求繁衍成就所得到的自然进化成果。双性恋者拥有利于繁衍的条件，这是他们让周围的异性恋者感到大受威胁的原因。而更不幸的是，双性恋者同时正好又是传播性病的媒介，这使得他们给人的威胁感更强。因此，就像我们在前面讨论自慰时曾经说过的，从周围的个人立场来看，他们对双性恋所能采取的防御手段，就是以威胁和恐吓来降低双性恋者拥有的繁衍优势。

从结论来看，双性恋者和同辈的异性恋者比起来，他们在追求繁衍成就的过程中，等于是两脚同时踏在优势与劣势的立足点之上。而最重要的问题是，究竟双性恋者付出的代价是超过还是低于他们所得到的利益呢？还有，双性恋者究竟是能比异性恋者获得更高的繁衍成就，还是根本无法与异性恋者相提并论？答案要视双性恋者在整个社会中所占的比例而定。如果双性恋者只占少数，他们就会比异性恋者获得更高的繁衍成就。如果双性恋者在社会上变成多数，他们的繁衍成就则会低于异性恋者。我们将在下面详细说明其理由。

双性恋者能在繁衍竞争中占优势，主要由于他们的繁殖率可能会高于整个社会的平均标准。就像我们曾经提到过的，双性恋者在较早时期学会了较佳的性技巧，在吸引女性跟他们性交时，比其他男性更有竞争的优势。无论如何，社会上的双性恋者人数越多，他们碰到双性恋竞争对手的可能性也就越大；而双性恋在社会上越普遍，他们在繁衍竞争中所占的优势就变得越弱。

总之，双性恋的人数在社会上所占的比例变高时，不仅他们所享有的优势会变弱，而且必须付出的代价也会提高。前面已经说过双性恋者必须付出的三种代价，而随着双性恋者日渐增多，其中的两种代价——基因变化与感染性病很明显地也会提高。

关于基因方面的代价，体内拥有同性恋行为基因的人数越多，伴侣两人同时拥有这种基因的可能性就越大，因此，一对伴侣生出完全同性恋的子女或孙子女的机会也就随之增加。而完全同性恋的子女或孙子女是无法生出任何后代的。至于感染性病方面的代价，同性恋行为在全体人口中所占比例越多，性病传播的速度就越快，染上性病的人数（同时包括异性恋者与双性恋者在内）也越多。但由于双性恋者原本就是经常处于染患性病的风险当中，所以在这种状况下，他们遭受到感染的威胁也比别人严重。因此，双性恋者提早死亡的可能性也会随之提高。

*

我们已经说过，双性恋者人数比例不大的时候，他们所享有的繁衍利益将远远大于异性恋者。这种现象带来的结果是，拥有双性恋基因的人数比例将会大为增加。相对的，双性恋者人数比例变大的时候，他们享有的利益将大为减少，而付出的代价则将会提高。如果双性恋者人数增加得太多的话，他们的繁殖率便会开始下降，而且会一直降到比异性恋者的繁殖率更低的水平，这时双性恋者的人数比例也会同时随之下降。

双性恋人数比例的消长会引起利益与代价之间的相互作用，从结果来看，他们的人数比例必然会趋于稳定。不仅如此，这种比例将一直精确地维持在稳定状态：每一代的双性恋者刚好能和异性恋者享有相等的繁衍利益。所以，对于我们在前面提出的疑问"双性恋和异性恋两者之中，究竟谁能获得较高繁衍成就"，答案应该是"两者皆非"。两者之间唯一的分别在于，双性恋的繁衍成果是不确定的，因为他们也很可能不会留下任何后代。不过，只要不被同性恋恐惧者杀掉，或是传染上艾滋病，他们还是有可能获得极高的繁衍成果的。一般来说，"风险越高"和"利益越大"两者之间会持续保持平衡。

综上所述，我们的结论是，在工业化较先进的社会里，男性拥有双性恋基因的人数比例会一直稳定维持在6％左右。因为从平均来看，双性恋者和异性恋者在这种比例下，才能维持理想的平衡状态。

当然，不论社会上双性恋者人数比例增加到什么程度，如果他们所付出的代价永远都比不上获得的利益，情况则会大为改观。例如，假设在某些社会里，性病的危险性几乎等于零，不论这些社会里的双性恋者人数比例多高，他们获得的利益永远都高于他们必须付出的代价。这时我们能够肯定，拥有双性恋基因的男性将逐渐遍布整个社会。不过，像这种双性恋者几乎不必付出任何代价的社会有可能存在吗？答案是肯定的。

到目前为止，我们一直是拿大型工业化社会来举例讨论。其实，这种社会是最不适合双性恋者生存与扩散的。特别是双性恋者所须付出的主要代价——性病——很容易在这种社会上藏匿及蔓延。艾滋病正逐渐在各地蔓延，这只是人类史上反复重演的一连串事件中的一个最新例子罢了。就像从中世纪到20世纪，梅毒曾经是大型社会里的主要性病一样。

回顾历史，通常在小型且比较孤立的社会里，疾病相对地也不容易发生。这些社会里的成员都是过去那些流行传染病的幸存者所生下的后代，所以他们也继承了祖先天生的（也可能是遗传上的）免疫能力。由于他们很少和外界接触，新型疾病也就很难在这种社会里散布。而当他们有机会与外界接触时，本来他们就是双性恋或异性恋，都没法躲过染上疾病的命运。有些人能够幸免于难生存下来，也是因为和他们的祖先一样，体内拥有某种免疫能力，而他们同时也会把这种免疫能力遗传给自己的后代。总之，在这些社会成员接触外界并染上天花、梅毒及现代的艾滋病之前，他们所属的小型孤立社会，在很长一段时期之中都不曾感受到传染病的危险。在这种状况下，由于没有疾病的阻碍，双性恋基因就能广为传播，而且双性恋者也不必去冒那些他们在现代大型社会里会遇到的风险。这些小型社会的双性恋者，不论他们的人数比例增加到怎样的程度，还是会比异性恋者提早生出后代。也正因如此，我们在这些社会里首次进行调查与研究时，就算是发现这里的双性恋人数比例远远超过大型社会，也不必感到过分惊讶。此外，还有另一种现象也是必然的结果：当这些社会里的大多数人都是双性恋者时，同性恋恐惧症便会大为减少，甚至完全消失。

至于一般人对双性恋所抱持的容忍程度，大部分工业化先进社会都将双性恋视为一种例外，而非常规之内的行为。但从人类文化学的角度来看，在60%的人类社会里，双性恋不仅十分常见，同时也被这些社会所接受。例如在美拉尼西亚（Melanesia）某些小岛上，任何青少年男孩在某段时期内都会和同性进行肛交，这在当地社会算是一种正常的行为。而当地的女性也允许她们的长期伴侣偶尔和其他男性发生性行为。因为和伴侣的异性恋外遇比起来，这些女性更愿容忍伴侣的同性恋外遇。她们所持的态度是，只要和伴侣的异性恋关系不受到任何影响，她们就不会在意伴侣的同性恋活动。所有这类社会里的年轻男孩都会当一段时期的同性恋者，有些男孩甚至会和其他同性建立短期的一对一关系。不过，即使是在这类社会里，终生奉行完全同性恋的男性还是十分罕见。因此很显然的，同性恋行为只是双性恋者繁衍策略中的一环。不仅如此，即使异性恋在某些较大且疾病更多的社会里是一种标准行为，但由于同性恋行为在繁衍策略中扮演着十分成功的角色，所以它有时甚至能够完全取代异性恋。

场景31　双性恋爱

女人想把自己的脸看得更清楚一点，她伸手擦掉了镜子上的水蒸气，这是她今晚第4次照镜子了。她一边检查着下巴上那颗快要消失的青春痘，一边用毛巾把身体擦干。她今年已经20岁了，还在长青春痘。她想，非得快点跟青春痘说再见不可。女人把毛巾挂在暖气上的时候，注意到壁架上装卫生棉条的纸盒已经快要空了，她忍不住微笑起来。"不知道这个月会轮到谁去买新的棉条回来，重新填满那盒子。"她想。她们两个的月经都刚在一星期前结束。真是很巧，她们的月经总是同时开始。这次她们两个都还没空去把纸盒收起来。女人往身上扑着香粉时感到喉头一阵发紧，尽管她们已经同居一年了，但每次要和女伴进行性行为时，她还是会感到非常兴奋。今天一整天她都在等待这个时刻来临，而现在，她已经能够感到两腿之间发出的震颤。

女人赤裸着身体走出充满水汽的浴室，往暖和又干燥的卧室走去，她的女伴早已躺在床上等着她了。女伴比她大10岁，已经有一个年幼的孩子，不过身材还是保持得很不错。"和一个女人躺在一起多棒啊！"她想。一个柔软、光滑、顺从又听话的女人，要比一个满身肌肉、性急又自私的男人强多了。

女人上了床，立刻和女伴拥抱着亲吻起来。她们一边亲吻着，一边用手巧妙地在彼此身上来回抚摸，轻轻地在各处刺激着、爱抚着。两个人不时地轮流帮对方抚弄着乳房、乳头，同时还温柔地刺激着彼此的阴毛。她们尽情地在对方全身上下亲吻着、舔舐着，两个人都在对方身上重复着自己最希望对方在自己身上做的事情。不一会儿，年轻女人把脸移到年长的女伴腿部，然后跪坐在女伴脸孔上面，弯下身子，开始去舔舐女伴的大腿和性器。女人这时还高高耸起自己的臀部，尽量把自己的性器凑到女伴的舌头前面去，这是她最喜爱的动作。每当她想要得到高潮的时候，这个动作从没让她失望过。温热潮湿的舌头舔舐着、触碰着她的性器，然后轻轻地在她的阴蒂上面摩擦着，女人感到这正是她期盼了一整天的感觉。两个女人这时都已经到达高潮的边缘，但她们都愿意继续享受这种兴奋的状态。两个人都想再这样持续几分钟，绝不要就这样到达高潮。女人和她的女伴虽然都能深深了解口交美妙无比的滋味，却很少只靠口交到达高潮。

终于，两个人这时都到了一触即发的境界。女人改换姿势，重新躺回女伴的身边。虽然她的专注暂时被打断，但从她们深深地亲吻对方时开始，女人立刻又将全部精神集中在体会高潮上。她们彼此品尝着自己留在对方舌头上的体液，同时还用手指去触碰对方湿润的阴唇，并且揉擦对方的阴蒂。她们都非常清楚该做些什么。女人感觉到阵阵热潮传过胸口、喉咙和脸孔，这时她看到她的情人身上也出现了同样的反应，她们的呼吸逐渐变成喘息，脉搏跳动加速，喉头发出的声音越来越高昂、越来越急迫。就在那一瞬间，她们都掉进了美妙的晕眩之中，两个人几乎同时到达了高潮。一整天的期待终于如愿以偿。高潮之后，她们跟平日一样，彼此拥抱着，还不断用双手温柔地抚摸着对方的身体。女人在即将陷入沉睡的那一刻思索着，从她们同居以来，两人帮对方到达高潮的技巧变得多么纯熟啊！

通常，她们做爱之后会稍做休息，每次大概都会睡上15分钟左右。但今天女人醒来的时候发现，自己竟然睡了一个多钟头。她的女伴仍在睡梦里，看起来，这时要把她叫醒实在是件非常残酷的事情。然而，女人已经开始感到有点焦躁，她必须在一小时之内穿好衣服，赶到小镇的另一端去。老实说，没有时间再让她多加迟疑，于是她起身准备下床。女伴也立刻醒了过来，她充满睡意地要求女人再多待一会儿，还建议她说，会议就是迟到一点儿也没什么关系。

女人一边滑下床去找她的衣服，一边对女伴说，她希望能再多待一会儿，可是她真的不想连续三星期都迟到。

女人走进浴室，她那年长的女伴在她身后大声地抱怨，最近她好像每晚都会外出。接着，女伴还提醒她，她们刚开始在一起的时候，彼此从来不会单独外出的。"那已经是一年前的事啦。"女人也同样大声地回答道。不过，后来她又走回卧室，安慰女伴说，等考试结束以后，她们还是可以恢复到像从前一样，但现在她可不能出任何差错。

女人出门之前，女伴叮嘱着"不要太晚回家"。女人答应她会尽量做到，不过她又附加了一句：会议完毕之后，她也有可能被拉去喝一杯。说完，女人离家而去。

留在房里的女人这时也走下床来，放上一些音乐。她赤裸着全身，漫无目的地在房里走来走去。书架上的通知书跃入女人的眼帘，她感到一阵恐惧，那封信通知她明天去重做宫颈涂片检查——异常细胞？会不会很严重呢？女人努力想让自己暂时忘掉这封通知书，她伸手拿起放在书架上的相框，里面是她和情人去年夏天度假时照的相片。两人当时都晒得很黑，而且都喝了酒，看起来情绪都非常好。紧挨着那个相框的，是她和年幼儿子的合照。儿子今年才10岁，可是她已经好几个月没看到他了。自从她和现在的情人公然同居以来，孩子的父亲就坚持要和他的新伴侣一起照顾儿子，他还声称不让她和儿子见面。要是他知道那个孩子不是他的，不知道会怎么样，女人想。她几乎能够肯定那孩子不是他的。那时他不在家，孩子是她和两个男人、一个女人在旅馆房间里疯狂一夜得到的成果。现在回忆起那一夜的情景，女人重新感到两腿之间那种熟悉的震颤。虽然她在一小时之前才得到过高潮，但现在那种感觉再度觉醒，女人知道，今晚还是要再自慰一次。

就在年长女人回想从前的同时，年轻女人下了公交车，走进餐厅。她迟到了，她知道不该在出门之前还想做爱，可是，这一整天她都期待着能有一次高潮。女人环顾四周，不知道男人是不是还在那儿。

虽然他已经约了她好几次，但今天才是他们第一次真正的约会。女人并不想故意欺骗她的女伴，尤其是在目前这个节骨眼儿上。女伴无法和儿子见面，还有她的子宫颈里出现了异常细胞，她得再做进一步检查，这些事情都让她们两人感到极大压力。不过，她是和男人约会，这与和另一个女人约会是不同的，这一点，她倒是不会感到太强烈的罪恶感。

女人已经一年多都没和男人做爱了。事实上，由于她对现在的同性恋关系非常满足，她甚至开始认为自己已经不会再想和男人做爱了。女人从很小的时候就知道自己是双性恋，在她孩童时期和青少年时期，只要一有机会，她就会想办法说服女伴脱掉衣服和她上床做爱。在她十几岁的时候，女人在一个偶然的机会下，也曾和男人发生过性行为。

最初，她只是出于对异性恋的好奇，但在和男性有过几次性交的经验之后，女人感到自己也能够从中获得乐趣。而最让她觉得愉快的，还是在性交过程中自己能够控制一名男性的那种感觉。不论是最初和她交往的那些男孩，或是之后和她认识的许多成熟男性，他们都比她那些女伴更容易上钩，更容易被她控制、被她蒙骗，女人因此打从心底就无法尊敬那些异性。还有，男性在性行为方面都显得既笨拙又自私。她每次想要做爱的时候，如果对手是个女性，她几乎百分之百地确信对方能够帮她到达高潮。而当对手是男性的时候，如果她想要得到高潮，那她差不多每次都得在最后关头亲自动手，亲自刺激一番之后才能达到目的。那么，她今天为什么到这间餐厅来和男人暗中约会呢？女人真的说不出个所以然。也许她正期待着一个全新的体验吧，何况这个男人实在是很有吸引力。这时，角落的餐桌上正有人在对着她招手，女人也招了招手，往餐桌方向走去。

当这对男女在餐厅里享用晚餐的同时，在小镇的另一端，女人的女伴正裸体躺在床上，她刚刚靠自己的力量到达了高潮。女人起身走到客厅里去喝了一瓶葡萄酒，然后一边听音乐、一边阅读，尽量想让自己全身放松，可是她仍然感到心神不宁。这几天，她那年轻女伴的行为有些反常，这让她觉得很烦躁。女人突然动手去找那家酒吧的电话号码——那家女伴每次开完会常和朋友一起去的酒吧。女人打过去，要店里的人帮她叫女伴来听电话，因为她打算自己也立刻去加入她们的行列，从前她也干过同样的事情。可是电话里的人却告诉她，她的女伴和朋友都没到那里去。女人试着重新专心去读她手里的书本。她们一定是到别的店里去了，她心里想。

年轻女人回家的时间并不算太晚，但她一走进家门，她的女伴就开始不停地盘问。年轻女人给她情人的解释是：聚会完毕之后，朋友们提议该换家酒吧去试试看。年长女人最后虽然相信了女伴的解释，不过，当她们上床睡觉的时候，两人之间却弥漫着异样的气氛。

事实上，那天晚上年轻女人并没和那个男伴上床。他们两人真正发生关系，是在一星期之后。后来又过了几个星期，他们的关系越来越亲密。就跟当初女人以为自己只能和同性做爱一样，这时，她开始觉得自己以后只能和异性做爱了。女人还发现自己越来越想花更多时间和男伴在一起，也因为这样，要对她的同性恋情人隐瞒这件事，似乎也越来越困难，她无法再对女伴自圆其说。另一方面，她也觉得有罪恶感，因为年长的女伴正在为许多生活琐事烦恼，她不但不能帮助她，反而还给她带来更多困扰。女伴接受了子宫抹片复查，结果，又发现了其他的异常细胞。女伴因此再度陷入紧张状态，她去做了进一步检查，并等待检查结果出来。但霉运还不只如此，她不但被禁止去看自己的儿子，同时，因为办公室里谣传她是同性恋，所以她失去了一次晋升的机会。

渐渐地，年长女人开始疑心她的年轻情人另有外遇，两个人争吵的次数越来越多。吵得最严重的那一次，两个人都指责对方假装高潮。但即使如此，年长女人始终无法抓到女伴另结新欢的证据。然而，最后那一刻终于还是来了——年轻的情人宣布她怀孕了。听了这消息，年长女人起初还想说服情人和她一起抚养孩子，可是年轻的情人坚持要搬出去和孩子的父亲同住。

在这之后，压力和寂寞使年长女人大病了一场。她丢了工作，开始考虑自杀。就在她境况最惨的时候，女人遇到一个刚被配偶和家人抛弃的男子。他们彼此倾听对方诉说自己的不幸，没过几星期，两个人就决定生活在一起。一年之后，女人给男人生了一个女儿。又过了不久，她去做了子宫切除手术。手术很成功，从此之后，她过着一帆风顺的生活。

女人和她前任配偶所生的儿子成人了，他来找自己的亲生母亲。男孩并没受到他那同性恋恐惧症的父亲影响，很快就变成母亲家庭的一员，也和母亲及同母异父的妹妹之间建立起了亲密的关系。女人离开人世的时候才60多岁，以平均寿命来说，虽然算是早逝，但她后来在子孙的陪伴下，仍然享受了15年的好日子。

我们已经在前面说明过同性恋行为如何帮助男性追求繁衍成果。现在，我们再继续说明同样的行为对女性的影响。基于之前的论述，我们在这里就能用更简单明了的方式来解释。另外，这也是因为男性与女性双性恋行为之间原本就有许多共同点。

更何况，男女两性的双性恋行为即使稍有不同，但其不同之处也主要是程度上的差异而已。从平均来看，整个社会里的女性双性恋者要比男性双性恋者的人数少。同样的趋势在许多其他动物的社会里也能看到。在所有人类社会当中，女性双性恋者的人数通常是男性双性恋者人数的1/3或一半。大型工业先进社会里的男性双性恋者人数约占6%，而女性双性恋者人数则大约是2%~3%。在某些人类社会里，虽然所有男性都有同性恋行为，但女性表现同性恋行为的人数却只有30%~50%。这种数字比例的差异表示，如果要从家族史中找出女性双性恋者，我们就该比找男性双性恋者时限定的年代"更往前"推移。不过，这里所谓的"更久"，其实也只是指"一代"，即约从1875年往前推到1850年左右（作者在此将"一代"定义为25年）。

女性双性恋者不但在人数上比男性双性恋者要少，平均来说，女性开始同性恋行为的年龄也比较晚。双性恋的女性当中，只有50％在25岁之前有过同性恋行为，77％在30岁之前有过同性恋经验。有些双性恋女性甚至要过了40岁之后，才会开始她们的同性恋行为。

另外，双性恋的男女两性之间还有一个不同点：双性恋女性不像双性恋男性那样拥有许多同性恋伴侣。约有22％的双性恋男性在其一生当中拥有10个以上的同性恋伴侣，但相同的情形却只能在4％的双性恋女性身上发现。同样，女性同性恋之间比男性更可能建立长期的一对一关系。最常见的模式就像这个场景里介绍的，女性双性恋者在持续同性恋关系1~3年之后，会再转向异性恋关系。另一方面，女性双性恋者也像这个场景里的年长女人一样，通常她们只会在两段长期异性恋关系之间建立固定的同性恋关系。

男女两性的双性恋者之间的不同之处很少，相对的，两者之间有很多重要的相似之处，如大部分表现出同性恋行为的女性其实都是双性恋者。不论在哪种社会里，终生奉行完全同性恋的女性人数不到1％。另外，80％有同性恋行为的女性也和这个场景里的两名女性一样，会同时表现出异性恋行为。所有人类社会里都有女性双性恋者存在，她们的双性恋行为不仅来自遗传，同时也会继续传给后代。除此之外，就像某些我们前面曾经说明过的其他特征，雌性的双性恋行为广泛存在于多种哺乳类、鸟类和爬虫类动物之中。事实上，甚至有一种蜥蜴，它们是只有雌性没有雄性的。这种雌蜥蜴一定要在另一只雌蜥蜴爬在它背上进行拟似交配（pseudo-copulatory）之后，才会开始产卵。

既然男女两性的双性恋者之间拥有许多相同点，而不同点却很少，根据这一点，我们可对两性的双性恋行为作出相同的解释。只要将双性恋女性和异性恋女性的繁衍成果相互比较，我们就能清楚地发现，就追求繁衍成果来说，双性恋行为的确给女性提供了一种现实又有效的选择。

简单地说，双性恋女性比异性恋女性更早生下子女，不过，她们同时也得面对其他更大的风险：染上疾病及提早失去生殖能力。女性双性恋行为也和男性双性恋行为一样，当社会里表现这种行为的人数越少时，她们就越能获得最大的绝对利益。正因为如此，在所有社会里，双性恋女性的人数比例所反映的，正好是这种行为的代价与利益维持平衡的状态。

同男性双性恋者相比，我们对女性双性恋者付出的代价及获得的利益知道的更多。这是因为我们比较容易弄清一名女性，在她一生当中的各个阶段里究竟生了多少子女，这一点对男性来说，不是那么容易查证的，特别是如果这名男性曾经拥有许多不同的伴侣的话。就我们所知，在20岁之前就已经生下子女的女性双性恋者人数，是女性异性恋者的4倍；而在25岁之前生下子女的女性双性恋者人数，则是女性异性恋者的2倍。例如场景31里的女性，她在20岁的时候生下第一个孩子，然后又在31岁时生下第二个孩子。不过，在女性一生具有生殖能力的时期当中，双性恋者生下的子女总数却比异性恋者要少。以英国在1980年所做的一项调查来看，女性双性恋者平均生下1.6个子女，而女性异性恋者生下的子女数则平均为2.2人。和异性恋者比起来，女性双性恋者较早生下子女，但所生的子女总数却比较少，这种趋势刚好让双性恋者和异性恋者的繁殖率保持平衡。

就像这个场景里的年长女性一样，我们曾简略地提到过，女性双性恋者虽然较早生下后代，但她们一生当中所获得的子女总数却比较少，部分原因是疾病可能使她们提早失去生殖能力。女性双性恋者也和男性双性恋者一样，她们遭受感染性病的危险性极高。女性双性恋者比异性恋者更有可能在20岁之前染上性病；在25岁之前的子宫抹片检查中，她们比女性异性恋者更有可能发现异常细胞。甚至有资料显示，女性双性恋者在30岁之前，比异性恋者更可能患上子宫癌。不过类似上述感染疾病的风险，究竟直接受到双性恋行为的影响有多大，这一点我们目前还无法确知。例如疱疹或是性器官尖锐湿疣之类的性病，都可通过女性同性之间的性行为直接传染。但除此之外，我们还可从其他的角度来解释女性双性恋行为带来感染疾病的危险，这也是我们在下面要说明的。

女性双性恋者比男性双性恋者人数少得多，演化生物学家对这个事实的假设是：女性从双性恋行为中获得的利益比男性少；或女性必须比男性对双性恋行为付出更多代价；或两者皆有，即女性既要对双性恋行为付出更多代价，又无法从这种行为中获得更多利益。但事实却正好与这项假设相反，女性双性恋者并没有付出更大的代价。例如，与女性双性恋者相比，男性双性恋者不但更可能感染疾病，而且也更可能遭受同性恋恐怖者的暴力攻击。这也许是因为女性同性恋者对女性异性恋者的威胁，远不如男性同性恋者对男性异性恋者造成的威胁。

综上所述，我们便得出这样的结论：既然女性双性恋者并没为其行为付出更多代价，那么她们从双性恋行为中获得的利益就肯定要比男性双性恋者更少。这并不是一个出人意料的结论。我们已经在前面说过，男性必须在青少年时期之前比女性学会更多性爱技巧。男女两性如能适当地在这段时期里拥有同性恋经验，将能有助于获得早熟的性爱技巧，这项优点在男性身上表现得尤其显著。然而，如果女性实际并不需要像男性那样学习许多早期的基本性爱技巧，那么早期同性恋行为究竟能给女性双性恋者带来什么利益呢？对这一点，我们必须从头说明。

*

女性从性行为当中最需要学习的，是从长期伴侣关系中获得最大利益的技巧，她们尤其需要学会寻找外遇和瞒骗的技巧。同时，女性还必须懂得如何善用自己的高潮，并尽可能在精子战争中掌控全局。

女性发生外遇行为时需要用到蒙骗技术。对女性来说，与其先和男性练习这种技术，还不如先和同性练习一番比较好。最理想的方式是和同性在"一对一"的长期伴侣关系中进行练习。这一点，正是女性同性恋行为的主要特色之一。女性如能瞒过同性的长期伴侣，暗中进行外遇，或是假装高潮，那她再想蒙骗异性伴侣时，就会感觉更为容易。女性掌握了上述的瞒骗技巧之后，就能从外遇或主控精子战争等行为当中获得最大利益。而相对的，她为这些行为所付出的代价也会大为减少。

女性双性恋者如能及早学会善用长期伴侣关系，以及如何主导精子战争，她们当然也就能够尽早懂得将这些能力发挥到极致。女性双性恋者一生当中接受男性受精的次数，和女性异性恋者不相上下。然而，女性双性恋者比异性恋者更可能同时拥有两个以上的男性伴侣，或是在很短的时间内（短到能够引起精子战争）与两名男性性交。

女性双性恋者不仅经常掌握精子战争的主导权，也更懂得如何控制精子储存量与精子战争的结果（不过我们并没有这方面的具体数据资料）。另外，和女性异性恋者比起来，女性双性恋者更有可能进行自慰，而且自慰的频率也更高。也因为这样，女性双性恋者的子宫颈过滤功能比较强，和男性性交时也比较容易到达高潮。不过，这种比较容易得到的"黏液通道高潮"却会降低子宫颈过滤功能。

性高潮是女性对付精子战争的最大武器，而事实上，女性在高潮中的许多反应却不需要有男性参与。因为性高潮的身体反应很容易从女性同性恋关系中自行练习而学会。这些身体反应甚至包括异性恋关系中的各种高潮，如性交前、性交中或是性交之后的性高潮。因为女性同性恋者在性行为过程中给予彼此的刺激，和男性在前戏中给予女性的刺激非常类似。女性同性恋者最常采用的刺激方式是抚摸或摩擦性器，尤其是对阴蒂的刺激。其次，按照顺序来看，女性同性恋者经常使用的技巧包括：刺激并摩擦乳房、舔舐或吸吮乳头、口交、彼此用性器互相挤压摩擦。

例如在美拉尼西亚的一些社会里，女性同性恋者进行性行为时只会用到嘴和手。但在其他地方，女性同性恋者们有时也会使用物体来刺激阴蒂或插入阴道。这里所指的物体，除了像是西伯利亚地区的女性采用的驯鹿幼鹿的肌肉之外，还有世界其他地方的女性采用的香蕉、甘薯或木制假阴茎。当然，在大型先进工业化国家里，也有人采用市面上可以买到的震动棒或人造阴茎。不过，在女性同性恋者的各种刺激方式当中，使用手指或物体插入阴道还不算太常见。一份在美国进行的调查报告显示，只有3%的女性同性恋者表示，她们经常在性行为过程中以插入方式来刺激同性伴侣。

至于性高潮的成功率，女性受同性刺激比受异性刺激更容易到达高潮，前者的成功率大约是后者的1倍。不仅如此，女性同性之间更容易在彼此的受孕期给予对方高潮。我们已经介绍过，在场景31中，两名女性的性活动最频繁的时期，也正好是她们的月经结束后一星期。她们这个月的排卵日可能就在那几天，所以两名女性这时都正好在受孕期。

令人感到有趣的是，就像人类女性同性恋者的高潮巅峰期正好是她们的受孕期一样，许多雌性动物的同性恋行为也会集中出现在它们的受孕期。根据我们对母牛、老鼠、天竺鼠的研究显示，这些雌性动物都喜欢在受孕期间彼此爬到对方的背上。实验也证明，这类行为和激素有所关联。如果在月经周期之中改变动物体内的激素含量，动物彼此爬上对方背部的时期也会跟着改变，甚至因此停止这种行为。另一方面，女性同性恋者服用避孕药之后，她们在月经周期当中的高潮巅峰期也会随之消失。这一点可以说明，人类女性也和上述那些动物一样，她们想要和同性伴侣一起获得高潮的动机，其实是受制于激素含量，而不是大脑。

从结果来看，女性同性恋行为只是女性与同性之间进行练习的过程，目的是为了从长期异性伴侣关系中获得最大利益。这一点，和我们对男性双性恋者的利益所下的结论完全一致。只不过男性双性恋者为了获得繁衍成果，主要是和许多女性练习罢了。女性和男性不同的是，即使她们和更多男性进行更多性交，但繁殖成果却不会因而增加。因此，女性只好采取代替手段。换句话说，他们改用更谨慎、更有策略的方式来选择周围男性，以便从中获得最大利益。从这一点来看，同性恋行为能使女性双性恋者获益匪浅，因为她们很早就习得了主导精子战争及充分利用长期外遇行为的能力。不过，和男性双性恋者一样，女性双性恋者的繁衍策略也会带来较高风险，例如疾病会使她们早逝，或缩短她们的生殖期。由此，从繁衍成果来看，女性双性恋者和女性异性恋者之间并没有多大的差异，只不过两者是以不同方式获得各自的成果罢了。

在场景31之中还有一个特点，我们到现在都不曾提到，那就是，当许多女性同居在一起时，她们经常会同时开始月经。不只是女性同性恋者之间，就是母女、修女、女囚、护士或是女学生，只要她们共同生活在一起，就会出现这种现象。20世纪80年代初期，美国曾进行过一连串极为有趣的实验，在连续数月之间，每隔一天，都由同一名女性将其腋下分泌物涂在参加实验的女性鼻下。结果，每名自愿受试女性的月经周期，都变得和提供分泌物的女性月经周期相当一致。这个现象表示，腋下分泌物里含有某种化学物质，这种物质会让两名长期同居的女性的月经周期变得极为一致。

最近，针对这种月经周期变化是否为真实现象而发表的意见很多。最新的调查则显示，也有研究得到相反的结果，某些受试团体的女性月经周期变得一致，有些则变得完全不同。但所有的结果都并非出于偶然，决定受试女性的月经周期是否会变得一致的主要因素，在于团体中有多少女性能够正常排卵。如果团体中的女性都不会排卵，尤其是有些女性正在服用避孕药的情况下，这种团体的女性月经周期便容易趋于一致；如果团体中大部分女性正好都能正常排卵的话，那么她们的月经周期就会变得完全不同。这种现象似乎表示，女性的身体都在尽可能地错开彼此的排卵期。

这种现象存在的原因至今仍然不为人知，也有可能是因为女性的身体不想让男性看出她的受孕期。如果同一个团体里所有女性都在同时排卵，那么即使是最不敏感的男性，想必也能感觉出这种受孕期带来的行为变化。而女性单独一人的时候，就算她的心情或行为偶有变化，如果她想对配偶隐瞒这些变化，应该不是一件难事。

场景31里的两名女性的月经在同一个时期开始，这表示她们最近数月都不曾排卵。对缺少男伴的女性来说，这其实是很常见的反应。当那名年轻女性找到男伴，并展开异性恋活动之后，我们可以预见，首先她会开始排卵，接下来，她的月经周期也会变得和她的女伴完全不同。

场景32　青楼生涯

　　门铃响了。说起来真有点神奇，女人从门铃的声音就能猜出站在门外的是什么样的人。刚才那阵铃声充满挑衅与固执，现在这阵铃声则像是带着点试探的味道。女人从床上起身，拿起一件浴袍罩在内衣外面。"是个年轻人。"她想，"要不然就是个牧师。"女人一边走下楼梯，一边快速地在心里默数一番。今晚真是够忙的，这个人该是第10个了，也许她做完这个就该收工了吧。

　　女人打开门，她看到站在门外的那个男人时，忍不住偷笑起来。原来是个年轻人，不是牧师。年轻人看起来显得很局促，他怯生生地向女人问道："多少钱？"女人把价钱告诉他之后，又附加了一句："如果不用安全套的话，还要加钱。"男人像是被价钱和女人的模样吓到了，他迟疑半晌，终于表示同意。女人退后一步，把男人让进来，然后叫他直接走上二楼去。说完之后，女人关上了大门。她跟随男人上楼之前，从窗户上取下了"模特儿在一楼"的招牌。

　　两个人一走进房间，女人立刻问道："戴不戴安全套？"男人回答，还是戴安全套吧。因为他没那么多钱。"先付钱。"女人说。

　　年轻男人看来非常紧张。女人为了让他感觉安心一点，便把自己的名字告诉了他。不，不是她自己的名字，她只是随便告诉他一个名字。接着，她向男人询问他的名字，男人报出自己的姓氏。女人听了不禁笑起来，向他问道："你在军队里啊？"男人显得有点不好意思地解释着说，他原本是个学生，因为才离开学校不久，所以别人问他姓名时，他还没改掉报上自己姓氏的习惯。女人叫他放轻松一点，然后她继续问道："你是第一次？"男人承认这是他的第一次。女人又紧接着问道："是第一次做爱？还是第一次花钱做爱？"男人说，这是他第一次花钱做爱，但也可能是他第一次做爱，因为他也不太清楚。他曾经有过几次很接近做爱的经验，可是不知道那些到底算不算做爱。

　　女人没再继续多问，她只是叫他放松全身，让她来帮他做。说完之后，女人脱掉身上的浴袍和内衣裤，然后躺在床上。她叫男人也脱掉长裤和内裤，跟她躺在一起。当她看到男人藏在衣服里面的阴茎既萎缩又微小的时候，女人并没表现出任何反应。她很困难地把安全套戴在男人的阴茎上，同时用尽所有的力量想帮助他的阴茎变硬起来。女人一边用闲聊安抚着男人，一边用她熟练的双手不断地努力，但她还是花了好几分钟才让男人的阴茎有所反应。过了一会儿，女人感觉男人的阴茎终于开始变硬了，可是，就在她认为自己也许可以帮得上忙的时候，男人已经射精了，女人根本来不及把阴茎放进自己身体里去。男人这时显得既羞愧又灰心，女人不免对他感到同情。她安慰他不用担心，同时还向他保证，下次他一定不会发生这样的事情了。男人急急忙忙穿上衣服，想要从这丢脸的场面逃走。女人对他说，他只是太紧张，这种事情，她不知已经看过多少次了。

年轻男人走了以后，女人一边穿上衣服，一边计算着今晚的收入。5个人戴了安全套，5个人没戴安全套。想到这儿，女人心头突然掠过一个念头："有一天，等我从这一行退休以后，也许我该去当性问题治疗师呢！"过了几分钟，女人出了大门走到大街上，伸手拦住一辆出租车，告诉司机回家的方向。

女人的眼睛浏览着熟悉的街景，她的思绪重新回到刚才那个学生身上。女人很惊讶，教育居然会如此延误一个人在性方面的发展。不过，还好她自己没因为当学生而受到这方面的阻碍。事实上，女人是在15年前，从她还是大学生的时候就开始她的"事业"。

回想念大学的时候，女人也和其他学生一样，经常感到钱不够用。她想，也许可以利用自己的美貌赚钱，于是她加入了一家伴游公司，变成他们的会员。伴游女郎的收入实在非常诱人。渐渐地，女人偶尔也开始和一些比较有吸引力的客人一起过夜。等到她从大学毕业的时候，女人已经靠出卖肉体赚了许多钱，她手里甚至还拥有一批专门照顾她的客人。而且，老实说，女人相当喜爱自己从事的这个工作，她找不出其他理由让她改换职业。

在过去15年当中，女人几乎尝试过所有适合年轻又有魅力的女孩靠身体赚钱的差事。有一次，她刚巧碰上拍色情电影的机会。那部电影的主题很滑稽，女人现在回想起来，还忍不住会发笑。拍那部电影的时候，他们为了让12个裸体男人和她同时都能出现在银幕上，大家都不得不拼命地把身子扭曲起来。电影里的女人两手各抓着一根阴茎，她的嘴里、阴道和肛门里面也各插着一根阴茎。在那之后，女人被一名富有的政治家包了下来。那个男人叫女人不要再拍电影了，他在市区中心给她准备了一间高级公寓。于是，女人从那时起改换职业，变成了一名职业情妇。但她并没就此完全放弃和其他男人做爱。女人对她的情人谎称已经不再和其他男人来往了，但事实上，她仍然经常和男人保持着"接触"。接着，有一家小报把女人和那名政治家的关系揭露了出来，女人也因为这个原因换了雇主。事件结束之后，她变成了法官的情妇。

后来，法官去世了，女人听从同行的意见，决定到街上去拉客。从各方面来说，在女人从事的各种卖身行当中，她觉得干得最愉快的就是在街上拉客。不过，女人到了最后还是放弃了这个职业。因为在经过两三次惊险遭遇之后，女人碰到一个极为暴力的客人，她甚至还因此被送进医院住了好几天。之后，女人转到了一家比较能提供安全保障的妓院接客。她在这里也干得相当愉快。后来女人决定离开这家妓院，是因为她感觉到自己的美貌已经开始日渐衰退，无法再和那些年轻女孩公开竞争。于是，她换成了现在这种靠"模特儿在一楼"的招牌来揽客的方式。至少，现在她打开大门的那一刻，客人心里早已下定了一半的决心。她现在仍然非常吸引人，而且，她几乎从没有被客人拒绝过，大部分的男人都没对她的要价表示过不满。

女人现在决定要在短期之内洗手不干了，她知道自己算是十分幸运的，她应该在生意仍然不错的时候急流勇退。在女人的一生当中，尽管她曾经和数千名男人进行过性交，但她只得过三次性病。而且，多亏她及时服用抗生素，所以三次性病都立刻治愈了。她也被客人殴打过几次，不过，所幸没有受到太严重的伤害。更重要的是，她绝对不准自己去碰毒品。她知道，有很多同行女性都是因为吸食毒品弄得整个人生支离破碎。这些年来，女人每晚赚到的报酬，几乎相当于一般人一星期甚至一个月的收入。当然，她也花费了不少钱用来雇用保镖和租赁场地。老实说，女人就算是在几年前退休，她一生积蓄的利息也早就够她十分舒适地度过余生了。但她现在仍然不愿退休，理由很简单：她真的非常喜欢自己的职业。她实在不愿意离开这一行，事实上，她甚至很认真地考虑过，等到她真的必须退休的那一天，她打算自己开一间伴游公司或妓院。

出租车开到郊外一间很大的房子前面停了下来。女人走进门，她的配偶在厨房里大声地对她说："你回来得正好，晚餐刚刚做好，孩子们已经都上床了。"她走上二楼，先把阴道清洗干净，然后开始沐浴。当女人躺进澡盆里的热水中时，她的配偶给她端来了一杯葡萄酒，之后，他又回到厨房继续做菜。女人下楼去和配偶共进晚餐之前，她走进每个孩子的房间去看他们。这4个孩子的父亲究竟是谁？要一个一个研究谁是谁的孩子，大概会很有意思吧。女人觉得那两个8岁和10岁的女儿是她和法官生的，但她不是非常确定。她的大儿子是她在妓院时怀上的，所以任何人都可能是他的父亲。女人当时的客人当中有很多既有钱又有地位的男人，其中有好几个人都是她中意的父亲人选。女人的小儿子可能是她和现在的配偶生的，因为当初她为了要和配偶生一个孩子，还暂停工作了一段时间。不过，因为她才开始休息，就立刻怀孕了，所以，小儿子的父亲究竟是不是现在的配偶，她也不太有把握。

女人的配偶比她小5岁，他原来是个学生，也是女人以前的客人。是他自己主动表示愿意帮助女人照顾孩子，而他要求的交换条件则是由女人提供生活费，以及和他做爱。女人已经和他共同生活5年了。今晚，他们吃完晚餐之后，一边喝酒，一边聊天，接着，将要上床进行他们这个星期的第一次性交。

从生物学角度来看，所谓的性交易是指某一个体借着对另一个体提供性服务，以换取两种以上的资源。就人类来说，个体在这种情况下要求或提供的资源通常是金钱，但有时也可能是食物、藏身之处，或是受到保护。世界上除了从事性交易的女性的生殖器官之外，大概再也找不出其他会发生更激烈的精子战争的场所了。每天晚上，一名妓女结束一天工作之后，她体内正在参与大战的精子军队数目可能已经加倍，有时，这场精子大战的胜利者也会获得战果——使卵子受精。

从事性交易的女性当然也会繁衍后代，就像这个场景里的女人一样，也能成功地获得繁衍成果。然而，为什么人类当中有些女性要放弃坚守贞节的方式（或者说，放弃秘密进行外遇的方式），而以从事性交易的方式去公开追求繁衍成果呢？和那些采取传统繁衍策略的女性比起来，女性以从事性交易的方式究竟能获得怎样的繁衍成果呢？

从古至今，性交易几乎是人类社会的共通产物。从人类文化学的角度来看，只有4%的人类社会里面没有性交易。除此之外，所有社会都承认有这种行业存在。但即使如此，要估计这些社会里面究竟有百分之几的女性曾在一生当中从事过性交易，仍然是一件相当困难的事情。据估计，曾经公开从事过性交易的女性的比例，最低的不及1%（1980年在英国进行的调查），最高超过25%（1974年在埃塞俄比亚首都亚的斯亚贝巴进行的调查）。上述统计数字当然并不十分可信，因为实际情况可能要高于这个比例。而且，偶尔从事性交易的女性人数比例则可能比上述数字更高。

造成上述缺少统计资料的理由之一是，我们很难对"性交易"作出定义。我们在前面曾经说过，从多种角度来看，公然以换取金钱为目的而不分对象地提供性服务，其实是按照上述性交易定义而言最明确的一个例子。在人类历史当中，很多文化环境中的男性会在第一次和女性进行性交前后，向女性或是她的家人赠送礼物。在这种情况下，这些女性则不会被归类为从事性交易。一般来说，这种方式的交换（以性交换取礼物）已经被形式化，同时也已被纳入结婚仪式的一部分。有时，甚至在婚礼当天的晚上，新娘或她的家人还会在性交之前向男性索要金钱。

而且很显然，性交易也有程度的区分。从原则上来看，要在"以性交换取金钱"的传统式性交易，与"以性交换取生活援助、保护与礼物"的长期配偶关系两者之间画出分界线，实在是相当困难的事情。例如在这个场景里的女性，她很明显地是个妓女，但是像场景18里的那个女性，她接收了50岁的配偶留给她的遗产，那么她算不算从事过性交易呢？

对动物来说，要区分性交易行为与非性交易行为，同样也是很困难的事情。舞虻就是一个极端的例子，这种虻类会表现出很明显的性交易行为，因为雌虻会以交配作为手段换取食物。雄虻首先必须从蚊群当中抓住一只蚊子，用它自己分泌的唾液把蚊子包起来，然后，再把包好的蚊子送到雌虻面前去。当雌虻设法打开它的食物时，雄虻便趁这段时间和雌虻交配。雄虻提供的礼品越大，雌虻需要用来打开包裹的时间就越多，而雄虻能和雌虻交配的时间就越久。相对的，雄虻送进雌虻体内的精子越多，雌虻体内产生的受精卵也越多。第一只雄虻交配完毕，雌虻则继续等待下一只雄虻带来礼物换取交配。在有些种类的动物当中，雌性动物甚至能将这种性交易行为运用得十分成功，以至于它们根本不需要自己去寻找食物。

在表现性交易行为的动物当中，候鸟则是另一个极端的例子。通常，雄鸟必须先返回繁殖地去抢夺最佳领域。因为拥有最佳领域之后，它和雌鸟才能把雏鸟养育得最理想。雄鸟返回繁殖地之后不久，雌鸟也飞回繁殖地，它们先到各领域去巡视，同时也观察雄鸟如何防御自己的领域。最后，雌鸟则根据领域的现状、雄鸟的品质，以及其本身的可能性（因为拥有最佳领域的最佳雄鸟很快就会被捷足先登的雌鸟抢去），作出最佳妥协之后，才能决定自己的配偶人选。雌鸟这时才会让某只特定的雄鸟与它交配，而它这时以交配行为换取的则是"与雄鸟分享它的领域"。如果另一只雄鸟将雌鸟原来的配偶逐出领域，雌鸟也不会与配偶一起离去。它会让新来的雄鸟与其交配，希望借此能让新配偶允许它继续住在原来的领域。换句话说，雌鸟为了持续居住在原有的领域，随时准备与作为侵略者的雄鸟进行交配。从原则上来看，即使这种行为发生在鸟类一夫一妻制的关系里，雌鸟的行为仍然算是一种性交易，因为这是一种以交配换取资源的行为。事实上，上述行为和世界任何角落的许多妇女所从事的性交易行为都是大同小异的。只是，女性当中大概没人会认为自己是在从事性交易吧？

当然，男性也能从事性交易。例如场景18里的那个年轻园丁所做的就跟性交易很接近。但无论如何，在大部分情况下，男性想要找一名打算付钱与其性交的女性的确是很困难的事情。更何况，大多数男性只要有机会进行性交，就算得不到任何报酬，他们也会非常愿意与女性做爱的。相反，就像我们前面已经说过的（请特别参照场景28），在每次性交过程里，女性付出的代价比男性多，因此她们需要获得一些补偿，以此平衡她们的损失。女性只有在急于获得某位特定男性的基因时，才可能愿意付出某种代价以换取性交的机会。

但不论我们对性交易如何定义，这个场景里的女人的例子显然比较接近我们形容过的舞虻，而非候鸟。对这个女人来说，性交易是一种谋生手段。而从生物学的角度来看，性交易也能作为女性的繁衍策略，甚至还是一种极成功的繁衍策略。例如，场景里的女人才30多岁，已经生下4名子女，而且她所赚得的报酬，也足够她的4名子女都能生活在健康舒适的环境里。她的4名子女分别拥有不同的父亲，其中最少有两个孩子的父亲都是极有社会地位的男性。我们甚至可以说，这4名子女的父亲之间拥有一项共同点：他们的精子都极具竞争力。正因如此，他们的精子大军才能打败许多其他男性的精子军队。而女人的儿子、孙子或是后代男性子孙，也会比一般人更有可能制造极具竞争力的精子。更由于女人的男性子孙能在繁衍竞争中取胜，所以，在经过好几代之后，后代子孙当中将有许多人能够继承女性的基因。

以性交易作为繁衍策略所带来的利益，和女性在其生殖器官里主动掀起精子战争所带来的利益是相同的。唯一不同的是，与其他任何行业的女性相比，从事性交易的女性更经常利用这种策略（女性主动在其体内掀起精子战争）罢了。除了遭受过轮奸的女性，或是主动追求团体性交的女性之外，一般女性不太可能同时得到许多不同男性的精液。

女性采取性交易作为繁衍策略而能获得成果，这表示大多数人的祖先身上都曾经拥有性交易行为的基因。平均来说，如果我们按照家族史往回追溯到公元1820年，几乎每个人都会有个祖先曾经从事过性交易（让我们保守地假设，人口当中只有1%的祖先曾经公开从事过性交易）。

但是，以性交易作为谋生手段难免会遇到许多风险。我们在前面已经说过，从事性交易首先会遭遇到的风险就是染患性病。光是这一点，就会使从事性交易的女性提早失去繁殖能力，甚至早逝。大部分从事性交易的女性都企图采用安全套来避免上述风险，但她们也同时需要对抗男性对安全套的厌恶。从事性交易的女性提出过报告指出，男性就算事前表示同意，但他们仍然会狡猾地设法将安全套取下。即使在艾滋病出现之后，大部分男性仍然不愿使用安全套。不过，由于男性的身体对于性交的渴望极为强烈，这使得大多数从事性交易的女性都能借着"不戴安全套要加钱"的规定，而对男性有所控制。这个场景里的女人采用的就是这种方式。

从事性交易的另一个风险是遭到顾客伤害或谋杀。为了减少这项风险，有些从事性交易的女性便想到集中在妓院或按摩院里接客，也有些女性花钱雇用一名或多名男性提供保护，甚至还有些女性是在监护人（通常是她们的父母）的保护下接客。这种监护人制度不仅在第三世界的国家里非常普及，即使像在英国这类国家当中也很常见。

然而，对从事性交易的女性来说，最大的风险还是吸毒成瘾。毒瘾对女性的肉体或经济都十分危险。一般来说，从事性交易的女性即使需要花钱租房或雇用保镖，她们赚取的庞大收入仍然令人非常羡慕。但是，我们却很少看到因从事性交易而致富的女性，造成这种结果的原因之一是来自中介的剥削。因为年轻女孩最初大都是受到引诱而开始吸毒，接下来，她们为了想要满足自己的毒瘾，唯一的办法就是走入性交易这一行，而这时性交易中介者则以提供"保护"的方式向女孩抽取佣金。女性一旦陷入这种悲惨境遇之后，不仅无法再从性交易当中获得任何利润，同时还得不断地付出代价。

性交易不论对卖身的女性或是买春的男性来说，都是一种繁衍策略。在古希腊罗马时代，几乎所有男性在其一生当中的某段时期内都有过和妓女性交的经验。在1940年，约有69%的美国男性最少和妓女性交过一次，另有15%的美国男性则有定期买春的习惯。而在20世纪90年代，45岁到55岁的英国男性在其一生当中，至少有10%的人曾经花钱买春一次。通常，神职人员之外的一般男性除了花钱买春之外，还会通过其他途径寻找性交的机会。就拿英国男性来说，他们除了买春之外，也比较倾向和复数（超出平均数目）以上且不用付费的性伴侣性交。

在男性能选择的繁衍途径当中，买春是一种立即且便利的性交手段。男性买春的次数越多，他可能获得的繁衍成果也越惊人。另外，根据每名男性的情况而言，他还可能通过买春获得其他利益。例如这个场景里的年轻学生，他期望通过买春获得性交的经验。等他在将来企图和其他女性以较传统的方式追求繁衍成果时，这种经验就能派上用场（平均来说，学生性交的经验要比其他人落后两年）。对于没有配偶的男性来说，买春也是他们寻找女性进行性交的一种手段。有时，就像这个场景里的女性的配偶一样，男性也会从买春的对象当中去物色长期配偶。但对于已有长期配偶的男性来说，他们则将买春视为一种外遇。

从事性交易很可能必须付出极高的代价，除了经济方面的代价之外，还包括染患疾病的风险。正像我们在前面说明过的，性交易使得性交变得更为便捷，但相对的，通过性交易获得的繁衍利益也相当低。每次性交易行为中射出的精子都会被卷入激烈的精子战争，因此精子能使卵子受精的机会非常小。同时，不论何时，从事性交易的女性即使是长期都不采取避孕措施，但她能够受孕的可能性，仍然小于一名偶尔只和单一配偶性交的女性。造成这个现象的原因，可能是因为从事性交易的女性比较不易排卵，或是因为她们的子宫颈黏液过滤功能较强。另一个原因则可能是由于精子战争，因为在这些女性体内进行的精子大战实在太过激烈，以至于来自不同男性的精子全都被彼此残杀殆尽了。

男性必须和从事性交易的女性进行无数次性交（次数必须远远超过他和情人性交的次数），才能生出一个"非婚生子女"（即在长期配偶关系之外生出的子女）。当然，没有男人会说，他去买春，是为了要找个女人帮他生个孩子。但即使如此，有时有些男性却能够让从事性交易的女性怀孕，而且他们还能将自己这种擅长打胜精子战争的基因传给子女。换句话说，只有能在精子战争中所向无敌的男性，才适于选择买春作为繁衍后代的途径。

最后，大家可能会提出一个疑问：为什么有些男性要选择从事性交易的女性作为长期配偶？我们在前面已经说明过买春的男性必须付出的各种代价，选择从事性交易的女性作为长期配偶的男性，显然就得亲身体验上述的缺点。但无论如何，这些男性通常愿意承担各种风险，以便能够分享配偶的财富。例如这个场景里的女人的配偶，他以照顾女人、女人的家庭和子女为条件，借此换取经济方面和生活方面的利益。此外，他也拥有若干机会能变成女人的孩子的父亲。而且事实上，他可能已经是她四名子女当中一人的父亲了。从这名男性的生活方式来看，他仍然有机会和其他女性性交。不过，他采取的繁衍策略却充满了风险，因为他虽然可能获得极高的利益，但也可能会付出极大的代价。不论他是否需要通过这种繁衍策略获得某些遗传特征，如果他的精子是精子战争中的常胜将军，那么最起码的，这种繁衍策略倒是能给他带来一些利益。

性交易与买春都是繁衍策略，采取这些繁衍策略可能带来很多的利益，也可能需要付出很大的代价。从事性交易的女性和双性恋者之间，其实有很多相似之处。我们无法肯定从事性交易是否也和双性恋一样，和某些遗传因素有关，但就算是和遗传有关，相信拥有这种遗传因素的女性也是极少数。换句话说，就像我们在前面对双性恋作出的结论一样，在性交易不普及的情况下，或者说，至少在必须为买春付出极高代价的社会里，性交易才是一种有利的繁衍策略。如果男性都能任意地和任何女性做爱，那么性交易的潜在价值，以及从事性交易的女性所拥有的繁衍利益也就不复存在。同时，性病也将开始迅速蔓延。

如果我们可以把从事性交易的女性解释为"受遗传影响的少数人"，那么，就像前面对双性恋的推论一样，我们也可以对性交易提出推论：从事性交易的女性和其他一般女性所拥有的繁衍成果其实是相同的。但由于到目前为止，还没有人对双性恋进行过有关遗传因素的分析，所以上面的推论是否正确，我们并没有十分的把握。而且，除了上述的解释之外，我们还可以用另一种说法来解释性交易：所有的女性都有可能从事性交易，但只有少数女性能遇到适于从事性交易

（即获得的利益大于付出的代价）的状况。如果这种解释是正确的，那么我们就能得出下列推论：能够正确判断自己所处的状况，并因而决定从事性交易的女性，应该比其他女性拥有更高的繁衍成果。

和对双性恋的解释比起来，上述对性交易的第二种解释反而和另一种性策略的解释比较相似。这种性策略不仅必须付出极高的代价，同时也只有少数人采用，那就是强奸（rape）。我们将在下面两个场景里面详细加以说明。

场景33　弱肉强食

　　男人锁上车门，然后往黑暗的街道走去。他一边走，一边听着一条街外传来的嘈杂声。那是在贯穿小镇中心的大路上奔驰的汽车发出的声音。已经半夜了，可是天气还是那么热，而且广场周围的那些路边咖啡馆和酒吧里，仍然显得那么拥挤和喧闹。这些客人大都是来度假的游客。男人穿过广场之后转了一个弯，他看到窄路尽头就是自己要找的那片灯光。那是一个电话亭，伫立在教堂门前铺着大理石的广场上，照耀着广场上的一片黑暗。

　　男人拿起电话打回家。他先向配偶询问他们的两个孩子是否一切都好，然后，他告诉配偶，他第二天晚上就会回家。打完电话，男人往回走了几步，藏身在黑暗中。他先把身体靠在教堂外面冰凉的墙上，接着，又检查了一遍弹簧刀是否还在背后的裤袋里。检查完毕，他掏出一支香烟点上，重新靠回墙壁上。黑暗中，除了香烟上的那点红光，男人的身影完全无法看清。一种混杂着兴奋、害怕与期待的心情占据着他的心头，连带地也让他的喉咙感到发干、发紧。这种等待的时刻正是他最喜爱的。

　　路旁酒吧里的那个女人正在哭泣。虽然她心头的愤怒已经消失，但疼痛和不安仍然留在她的心底。她这次度假才认识的假日情人正坐在两张桌子之外的位子上，他已经喝得醉醺醺，而且正和同伴们高声地大笑着。女人则和她自己的朋友坐在一块儿，她感到体内流出来的"回流"已经沾湿了内裤。在一小时前，她才和这个男人在附近公园的草地上进行过性交。

　　女人一向都没服用避孕药，从他们认识以来的这整个星期，男人一直都是戴着安全套和她做爱的。可是今晚，他不只是胡乱地假装套上安全套，而且，他才和她做爱完毕，就得意洋洋地告诉她，她是他今晚的第二个女人。因为在一小时之前，他才和她的一个同伴在同一个地点做过爱。男人自豪地说，他每次度假都喜欢多找几个女孩做爱。他还说，要是她想听，他可以告诉她，她的同伴比她强多了。不过，如果她在这个假期剩下的日子里仍然想要跟他做爱，他倒是不会拒绝她的。

女人听完，用尽全身力气把男人痛骂了一顿，接着，她便摇晃着喝醉的身子走回酒吧去向同伴们哭诉。而现在，女人在气愤和悲伤之余，她突然感觉迫切需要和留在家里的男友讲话。她也想要听到男友对她保证，至少他还是在乎她的。女人迟缓地站起身，她的坐椅倒向人行道。她向同伴们说，她要去打个电话。女人最要好的朋友表示要跟她一起去，但女人说，她想要一个人去。

黑暗中的那个男人仍然靠在墙壁上，他已经在那儿等了15分钟了。男人看到女人出现在窄路尽头的时候，他正在抽第二支香烟。从刚才到现在，只有一对情侣曾经来打过电话。教堂前面的广场现在早已空空如也。男人等待着，他以为还会有人跟着女人一起来。然而，他却发现女人居然独自一人往他的方向走来。"运气真好，而且好运还是接二连三地一起来呢。"他想。广场的灯光照射在女人背后，有好一会儿，男人清楚地看见女人包在紧身洋装里面的臀部和大腿的轮廓。不一会儿，女人走到阴影里面来了。从这时起，男人只能靠听觉跟着女人移动。他听到她正朝着自己的方向走来。男人吸进最后一口香烟，然后把烟蒂扔出去。这时他的阴茎出现了反应，早已坚硬得有如铁棒一般。这一点它倒是从来没让他失望过。这是他在这个夏天的第五次了。他伸手到背后的裤袋去拿弹簧刀。

女人看到了香烟头在黑暗中发出的红光，可是她已经醉得太厉害，而且她太气愤了，所以完全没有感觉出危险。女人经过躲在暗处的男人时，她几乎完全没有看到他。但就在那一瞬间，有人突然从背后抓住了她，同时，一只强壮的手臂勒住了她的喉咙。一把弹簧刀架在她的眼前，刀子上反射出远处电话亭的灯光，也正好映出女人的脸庞。男人抱住她的那一刻，女人瞥见教堂另一端的窄路尽头有一群人走过。她想要尖叫，可是她很怕那把刀子，而且男人的手臂缠在她的脖子上，一种莫名的恐惧使她发不出任何声音。

从一开始，整个事情的发展都快得像光速。男人站在女人身后，他手里拿着那片冰冷的金属抵在她的脸颊和耳朵上。他用一种女人听不懂的语言轻声对她说了些什么，说完，他将手臂从女人的脖子移到腰部，把她的身子往前扳倒。女人觉得自己的身体简直都弯得差不多要碰到脚趾了。男人很快地将她的洋装往脑袋上掀过去，然后，他把刀子放进她的内裤，熟练又迅速地划了两刀，去掉了她的内裤。他立刻撑开女人的双腿，几秒钟之内，他已经进入女人的身体。男人大约进行了五十次活塞运动，然后就射精了。在他抽出阴茎之前，他在女人体内静止不动地停了好几秒。在这令人恐慌的几秒钟当中，女人一度以为自己立刻就要被他杀掉了。然而，男人最后只把她推倒在地上，然后，才一眨眼工夫，男人就消失在黑暗里。几分钟之后，男人已经坐在自己的汽车里面，并且正朝着他所住的位于两个小镇之外的旅馆开去。女人受到这番惊吓，她四肢摊开地在地上躺了好一会儿，然后才开始哭泣。哭了半天，女人终于站起身，拖着凌乱不堪的身子离开了那个地方。路上没有半个人影。女人一回到闷热的旅馆房间，就立刻脱掉衣服去冲洗全身。她在浴室里几乎待了一个小时，一遍又一遍地清洗着自己的身体。洗完之后，女人才到床上躺下。那天晚上，她整晚都处于半惊恐半睡眠的状态当中。

就在这时，一场精子大战正在女人体内展开。她的右卵巢已经开始准备排卵，与此同时，她那个假日情人的精子队伍正和强奸者的精子队伍进行着激烈的战斗。两天之后，女人仍然烦恼着不知是否要把被人强奸的事情告诉同伴或是去报警。这时，她怀孕了，女人体内的精子战争已经结束。

一想到要对那些语言不通的警察描述自己遭到强奸的经过，女人就感到畏缩，她也担心男友知道这件事情之后的反应。总之，女人最后没把自己遭到强奸的事情告诉任何人。一个星期之后，女人回到了留在国内的男友身边，在他们重聚的第一个晚上，女人有意地和男友进行了一次没有避孕措施的性交。

女人发现自己怀孕的时候，她首先考虑要去堕胎。但她的男友以为那个孩子是他的，而且他还向女人保证，会帮她一起抚养孩子，女人因此才决定留下孩子。孩子生下来的时候，女人曾经努力想让自己相信那孩子可能真的是她和男友生的。然而，事实却非如此，她儿子的父亲其实是那个来自遥远国度的强奸者。

生物学家提出一份对强奸行为的客观分析报告时，他们可不能指望获得好评：要是有生物学家宣称，强奸其实能带来繁衍利益，那他们一定会被指责为鼓吹强奸；要是他们断言，强奸行为是有其生物学背景的，那他们就会被指责为默许强奸；要是还有生物学家胆敢公开指出，女性的行为有时其实会诱发强奸行为，那他们一定会被冠上亵渎女性的罪名，就好像是生物学家亲自犯下了这种罪行似的。但事实上，提出正确的结论并不表示就是在鼓吹、默许这种行为，或是在亵渎某些对象。如果有历史学家指出，某个国家因某场战争而获利，他们会不会被指责为鼓吹战争呢？要是有历史学家宣称，战争行为是具有其生物学背景的，他们会不会被指责为默许战争呢？要是有历史学家指出，有些国家其实是自己招致被侵略的命运，他们会不会被冠上亵渎那个国家的罪名呢？或者，相反的，他们是否会因为提出了敏锐的分析并协助避免未来的战争而受到众人推崇呢？

不论是强奸或是战争，要防止一种不为社会接受的行为出现之前，我们必须先对导致这种行为发生的环境作出正确了解。如果我们得出的客观结论是：在某种环境里，所有男性都会强奸女性，或是所有国家都会掀起战争，那么，我们就没必要再去期待（或假装）每个男性之间或每个国家之间会有个别差异。既然这样，我们只需要弄清易于引发强奸或战争的环境就够了。因为只要知道了这一点，我们就能试着以某些方式去找出，在怎样的环境里才比较不易引发强奸或战争。而为了达到上述目的，唯一的方法就是对问题进行客观分析。不论在分析过程中是否会得出令人不悦或厌恶的结论，甚至从社会政策的角度来看是错误的结论，客观分析还是唯一值得信赖的方法。

在进行客观分析之前，让我们先把将要讨论的现象搞清。这个场景里发生的强奸行为，其实是一次附加了繁衍成果的性行为。场景里的女人虽然遭到了蹂躏，但她并没受到肉体上的伤害，而且最后还怀孕生下一个儿子。在这种状况下，强奸者使用武器（在这个场景里是一把弹簧刀）并非为了对女性造成肉体上的伤害，而只是一种胁迫的手段。类似这个场景里的强奸过程可说是最常见的情节。对强奸者来说，由于这类强奸是出自于繁衍的天性，因此，通常他们所选择的对象都是正在生殖巅峰时期，也就是年龄约在20~35岁之间的女性。

尽管上述的强奸者是为了执行他的繁衍策略而进行强奸，但有时在某些情况下，女性不仅遭到强奸，同时还会受到肉体伤害，致残甚至失去生命。这类强奸其实算是少数，然而一般人却以为这才是最常见的强奸类型。对这种类型的强奸者来说，他们的目的是为了施暴或杀人，并非繁衍后代。而他们的强奸行为也不是繁衍天性所造成，因此，这类强奸者倾向于选择年龄较大的女性作为强奸对象。通常他们会选择年龄在35岁以上的女性，也就是已经过了生殖巅峰期的女性。

有关这类以强奸作为施暴手段的部分，并不属于我们要讨论的范围。我们在此要讨论的，只限定于不曾伴随肉体伤害的强奸行为。至少，在这些强奸行为当中，女性不曾因为强奸行为本身而失去生殖能力，从此无法生育（虽然这些女性可能因此遭受心灵创伤）。而在大多数情况下，不管是强奸者或是受害者，两者的繁衍成果都将受到彼此互动的影响，而且，这类强奸行为也经常会涉及精子战争。至于有关强奸、精子战争及繁衍成果三者之间的关系，正是我们在这本书里必须讨论的重要课题。

首先，我们必须讨论的是，对于男性追求繁衍成果来说，强奸是否能够作为一种有效的策略。同样的，我们也必须对女性进行相同的研究。虽然讨论这种题目可能会让人感到厌恶，但就追求繁衍成果的角度来看，女性通过强奸行为而怀孕，可能也是一种繁衍策略。根据人类文化学的研究显示，类似这个场景里发生的强奸行为，在50%的社会里都算是"常见"的现象；只有20%的社会表示，很少发生类似的强奸行为。另据估计，在世界主要工业城市里面，约有半数女性在其一生当中曾经有过几乎被强奸的经验，而真正遭受过强奸的女性则约占25%。当然，这里提出的数字只是来自粗略的估计，而且，就像这个场景里的情景一样，事实上，大部分的强奸事件都不曾公开，因此，上面所提出的数字难免令人生疑。根据最新的估计指出，10件强奸事件当中，只有1件会被送到有关单位处理。换句话说，强奸行为的发生率如此之高，通过强奸行为出生的子女数目如此庞大，所以，我们每个人都有可能在过去5代的祖先当中找出1个强奸者。

动物当中，并非只有人类男性才会将强奸行为列入各种性技能的一部分。许多其他种类的雄性动物都会在某些情况下，强迫雌性动物与其交配，如昆虫、鸭子、猴子等。

据我们所知，至少有一种昆虫——蝎，会表现出上述行为。雄蝎的翅膀上长着一对特别的钩状物，在它强迫雌蝎与其交配的过程中，雄蝎会用这对钩子紧紧抓住雌蝎。雄蝎一旦失去这对钩子（例如生物学家在实验时把它的钩子拿掉），雌蝎便随时都可逃避这种强迫式交配。虽然所有雄蝎身上都有这对钩子，但并非所有雄蝎都会用到它。体型较大的雄蝎比较容易吸引雌蝎，因此就是没有受到雄蝎的强迫，雌蝎也愿意与之交配。雄蝎当中会强迫雌蝎进行交配的，都是那些体型最小、最没有吸引力的。除了采取强迫方式之外，它们无法获得任何交配机会。但即使如此，这些雄蝎相对地还是不容易达到目的。在它们的一生当中，要是能够成功地强迫雌蝎与其交配两次以上，就算是非常幸运了。相反，体型最大的雄蝎则总是有成群的雌蝎等待与其交配。换句话说，蝎当中的强奸者虽然都是生来体型较小，又比较没有吸引力的雄蝎，但它们却想尽办法挽回自己所处的劣势。这一点，和其他大多数的动物是不同的。

通常，具备正常繁殖力与吸引力的雄性动物，只会把强奸列入众多性技能之一。举例来说，白喉蜂虎（一种鸟类）当中的强奸者是那些在繁殖季节里早早生下雏鸟的雄鸟。这些雄鸟和它一夫一妻制的配偶共同抚育雏鸟长大之后，便开始去强迫其他雌鸟与其交配。它们紧跟在那些没有雄鸟保护但仍有繁殖力的雌鸟身后，企图强迫它们与其进行交配。雌鸟有时会坚决抵抗，有时会像这个场景里的女性一样，任由雄鸟与其交配。但不管雌鸟表现如何，结果却是相同的（即不论雌鸟是否拒绝，最后还是会和雄鸟交配）。这些表现强奸行为的雄鸟不但先和自己的配偶生下后代，接着，还通过强迫交配的方式和其他雌鸟生下后代。因此，从结果来看，这种鸟类当中的强奸者通常能比非强奸者获得更高的繁衍成果。

尽管我们已对强奸行为有所了解，而且也十分理解女性对强奸的反应，不过这里还有一点是我们必须弄清的：强奸者的繁衍成果究竟是高于还是低于平均数字，这也是我们即将在下面讨论的内容。人类强奸者究竟是和蝎比较相似，还是和白喉蜂虎比较相似？这些男性的繁衍成果是比平均水准低，还是高于平均水准？他们是因为通过传统繁衍策略无法获得成果，所以才出此下策以期挽回劣势，还是他们不仅以传统策略得到平均水准的繁衍成果，同时还以强奸的方式再来锦上添花？

不幸的是，目前我们所拥有的证据都有些模糊不清。事实上，有少数不严谨的研究指出，人类的强奸者比较倾向于蝎的类型，也就是说，这些男性是企图以强奸来挽回自己在繁衍竞争中所处的劣势。上述研究中通常都把强奸者形容成：年轻、贫穷，缺乏肉体的吸引力。另外还有一些较深入的研究则指出，将强奸者与非强奸者按照年龄、社会地位以及对女性的吸引力等项目分别进行比较，结果发现，不论是强奸者还是非强奸者，他们同样都拥有配偶与子女，两者之间并无明显差异。换句话说，如果我们接受这类研究的结论，那么，人类的强奸者事实上是和白喉蜂虎一样，他们都有可能获得高于平均水准以上的繁衍成果。至于是否能将这种可能性付诸实践，则要看他们通过这种繁衍策略（即强奸）获得的利益，是否高于他们必须为这种策略付出的代价而定。然而，无论如何，强奸的确是一种风险极高的性策略，就和我们在这一章里提到的其他两种少数人采取的性策略（双性恋和性交易）一样危险。强奸者不仅时刻都可能染患传染病，他们还必须面对另一种真正的危险——经常是由强奸行为所招致的猛烈报复。

一般来说，虽然女性通常都和这个场景里的女性一样，不会对强奸者表示抵抗，但强奸者首先会遇到的危险是来自受害者的伤害，他们甚至也可能被受害者杀死。其次，比上述危险更重要的是，强奸者还可能遭到来自受害者的配偶以及整个社会的报复行为。对一般男性来说，只要他们有能力，就不会呆站在一边旁观自己或他人的配偶遭到强奸。当然，如果他们也是强奸者的同犯，结果就得另当别论了。我们经常可以看到一些对抗强奸的团体，特别是在大城市里面，类似的团体更为常见。而另一方面，并非只有人类才会对抗强奸行为。举例来说，同一族群的雄狮会团结起来，一起对抗单身雄狮的掠夺团体所发出的攻击。这些来自其他族群的单身雄狮，通常是到不同族群来寻求和雌狮交配的机会。这种两个狮群对阵的状况有时会造成伤亡惨重的结果。

而在大多数的现代人类社会里，对抗强奸的活动早已被制度化了。强奸者一旦被人抓到，就立即被送进监狱。因此，现代社会的强奸者已不再像从前那样，会遭到暴力报复、伤害甚至被杀的厄运。

强奸显然是一种危险的繁衍策略，这种策略有可能大获全胜，也可能满盘皆输。因此从结果来看，我们祖先当中以强奸为繁衍策略并获得成果的男性，也就是那些最能正确判断状况的男性。他们生下的子女人数最多，而且，我们这些后代子孙体内拥有他们基因的可能性也最大。换句话说，他们也在潜意识当中最能正确判断，强奸带来的潜在繁衍利益是否超过所要付出的代价。

到目前为止，我们一直把强奸视为男性的繁衍策略之一。当我们要讨论女性以及女性对强奸的反应时，不免就会碰到下面这个令人不悦的难题。从理论上来看，如果强奸会对女性的繁衍成果造成不利的影响，那么，强奸应该比例行性交更不容易使女性怀孕才对。相反，如果强奸能给女性带来繁衍利益，那么，强奸就该比例行性交更易使女性怀孕才对。然而，事实究竟如何呢？

所有关于这方面的可用资料都能归纳出一个相同的结论。这些资料指出，事实就像这个场景里的女人所遭遇的一样：强奸比例行性交更易使女性怀孕。不过，上述这个结论也可能发生错误。因为这些资料的来源背景是："女性在可能怀孕的状况下，才会提出遭到强奸的报告"，然而，我们能够判断这个结论不太可能发生错误。理由有两个：第一，这些女性都是在发现自己怀孕之前很久，就已经提出了遭到强奸的报告；第二，根据资料显示，强奸和例行性交两者的受孕率之间差距最大的时期，正是女性最不容易受孕的时期，也就是在女性的月经期和月经过后第三星期（或更多星期）之后这段期间。简单地说，这段时期也正是女性的身体最不希望怀孕的时期。

因此，尽管事实很难令人表示赞同，但我们不得不承认，强奸确实比例行性交更容易使女性怀孕。对这个结果，我们提出比较合理的解释是：强奸引起的心理创伤可能会刺激女性排卵。特别是在女性的身体正处于"保留"状态时，便会有这种情况发生。对于这个问题，我们在前面也已经说过，比较强烈粗暴的性戏确实能够刺激雌貂排卵。

但无论如何，心理创伤也可能并不是影响排卵的仅有因素。虽然强奸可能比例行性交更容易使女性怀孕，但除此之外，在其他某些并不会引起心理创伤的特定状况下，女性也同样比较容易怀孕。这里所指的特定状况之一是，女性和配偶分别很久，而她只能和他共处非常短暂的时间，如一名士兵放短假回家与配偶相聚。另一种可能的状况是，女性和外遇对象在极短的时间之内进行性交。这里列举的两个状况和强奸的共同点是：女性都得把握有限的机会，以取得特定男性的基因。不同的是，这两个状况不会对女性造成心理创伤。另一方面，怀孕的生理结构在上述三种状况下却可能是相同的，因为女性的身体可能对这三种状况下的性交产生反应而开始排卵。

女性的身体为何要抓住有限的机会，去获取配偶或情人的基因呢？要回答这个问题并不困难。那么，女性的身体为什么要抓住仅有的一次机会，去获取强奸者的基因呢？

我们正是为了回答这个问题，才在前面提出"强奸者的繁衍成果究竟是高于或低于平均水准"这个问题进行讨论。此外，我们在这本书的许多场景里也提到过，有些男性拥有的繁衍成果比平均水准高，而对女性的身体来说，这些男性的基因正是她们渴望的目标。因为女性获得这些男性的基因之后，她所生下的男性后代也能拥有相同的繁衍潜力，并因此提高女性本身的繁衍成果。由于我们在前面曾经假设强奸者可能拥有高于常人的繁衍成果，所以也难怪女性的身体遇到这种一次性的机会时，就不肯轻易放过取得强奸者基因的良机。

当然，我们在这里提出的结论并不表示（虽然很多人总是这么以为），女性都该自己去找机会被人强奸。相反，女性只会从繁衍成果最高的强奸者身上去取得基因。如果让女性怀孕的强奸者是一名愚蠢且运气很差的男性，他不但会立即被人抓住，而且还会被送进监狱去接受法律制裁。女性和这种强奸者生下的男性子孙，就很可能继承到他这些负面的遗传特征。此外，我们在前面还提到过，男性如果想让女性愿意与其性交，他必须先通过某些测试。而对女性来说，如果她想从繁衍成果最高的强奸者身上取得基因，唯一可行的办法就是：尽其所能地避免遭到强奸。她不但应该尽量远离危险的环境，同时还应该充分利用其配偶、周围与整个社会所提供的保护。

至于女性是否也应该亲自动手去抵抗强奸者，这一点，女性可以根据"抵抗是否会招致肉体伤害的危险"自行判断。对抗强奸者，和我们在前面说过的女性主导的粗暴性戏是完全不同的。一般来说，女性可能常常被人劝告：最好向场景33里的女性学习，千万不要去抵抗强奸者。而且事实上，对能够遵行这种不抵抗策略的女性来说，除非遇到了最狡猾、最执著、最狠心的强奸者，否则她们成为受害者的可能性非常小。所以，从结果来看，曾经遭到强奸的女性其实只是少数，但她们正好也是那些可能因遭受强奸而怀孕的少数女性。

讨论至此，我们的疑问并没完全解决。从繁衍成果的角度来看，如果强奸能成为一种可供男性选择的繁衍策略，如果通过被强奸而怀孕也能成为一种可供女性选择的繁衍策略，那么，为什么强奸这种行为却并不普及？我们特别需要弄清的是：强奸者是否像双性恋者那样属于少数基因持有者？关于这一点，我们将在下个场景里加以说明。而在场景33里，我们还有一个疑问需要解答：为什么这里的强奸者能在受害者体内展开的那场精子战争中获胜？

其实，当时在女人体内展开的精子战争实际上是呈现一边倒的局面。理由之一：女人的男友在性交时一向都使用安全套，所以他没能及时把自己的精子队伍送上战场，因此那场战争的战利品（受精）早已被他拱手让人了。理由之二：那个星期，女人的假日情人也是每天都使用安全套。所以，当我们在场景里看到女人被人强奸的那一刻，她的体内一个精子也没有。强奸事件发生的那天晚上，女人的假日情人虽然曾在她体内射精，不过这次射精并没起到什么作用，因为男人的身体无法认知前次射精时自己曾经使用过安全套。他的身体只知道他和女人是在一天前才进行过性交，所以他只需要补充少量的精子到女人体内就够了。此外，女人的假日情人当时刚和另一个女人性交完毕。那是他和那个女人第一次性交，他的身体很可能把大量的精子送进了那个女人体内。因此，女人从她的情人身上只收到了少量的精子。这时，情人的精液里充满了年轻的杀手精子和取卵者精子，而相对的，能够立刻派上用场的先遣队精子数目却非常少。而且，女人在遭受强奸之前，她和情人性交时制造的"回流"已经从她体内排出来了。

　　强奸者在女人体内射精时，他的精液池等于立即占据了女人的整个阴道。不但如此，这时他的精子需要对付的只是力量很弱的黏液过滤功能，以及数量很少的杀手精子。而他自己这时射进女人体内的是一大批精子战士，这队精子大军当中包含了大量的杀手精子和取卵者精子。虽然女人的情人在一小时前已经领先进入战场，但女人要到两天之后才会排卵，所以，当取卵者精子在输卵管里碰到卵子的时候，这时输卵管里所有的取卵者很可能全都来自强奸者体内。

场景34 兽性战士

枪声响起，五名士兵应声伏倒地面，一群黑色大鸟聒噪地飞出了树林。五名士兵无声地藏身在路旁的灌木丛里，那群大鸟则在士兵头顶的天空绕着圆圈，盘旋半晌，最后又一只接一只地停在树枝上。周围重新恢复了寂静。士兵们赶紧彼此检查是否有人被枪打中，接着，他们又互相研究着那一枪究竟是从哪里打过来的。五个人观望了一会儿，然后用膝盖和手肘在地上爬行着，朝着前面不远处的树林匍匐前进。

等他们全都躲进树林之后，士兵们便开始研究战况。几分钟之前，他们之中的一个人在路上看到一间房屋。那间屋子在一条连接大路的通道尽头，整栋屋子几乎都被树荫遮住，里面很可能有游击队员。他正好能在士兵们经过房子前面时，从树荫后面给他们来上一枪。研究到这儿，五名士兵决定前去探个究竟，他们打算分两路包抄那栋房屋：三个人从正面包围，两个人从后门进攻。

那是一栋又窄小又破烂的房子，不过房子里面很明显是有人住着的。从窗口看去，里面并没有任何游击队员的踪影。负责从前门包抄的士兵并没立即冲进房子一探究竟，天气很热，三名士兵到了大门口，都不约而同地停下脚步。一路上，他们只知道紧张地拼命赶路，现在，三个人的全身都浸泡在汗水里。休息片刻之后，他们才一鼓作气地闯进了大门。房子里面只有一对上了年纪的夫妇、一个婴儿，还有一个大约12岁的女孩，除此之外，再也看不到别人了。但即使如此，士兵们依然保持着警戒与紧张。那名老妇人手里抱着婴儿，女孩这时尖叫着跑到她的身边。士兵当中的队长紧张兮兮地向年老男人问道："房子里还有什么人？""没别人了。"男人回答，他的眼睛和声音里充满了恐惧。队长仍旧犹豫着，他似乎紧张得快要崩溃了。"她的父母在哪儿？"他指着女孩问。男人眼睛看着他的配偶说，女孩的父母已经被杀害了。"就是被你们的人打死的。"他说。

队长先向四周张望了一番，然后对年老男人说："要是你说谎的话，你也得死。"说完，他命令自己的两个同伴去巡视整个房子。那两个士兵小心翼翼地往房间的另一个出口走去。那个出口处并没有门，只在门的位置上挂着个门帘。士兵走近出口的时候，门帘后面突然发出了一声响动。两名士兵动作迅速地举起枪，分别靠向出口两边的墙壁。一个士兵伸手抓起门帘时，他们都听到后门突然被打开的声音，另两名负责从后门包抄的士兵这时刚好跑了进来。紧接着，在一阵扭打的声音之后，门帘被掀开了，两名士兵推着一名20多岁的女人走出来。女人被推倒在地板上，她努力用膝盖撑起身子。这时，女人的女儿跑到她身边，抱着她的脖子不断抽泣着。

队长用枪指着年老男人说："你说谎，你死定了。"

"你们已经把孩子的父亲杀死了。"老人回答。

"那我们现在要杀你，"队长继续说，"不过，也许时候还没到，应该让你先看看我们怎么取乐。"

队长转头命令部下把房子内外都好好检查一遍。士兵们到外面去巡视的这段时间，队长拿着枪一边盯着他的俘虏，一边微笑着等候部下回来。四名士兵进来之后，队长命令其中两人看好前门和后门，另外两人则负责看守那对老年夫妇。士兵们心里都明白即将发生什么事情，于是，他们的心情也开始逐渐放松，在这场战争里，他们已经不是第一次碰到这种情况了。

队长注视着女人和那正在女人怀里哭泣的女儿，然后，他对着自己的部下大声问道："先从哪个下手？是妈妈，还是女儿？"女人听了，紧紧抱住女孩，并且用歇斯底里的声音祈求队长说："就从我开始，不要碰孩子。"队长把女孩从她母亲身边拉开，交到站在身后的年老女人手里。他用枪戳着女人的身体，命令她站起来，把衣服脱掉。女人脱光衣服之后，队长把她推到房间角落的一张桌子前面，他叫女人向前把身体弯向桌子，并把脸和胸部放在桌子上。队长开始很谨慎地物色位置，他要选一个站在女人身后也能够看清整个房间的位置。好不容易，队长终于选定了满意的位置，然后，他把枪交给部下，再拉开自己裤子的拉链，从女人身后插入她的身体。整个性交过程当中，他都冷静地保持着警戒，只有在射精的那一瞬间，他的注意力才暂时分散了一会儿。队长射精完毕，他告诉女人不要改变姿势。然后，他走过去拿回自己的手枪，并告诉那个帮他拿枪的士兵，下一个轮到他了。

五名士兵一个接着一个地在女人的女儿和双亲面前和她性交。在这充满苦难的40分钟里面，女人虽然不时地哭泣，但她始终没有开口请求士兵停止，因为她害怕他们可能会把兴趣转向她的女儿。当第五名士兵离开女人身体时，她跌坐在房间角落的地板上，无法抬头去看任何人。士兵们虽然允许女孩跑到母亲身边，但他们命令女人要继续赤裸着身体，甚至也不许年老女人去帮她拿衣服。

接下来，士兵们围坐在一块儿抽烟、谈笑，他们逐渐地从先前的奋战里恢复了体力。最后，像是必然的结果，一名士兵提议大家也来和那个12岁的女孩做爱。五名士兵立刻展开了一场热烈的争论，其中两人表示反对，而且坚决表示，即使其他的人打算要那么做，他们也不会参加。可是他们的队长对这个提议很有兴趣，他告诉那两个士兵："如果你们真的那么想的话，你们可以不用参加，不过，我可是打算要充分享受猎物的。"队长正要把女孩从她母亲身边带走时，女人用尽了一切办法企图阻止。队长拿起枪杆，朝她脑袋敲下去，女人立刻失去了知觉。

等到三名士兵轮奸女孩之后，队长终于下达命令，他们该离开这栋房子了。士兵们打开大门正要往外走，队长突然叫住大家。他转过身，对年老男人说："你以为我会忘记答应过你的事情吗？"说完，他举起枪，对着老人打了一枪。接着，他的枪口转向年老女人的身上，她的手里仍然抱着婴儿。队长的手指扣在扳机上停了半晌，然后，他微笑着对女人说："你们全家今天给了我们不少乐子。"说完，他放下枪，走了出去。

就在这一天，有两个卵子受精了。一个是在年轻女人体内，另一个是在那12岁的女孩体内，这是谁都没有料到的结果。那些士兵可能永远都不会知道谁是这两个胎儿的父亲了，因为在洗劫那栋房屋之后没多久，五名士兵全都被游击队打死了。更何况，他们可能也根本不在乎谁是谁的父亲。那些游击队是女孩的父亲跑去找来的，当初士兵们往小屋走来的时候，女孩的父亲看到了他们，他立刻就跑出去向游击队求援。

强奸是男性拥有的各项性技能之一。这一点，我们已经在前面讨论过了，得到的结论是，强奸能够作为一种性策略，而这种性策略能让男性找到更多女性为他生下子女。对男性来说，所有以这种方式（即强奸）生下的子女都是附带的赠品，是男性在传统的长期配偶关系中所生的子女之外得到的意外奖品。强奸者为了获得这种奖品，必须很成功地对付女性周围的防御力量，因为强奸同时也是一种充满风险的性策略。无能的强奸者在这种行为当中的损失，会比他获得的利益更多。我们也曾说明过，女性为何必须尽其可能地避免遭到强奸。

我们曾在场景33里提到过各种论点，这些论点同样也适用于场景34（这个场景是根据最近发生的战争中的某个事件改写而成）里的轮奸案例。现在，在对人类的轮奸行为进行讨论之前，让我们先来看看其他动物身上出现的相同现象。据我们所知，至少有一种猿猴类的雄猴会为了共同目标（强奸雌猴）联手合作。目前我们能够取得的更详细的资料，则是关于鸟类强奸行为的报告。这些资料指出，很多种鸟类都会表现出轮奸行为，这在鸟类当中相当普遍。

就一般所知，单独一只雄鸟若想要强迫雌鸟与其交配，几乎是一件不可能的事情。因为鸟类进行交配时，雄鸟必须站在雌鸟背上，并且持续维持这种不安定的平衡状态，同时，雄鸟还必须在这种状态下把它的尾巴弯到雌鸟的尾巴下面去。大部分雌鸟都没有一个很好的生殖器，通常它们的生殖器就只是一个小小的囊袋。不仅如此，雄鸟在交配时还必须把雌鸟的囊袋翻出来。雄鸟与雌鸟的生殖器看起来很像，交配时，雄鸟先站定位置，然后雄鸟和雌鸟的生殖器囊袋彼此紧贴在一起，雄鸟的精子这时才能传送到雌鸟体内。正因为这样，单独一只雄鸟也很容易被雌鸟从背上赶下来，而且，雌鸟只要拒绝把生殖器的囊袋翻过来，雄鸟就无法把精子送进雌鸟体内。但是，如果换成一群雄鸟，它们就能靠着众鸟的体重把雌鸟压在地上，然后雄鸟们不断地用嘴攻击雌鸟，强迫雌鸟进行交配。据资料显示，有时不肯就范的雌鸟甚至还可能被凌虐致死。

轮奸行为除了能够强迫雌鸟进行交配之外，还能给雄鸟带来比交配更多的利益。雄鸟的轮奸集团可以联手将雌鸟周围的防御力量（包括来自雌鸟本身和保卫雌鸟的雄鸟的抵抗）一扫而空。举例来说，有些鸭类的轮奸集团成员甚至懂得分工合作。当它们发现雌鸭和配偶出现时，有些成员会跑去把雌鸭身边的配偶赶走，而另外的成员则趁此机会强迫雌鸭交配。轮奸集团里的成员也懂得彼此交换任务，这样它们才能互相分享利益。

所以，对雄鸟来说，团体轮奸比个别强奸带来的利益更多。因为通过团体合作，雄鸟在原本不愿与其交配的雌鸟体内射精的机会将大为增加。不过，雄鸟同时也必须付出代价。因为每次轮奸之后，轮奸团体所有成员的精子都必须面对一场热闹的精子大战。至于雄鸟是否能因加入轮奸集团而获得整体性的利益，这就得看雄鸟如何在轮奸行为的代价与利益之间作出取舍了。对于这一点，关键在于雄鸟在轮奸过程中是否能跟更多雌鸟进行交配（因为这样才能弥补其他成员每次交配给它带来的损失）。如果雄鸟加入的轮奸集团共有4名成员，那么它通过轮奸行为能使雌鸟受精的机会只有1/4。所以从整体来看，如果这时的轮奸集团能够给雄鸟提供4次以上的射精机会（比雄鸟单独进行交配时的机会多），雄鸟才值得加入集团。正因为这个原因，通常，雄鸟轮奸集团的规模比较倾向于小型。10只雄鸟组成的轮奸集团和5只雄鸟的集团比起来，前者拥有的交配机会不会变成后者的两倍，但前者的成员在精子战争中获胜的可能性却只有后者的一半。

至于说到人类的轮奸行为，据我们所知，绝大多数的强奸行为都是轮奸，即使在和平时期也是一样。有些资料指出，工业先进国家当中70%的强奸行为都是轮奸。另外也有资料显示，上述国家中的强奸案中有1/4都是轮奸。我们无法否认，人类男性通过轮奸行为获得的繁衍利益和其他动物是相同的。上述关于轮奸的理论同样适用于人类男性，而且人类男性的轮奸集团也倾向于小型，通常是由4~5人组成。

我们在场景33里讨论强奸行为时，曾留下一个极重要的问题没有说明：从繁衍成果的角度来看，如果强奸能成为一种可供男性选择的繁衍策略，如果通过被强奸而怀孕也能成为一种可供女性选择的繁衍策略，那么，为什么强奸这种行为却并不普及？对这个问题，就如同我们在前面说明性交易行为时得到的结论是一样的，我们同样也可以用两个极端的假设来说明男性的强奸行为。假设之一是：强奸者和双性恋者一样，都是拥有某种基因的少数人。假设之二是：所有男性都是潜在的强奸者。虽然目前表现出强奸行为的男性只是少数人，那是因为一般男性并没有机会遇到强奸带来的利益超过代价的状况（男性为强奸付出的代价通常是由广大社会加在男性身上的）。在上述两种假设当中，后者似乎比较接近事实。因为各种形态的强奸事件（包括轮奸在内）在战争期间都有突增的趋势。

为何强奸事件在战争时期会突然大量增加呢？造成这个现象的原因主要有三：第一，获胜的军队不仅打败敌人，同时也成功地把女性身边提供保护的男性赶走了；第二，战争引起了变动与混乱，强奸者在这种状况下很难被绳之以法；第三，战争的死亡迫在眉睫，这时社会对强奸的责难便显得无足轻重。因此，从整体来看，战争时期与和平时期的状况大不相同，男性在战争过程中比较有可能碰到适于进行强奸的环境（即强奸获得的利益超过必须付出的代价）。战争中的强奸事件发生率大为增加，这主要是因为更多的男性在战时开始表现强奸行为，而不是因为原本数目有限的那些强奸者在战时反复进行强奸。根据我们在前面对强奸者提出的两项假设来看，上述现象证明，强奸者并非只是少数拥有特殊基因的男性，我们在前面提出的第二个假设才比较接近事实。换句话说，所有男性都是潜在的强奸者。虽然这个结论可能令人感到不悦，但强奸也许就和男性的另一种行为——"男性都是潜在的杀戮者"一样，只不过通过战争被显现了出来而已。

从本质上来看，这个场景里的士兵们都算是很普通的年轻男性。如果他们生在另一个时代、另一个地点，或许他们就会公然表示，自己既不会强奸女人，也不会去杀人。然而到了战时，他们仍然会发现自己既强奸了女人而且还杀了人。这种结果并不值得大惊小怪，就像我们在场景33里面讨论过的，我们每个人的身上都有从祖先那儿继承到的强奸者基因。相同的，我们每个人身上也有从祖先那儿继承到的杀戮者基因。

在此，让我们先来讨论一下战争中的杀戮行为。事实上，人类都有向邻近团体宣战的倾向，而且这种行为是有其生物学背景的。对于上述这种倾向，相信很少有人能够否认。除了人类以外，还有许多其他动物（从昆虫到灵长类动物）也会表现出类似行为。据研究显示，有两个黑猩猩的邻近族群（成员大约都是40个）之间曾经发生过某些行为，这些行为除了用"族群间战争"之外，我们找不出其他更合适的字眼来形容。研究指出，其中一个黑猩猩族群曾在数月之间，有计划地将另一个族群的黑猩猩一头一头地逐个杀死，最后终于将那个族群完全消灭。就人类来说，新几内亚和南美洲历史上都曾经发生过部落间的战争，不论从当时的战争规模还是动机来看，两地的战争几乎没有分别。唯一的不同之处，只是两个彼此杀戮的部落之间的距离不同。即使到了今天，现代国家之间的战争规模与杀伤力显然比过去提高了许多，但杀戮行为本身、战争的动机，以及个人对死亡的恐惧还是和从前完全一样。

如果要大家承认，大多数的人能够活在今天这个世界上，主要是因为他们的祖先曾在过去打过胜仗或是杀过人，这种论调可能让人非常难以接受。但事实上，只有能够战胜敌人或能成功对抗敌人攻击的社会，才能保卫自己的领土并继续扩大领土。大家看看历史就知道，诸如某文明或某社会被其邻近国家消灭的前例实在多得不胜枚举，很明显，我们比较可能是过去那些杀戮者的后代，而非那些牺牲者的子孙。换句话说，我们也都有可能成为杀戮者。许多人在战争中都可能遇到"残杀他人所带来的利益高过必须付出的代价"的状况，可是在平时，会遇到这种状况的机会就非常少。

接下来，再让我们来讨论战争中的强奸行为。我们身上的基因都来自那些战争时代也积极追求繁衍机会的祖先，他们为了达到繁衍目的，即使必须进行强奸也在所不惜。至于那些永远坐等更安全、更传统的机会来临的祖先（其实他们要等的机会永远都不会来临），我们是不会继承到他们的基因的。无益于提高繁衍成果的基因都会被淘汰。而进化则通过这种淘汰过程，让大多数男性都拥有在适当时机变成强奸者的倾向。

战时的强奸与杀戮行为也是一种"基因入侵"（genetic infiltration）的过程，我们每个人所拥有的特征便是通过这种过程发展而来。战争能借着这种"基因入侵"的过程将所有血统（指种族、部落、民族、国家等）来一场大换血，甚至能将所有血统完全消灭。战时的外来入侵者不仅吞并领土，同时也强奸女性。但到了这些入侵者的下一代，他们会改用比较不具攻击性的方式建立关系、生养后代。整个遗传体系就是通过这种方式，不断引进新的基因，并不断淘汰不良基因。今天生活在这个世界上的每个人的身体里面，多少都拥有一些两千年前的祖先留下来的基因。这些远古的祖先可能曾经居住在和我们完全不同的地理环境里，战时的强奸行为则是这些远古的基因至今仍然能在地球上兴衰消长的关键因素。如果我们的祖先不懂得利用战时相对的"免责性"去进行强奸与杀戮，那么，我们现在全都不可能生存在这个世界上吧。

场景34里那些士兵把一名12岁的女孩列入强奸对象，对于这一点，从生物学的角度来看，可能会让人感到讶异。但很不幸的，这种现象其实并没什么稀奇。根据正式记录显示，从7岁到57岁的女性都有可能怀孕。而非正式记录则指出，70岁的女性也有可能怀孕。因此，从繁衍的角度来看，男性若能感觉到7岁到70岁之间的女性具有性吸引力，这个现象本身并非毫无意义。青春期之前的女孩也可能排卵，即使是在胸部尚未发育、阴毛仍未长出、第一次月经还没有开始之前，她们仍然可能排卵，而停经后的女性，在她们最后一次月经后的18个月之内仍然有可能怀孕。至于处在初经到停经之间的女性，我们已经在前面说得很详细（请参照场景2），对男性来说，他们根本无从测知一名女性"究竟是否具备繁殖力"或"何时才是她的受孕期"。

关于强奸，其实从某种意义来看，年轻女孩及年长女性都是女性性别的受害者。女性性别能够占得优势，是因为女性无意识地不断扰乱及蒙骗男性，使男性无法探知女性的受孕期。也因为这个原因，进化便让男性的身体采取一种地毯搜索式的策略。换句话说，男性的身体必须随时随地都不放过任何射精的机会。我们在前面曾说过，如果让男性来选择，他们倾向于选择正值繁殖巅峰时期（从20岁到35岁之间）的女性，但在某些情况下，男性也会选择非常年轻或非常年长的女性。就拿场景34里的例子来说，在场的4名女性（一名婴儿，一名12岁的女孩、一名20多岁的少妇，以及一名60多岁的老妇）当中，5名士兵都想和那名少妇性交，其中3人也想和12岁的女孩性交，没有一个人想和那名老妇或是婴儿性交。如果换成不同的情况，士兵们的选择被限制得更严格的时候，那名老妇就有可能也会成为强奸的受害者。

这个场景里的两名受害者都同时排卵而且怀孕了。我们在前面曾经说明过，强奸行为本身可能会刺激女性排卵。对那名20多岁的母亲来说，这倒是能够预料到的结果。但对那名12岁的女孩来说，这个结果实在让人出乎意料。因为假设强奸可能刺激女性排卵，那名母亲怀孕的可能性大约是1/3，而那名女孩怀孕的可能性则不会超过1/50。

至于那5名士兵当中，谁是两个胎儿的父亲，这个问题实在令人难以回答。因为两名被害者体内必然曾经发生过一场激烈的精子战争，这可说是轮奸的特征之一。在所有条件均等的状况下，这两场精子战争的胜利者很可能是最先在两名女性体内射精的士兵。因为他的取卵者精子能够抢先接近输卵管，而且他的杀手精子也能在子宫里抢先占据最佳位置。此外，他的先遣队精子还能尽快地在子宫颈里筑起防御攻势。但无论如何，就像我们曾在场景21里说明过的，究竟最先射精的士兵是否能在精子战争中夺魁，还会受到其他因素影响。这些因素包括：其他4名士兵是否也在极短的时间内完成了射精；他们的阴茎是否有效地将前面敌人的精液池清除干净；两名女性究竟在何时排卵。

这个场景里精子战争的胜利者很可能是那名队长，他最先在两名女性体内完成射精。尽管这5名士兵最后都被击毙，但他们每个人都有可能在那两场精子战争中留下自己的后代。

场景35 男性本色

酒吧的角落里传出一阵笑声，坐在桌子前面的两个女人抬头看了看周围，她们知道人们都在注意自己。不过这两个女人已经喝得大醉，所以根本就不在乎别人怎么想了。她们重新把身体凑在一起，身材比较高大的那个女人为了向同伴炫耀配偶的睾丸有多么大，用右手比划成杯子的形状给同伴看。她这一生看过的男人可不少，不过，真的没看过比他还大的，高大的女人对同伴说。

两个女人已经好几年没见面了，这几年里，她们只能偶尔彼此写写信。最近，两个人决定该团聚一下了。身材比较娇小的那个女人便邀请好友全家（包括好友的配偶和两个孩子）周末到她家里来小住两天。今晚，两个男人表示想看体育节目，所以两个女人就决定找人来照顾孩子，这样她们就能出门去喝上一杯，好好地聊一聊这几年的生活。现在，两个女人都已经醉得差不多了，老实说，她们真正想聊的其实还是"性"，特别是想知道彼此的性生活。

矮小的女人表示，她也不知道自己是不是喜欢大睾丸的男人，因为她配偶的睾丸真的很小。"比乒乓球还小，"她说，"而且，他的阴茎也很小。"高大的女人好不容易等到这个炫耀的机会，她立刻接口说，她配偶的阴茎实在大得要命。"有时候我真希望他的阴茎没有那么大，"她说，"而且他前后抽动的时候，阴茎真的变得好大，有时候还会把我弄伤呢。"高大的女人继续透露，她不知道她配偶都是怎么弄的，总之，他会把她弄得很不舒服。还有，他每星期要求的次数太多。"我很多朋友现在已经是一星期一次了呢！"高大的女人说，"可是我每个星期还得应付他两三次。"不但如此，她还发现，她不在家的时候，她配偶也会自慰。

"这对你可不太好，"矮小的女人对她的朋友说，"我可没办法应付那么多次。"不过，好在她配偶的性欲也没那么强。他们刚开始一起生活的时候，大约每个星期做爱一两次，后来，次数就越来越少。"现在，要是每个月能有一两次就算很不错了。"矮小的女人表示。至于说到自慰，她和配偶可从来都没彼此谈过这件事。"搞不好他连怎么自慰都不知道呢。"她说。高大的女人听完笑了起来，她觉得他们从来不谈论自慰是件很新奇的事情。"每次我出门回来以后的第一件事情，就是听他报告自己有没有自慰。"高大的女人说。也许她的配偶不是每次都向她报告，不过她相信他一定经常自慰。

两个人聊到这里，都拿起酒杯啜饮着。矮小的女人有点犹豫，她显然需要一点勇气才能提出自己最想问的问题。静默片刻，女人终于很小声地问她的朋友："你做爱的时候，多久能有一次高潮？"高大的女人听了一点也没表现出惊讶或是害羞的样子。"我有的时候能到高潮。"她回答，"可是他希望我每次都能到。"高大的女人继续说，刚开始的时候，她有一两次没到，那时她还会老实告诉配偶。结果，因为他会连续好几小时都不高兴，所以，从那以后，女人就算是没到高潮，也会假装自己到了。"因为啊，"高大的女人说，"要是我没到，他会为了等我的高潮，一直努力好几个钟头的。"所以如果她不假装到了高潮，她的配偶是永远都不肯罢休的。

矮小的女人听了似乎有点不知如何是好，她又拿起酒杯吸了一口，她朋友的回答虽然让她觉得好过一点，但是效果不大。两个女人沉默了片刻，矮小的女人明白该轮到她向朋友表白了，但她不知道是否该把实话告诉自己的朋友。沉默到最后，她终于向朋友承认，她从来没在做爱过程里得到过高潮。老实说，她根本从来没有过高潮的经验。她和配偶做爱的时候，他只是插入、射精，然后就结束了。"当然啦，他也努力过。"女人说。他们刚开始在一起的时候，他总是会在前戏过程里抚弄她的两腿之间，可是那么做，对她来说，好像没什么效果，她认为自己感觉到的难堪远远超过兴奋的感觉。所以到了后来，她就告诉配偶，不用浪费那么多工夫了，干脆直接做完了事。女人又说，她曾经在性交过程里获得过某种感觉，不过只有一两次，而且这种感觉最后并没带来什么更进一步的东西。"我不知道究竟是他还是我有问题，"女人说，"反正做爱没给我带来任何东西。除了我的孩子之外。"

听到这儿，高大的女人开口问了一句话，这句话着实让她的朋友大吃一惊。她问："那有没有其他男人比他更好呢？"矮小的女人微笑着摇了摇头说："没有其他男人。""从来都没有？还是你跟他一起生活之后都没有过？"高大的女人紧接着问道。"从来都没有。"矮小的女人回答。这下轮到高大的女人大吃一惊了，她无法相信一个30岁的女人除了跟自己的配偶之外，从来没跟其他男人做爱过，她自己至少就跟20个男人做爱过。矮小的女人听了忍不住问："你是指在你年轻的时候，还是指和你配偶一起同居之后？"高大的女人对这天真的问题不禁感到好笑。"都有。"她回答道。她期待每年最少能有一次外遇，就在怀着第一个孩子的时候，她还和另一个男人做爱过。"叫我放弃追求新的兴奋，还有让我只和一个男人做爱，这种生活，我简直就没法想象。"高大的女人说。

矮小的女人听完朋友的这番告白，感到一片茫然，她努力思索着自己该如何反应。最后，她很简单地说："我不知道你都是怎么安排这种事情的，不过，他几乎从来都不让我离开他的视线。"而且，她相信，她就算是光在心里有外遇这念头，她的配偶都会知道的。高大的女人回答，有时她倒是希望她的配偶会对她多注意一点。"不用太多，只要一点。"高大的女人说。有时她甚至觉得她的配偶根本不关心她，因为她需要他的时候，他永远都不在。据她所知，她配偶可能每个星期都有不同的女人。他身边永远都有女人围绕着等待他来挑选。"不过我从来没想把他变成一个负责的配偶和父亲。"高大的女人说。因为要是真的这么做，她自己也会失去享受的机会。

高大的女人像是根本没听到朋友刚才那番对自己贞洁的表白，她靠近矮小的女人，抚摸着她的手说，如果她想要找个能给她高潮的性伴侣，她可以教她怎么做。接着，高大的女人对她的朋友耳语说："告诉你一个秘密，最棒的情人是男同志。"她说，她一直都不知道她从前那个情人是同性恋，直到他们分手好几个星期之后，有一次，她看见他在酒吧里握着另一个男人的手，才发现这件事。"他真的是个很棒的情人。"高大的女人说。因为他永远都知道她想要什么。说到这儿，高大的女人怂恿着她的朋友也去找个情人。

矮小的女人踌躇着，她朋友的建议实在和她所期待的相差太远了。就在这时，一个男人踉跄着朝两个女人走了过来。男人先把他的杯子放在女人的桌上，然后，拳头猛然一击桌面，同时伸出手臂想要撑住笨拙的身子。男人垂涎三尺地看着这两个女人，他觉得她们似乎很懂得找乐子。男人对两个女人建议说："你们何不来跟我乐一乐？我一定能给你们难忘的一晚。不过，你们也许应该先猜个硬币看看究竟谁能先享有我。"

"走开。"高大的女人对男人说，但他仍然死皮赖脸地不肯走。于是，她站起身，用力推了男人一把，男人应声往后倒在地板上。他吃力地爬起来，嘴里一边不断朝女人谩骂着，一边蹒跚地走回原位。高大的女人重新坐回自己的椅子，拿起酒杯喝了一口，然后对着她的朋友微笑起来。"天下的男人全都一样。"女人在内心深处对自己说，"不管是清醒还是喝醉，不管是年轻还是年老，他们只对一件事情有兴趣。要是男人的大脑都能有半个阴茎那么大，那他们才真的很危险呢。"

说到"性"，男性与同性之间比女性与同性之间拥有更多相似之处。就男性来说，几乎所有的男性都会射精（但是女性却不是每个人都能得到高潮）；几乎所有的男性都会自慰（约有1/4的女性从不自慰）；还有，几乎所有的男性在其一生当中都有过梦遗的经验（60%的女性从来不曾做过春梦）。此外，男性追求繁衍成果的方式也和女性不同。大致来说，男性的繁衍策略可分4种。

第一种策略就是我们在这个场景里面提到的双性恋。第二、第三种策略则是这个场景里的两名女性对自己配偶的描述，她们的配偶可以说是两种男性的典型。我们在本书其他部分也曾经提到过这两种类型，其中一种典型的男性是精子战争的常胜将军，另外一种典型的男性则尽其可能地避免精子战争。第四种策略则是介于这两种典型之间，也是大多数男性所采取的策略，他们为了尽其可能地获得繁衍成果，便会时而加入精子战争，时而回避精子战争。每名男性究竟是选择哪一种战略，主要根据他的精子制造量来决定。换句话说，男性的睾丸大小将对他采取何种性策略起到决定性的影响。

一般来说，男性都拥有一对大小不等的睾丸（通常右边的睾丸比左边大5%），同时，这对被阴囊包住的睾丸所处的位置也并非完全对等（通常左边的睾丸位置较低）。对所有哺乳类动物来说，睾丸原本在体内的位置是和卵巢相同的。许多动物的睾丸至今仍然深藏于身体内部；也有些动物（例如人类）的睾丸在出生之前会降到阴囊当中，并且终生都留在阴囊里面；另外也有些动物的睾丸则是在繁殖期降到阴囊，等到繁殖期结束之后，再重新缩回体内以保安全。

降到阴囊里面的睾丸比留在身体里面的睾丸更脆弱，更容易受到伤害。但因为阴囊能让精子保存在温度较低（比体内低）的环境里，所以相对的，精子在阴囊里也比较容易长期维持更理想、更健康的状况。男性没穿衣服的时候，他的精子在睾丸里感受到的温度要比在体内低上约6℃；当男性穿上衣服之后，他的精子感受到的温度和体内温度之差就只有3℃了。

　　一般来说，身高较高、体重较重（但并非肥胖）的男性，他们的睾丸也比较大。有些男性的睾丸和他们的体型比起来显得很大，另一方面，也有些男性的睾丸相对显得比较小。总而言之，男性睾丸的大小差异主要是受基因的影响，并且会遗传给后代子孙。但无论如何，只要没有临床上的问题，而且是在不必面对精子战争的情况下，即使是最小的睾丸也能制造足够的精子使女性受精。而且，小型睾丸不像大型睾丸那么脆弱，也不会那么容易受到伤害。不过既然如此，为什么不是所有男性都拥有小型睾丸呢？主要还是因为当小型睾丸遇到精子战争的时候会感到难以应付。所以，男性能否将自己的繁衍策略执行得尽善尽美，完全得靠他的睾丸大小来决定。

　　男性拥有较大的睾丸，他每天就能制造更多精子，能更频繁地射精，而且每次性交时也能送出更多精子。不过有趣的是，拥有大型睾丸的男性在自慰时，却不见得会释放出较多的精子。一般来说，大睾丸的男性和配偶共处的时间比较少，也比较可能发生外遇行为，而且，他们还比较倾向于选择也可能发生外遇行为的配偶，而拥有小型睾丸的男性则刚好和上面所说的情况完全相反。

　　简单地说，拥有大型睾丸的男性天生就是精子战争的常胜将军。因为在精子战争当中，拥有大量士兵的军队当然就能打胜仗。相反，拥有小型睾丸的男性生来就懂得要看好自己的配偶，他们对配偶比较忠贞，而且尽量避免卷入精子战争。因为在精子战争中，只靠他们所拥有的少量精子士兵很可能就会吃败仗。说到这里，从繁衍的角度来看，究竟是拥有大型睾丸还是小型睾丸的男性获得的成果更高呢？我们的答案是：两者皆非。理由正如同我们对双性恋的说明一样，进化的过程似乎会使大睾丸和小睾丸之间的平衡状态始终保持得相当不错。

　　为了更进一步说明，请大家现在假想一下，如果有一个群体里全是拥有小型睾丸的男性，他们很少在自己配偶体内射精，也从来不想和别人的配偶性交。接着，这群小睾丸的男性当中来了一个大睾丸的男性，这名拥有大型睾丸的男性不仅从不放过在自己配偶体内射精的机会，同时，还想尽办法要和其他男性的配偶做爱。在这种情况下，这名大睾丸男性极有可能打胜每一场精子战争，因为他每次射精都能送进大量精子军队。而且，他也不必担心会有"鸠占鹊巢"的情形出现，因为其他男性根本不会在他配偶体内射精。这种状态持续下去，到了最后，大睾丸男性生出的后代越来越多，终于会超过小睾丸男性的后代人数。而这些男性子孙全都能继承祖先的大睾丸、自由性交（promiscuity）倾向，以及打赢精子战争等能力。

但不幸的是，上述的繁衍成果最终却会使大睾丸男性作茧自缚。因为他的后代当中拥有大睾丸的男性子孙将会越来越多，结果，大睾丸男性原本拥有的利益反而都会消失于无形。造成这种结果的原因有三：第一，这些男性子孙已经没有把握成为精子战争的常胜军，因为女性和他们性交时，很可能她们体内已经含有其他大睾丸男性的精子。第二，大睾丸男性的配偶这时很可能会和其他同样拥有大睾丸的男性发生外遇。第三，群体当中从事多重性交的人数越多，所有成员感染上传染病的风险也越大。特别是对极爱从事多重性交的男性（例如大睾丸男性本身）而言，这时他们染上性病的风险也最大。总之，当一个群体里面拥有大睾丸的男性人数太多时，专心看守配偶的小睾丸男性反而会因此获得更多利益。因为小睾丸的男性不仅感染性病的风险较小，而且他们所拥有的小型睾丸也不像是大型睾丸那样容易遭到意外损伤。

综上所述，当拥有大睾丸的男性在一个群体当中太普遍的时候，他们的繁衍成果反而比不上拥有小睾丸的男性。我们在前面也曾提到过相同的情况，这两种情况的结果应该都是类似的。一般来说，一个群体当中拥有大睾丸的男性人数会一直持续保持在刚刚好的程度，也就是能和小睾丸男性势均力敌。

这个场景里那个大睾丸的男性生了两名子女，这两名子女很可能是他亲生的，但也有可能不是他亲生的。而另一方面，他也有可能和配偶之外的女性生下其他的子女。至于那个小睾丸的男性，他虽然只生了一个孩子，但这个孩子肯定是他亲生的（根据他配偶的叙述而知）。对这两名男性来说，后者拥有的是较强的可靠性（生出亲生子女的可靠性），前者拥有的则是更大的可能性（生出更多子女的可能性）。通常，这两种类型的男性所生出的子女数目应该是不相上下才对。

不管是从睾丸的大小还是繁衍策略方面来看，大多数的男性都是介于上述两种极端的类型之间。换句话说，大多数男性的睾丸都属于中等体积，他们采取的是混合式的繁衍策略。这也表示，大多数男性既不会过分"专心看守配偶"，也不会热心"加入精子战争"，他们会尽其可能在两者之间作出最佳妥协。虽然我们在这里指出，大多数男性都属于上述的混合式类型，这么说可能会让人感到混乱，但事实上，实际状况非常简单，不论人数是多是少，采取混合式策略的男性人数始终能使他们的繁衍成果维持在不好不坏的状态。在一般状况下，男性只要按照自己的睾丸大小与精子制造量来选择适当的繁衍策略，应该就能获得和其他男性相同（虽然大家的睾丸大小不同）的繁衍成果。

我们在这个场景里介绍的那名精子战争的常胜将军，他不但拥有大睾丸，连他的阴茎尺寸也很大。相反，那名善于看守配偶的男性不仅睾丸很小，连他的阴茎尺寸也很小。其实这个现象并不令人惊讶，因为男性的阴茎在精子战争里面也承担特别任务：男性得靠阴茎去把其他男性的精液池从阴道里面除去。从整体来看，大型阴茎不像大型睾丸那样能帮助男性成为精子战争的常胜将军，因为阴茎的尺寸远不如睾丸的大小那样会对精子战争产生影响。一般来说，阴茎的尺寸只有在少数情况下才会显得非常重要。例如，女性和其他男性性交之后很短的时间内，另一名男性又在她体内射精，这时男性阴茎的尺寸就很重要，因为前面那名男性的精液池仍然留在女性的阴道顶端。而相对的，由于睾丸的大小会影响到精子制造量，因此，睾丸的大小永远都会在精子战争中起到举足轻重的作用。

综上所述，相信大家都已经明白为何一名擅长打赢精子战争的男性一般都拥有大型睾丸（而非大型阴茎）了吧？不过，上面的说明并没解释为什么男性需要的是较小的阴茎（而非过大的阴茎）。所谓较小的阴茎，当然还是得有最低的尺寸限度。换句话说，不论阴茎多小，至少必须具备能将精子送进阴道的尺寸才行。同样，阴茎的尺寸也有最高限度，也就是说，不论阴茎多大，至少不能在做前后抽动时对女性造成伤害。但是，为什么男性的阴茎应该比最高限度小呢？因为只要是在适当的范围之内，较小的阴茎事实上并没有任何坏处（除了偶尔会不利于对付精子战争），有时反而还是一个优点。

一方面来看，较小的阴茎担任输送精子这项任务可说毫无问题。首先，在将精液池送往阴道顶端的过程中，较小的阴茎并不会遇到任何特别的障碍。因为阴茎一旦抽出阴道之后，阴道壁会自动闭合起来，接着，由阴道壁本身将精液池推送到阴道的顶部。其次，阴茎的尺寸对男性的配偶是否能在性交当中到达高潮，也不会发生任何影响。

而从另一方面来看，较小的阴茎甚至还可能是一项优点，尤其是在进行例行性交的时候。因为男性连续两次（例如30分钟以内）在女性体内射精的状况下，这时他能否将自己前一次的精液池除去，将会影响到他的繁衍利益与代价。在上述情况下，如果上次性交的精液池仍然留在阴道顶端，这时男性的阴茎较小反而有利。如果上次性交的精液池已经被除去，这时较小的阴茎仍然能发挥作用（只是可能要多花一点时间）。从各方面来看，较小的阴茎比过大的阴茎更具调节性，而且通常也不会对女性造成意外伤害。

男性的睾丸与阴茎的大小差异不仅存在于群体之间，同时也存在于族群与种族之间。此外，睾丸和阴茎的尺寸也随男性的体型大小而有个别差异。一般来说，黑人的性器比白人的性器大，而这两种人的性器又比黄种人的性器大。相对的，各类人种每次射精释放出的精子数目也不一样。这种差异正如同各群体间男性的差异一样，将会影响到各类人种所采取的性策略分布状态。换句话说，拥有较大性器（以平均水准来看）的族群和拥有较小性器（以平均水准来看）的族群比起来，前者当中积极加入精子战争的男性人数会比后者多。这项推论并没在人类的各族群当中进行过研究，但类似的调查已在其他动物之间进行过。

例如像黑猩猩这类的灵长类动物，雌猩猩经常和数名雄猩猩进行交配，因此，黑猩猩每次怀孕几乎都会涉及精子战争。而另一方面，诸如长臂猿之类的灵长类动物，雌猿却很少和配偶之外的雄猿进行交配，所以长臂猿每次怀孕就和精子战争毫无关联。相对的，以这两种动物的睾丸与体型之比来看，黑猩猩的睾丸显然比长臂猿大得多。至于人类，我们知道4%以上的人类婴儿是通过精子战争生出来的。因此，不论是从怀孕与精子战争的关系还是睾丸与体型的比例来看，人类都正好介于黑猩猩与长臂猿之间。

除了灵长类动物之外，很多其他动物的睾丸大小都和它们涉入精子战争的危险程度有很大关系。不论是从蝴蝶到鸟类，还是从老鼠到人类，只要雄性动物涉入精子战争的危险程度越大，它们的睾丸与体型相比起来也就显得越大。

场景36 意乱情"谜"

男人觉得他的机会来了。自从他的第二任配偶在一年前弃他而去之后，男人这一年的单身生活里除了期待与自慰之外，简直无聊透顶。然而，照目前的情况看起来，要是他再不干点蠢事，这种日子还是得继续过下去。

从配偶离去后，男人并不是第一次开舞会。因为这是让家里充满年轻女人（和很少的男人）最简便的方法。不过，这次可是男人第一次在舞会里花了10分钟以上的时间去引起某人的注意。那个差不多比他年轻30岁的女人一走进房间，马上就成了男人的目标。她是一个朋友的朋友，男人立刻就被她吸引住了。他一直在旁边伺机而动，直到她显得有点醉意的时候，男人才走到她身边。他们聊了很久，后来女人去过洗手间之后，还是回到了男人身边（通常，女人很可能会借口去洗手间而跑掉的）。到了最后一小时，他们的话题开始围绕着"性"打转。两个人这时都喝得差不多了，所以都比较愿意向对方诉说心事。他们彼此交换了一些非常隐私的情报，例如多久自慰一次，曾经有过几个伴侣等。女人承认，她和两位数以上的男人做爱过。她经常对自己感到绝望，因为她永远找不出适当理由拒绝和男人做爱。

女人的表情逐渐显得有点伤感和激动。男人安慰她说，她不该那么看轻自己。"要不是你有过那么多经验，你绝不会是现在这样。"男人对她说，"现在的你，是这么成熟，这么沉着，这么迷人。你过去那些经验真的把你变成了一个令所有男人都无法抗拒的女人，而我就是那些男人当中的一个。"男人一边说，一边用指背抚弄女人的脸颊，女人的脸逐渐靠向男人的手掌，她的眼里浮现出小小的泪滴。当男人用手帮她擦去滑落在面颊上的泪珠时，女人微笑着向他说了一声："对不起。"男人继续用手温柔地抚摸着她的脸庞，同时用手指轻轻地划着她的眉毛、鼻子和嘴巴。女人注视着男人的眼睛，而他则在她脸上看出从前他的情人也曾流露的表情：她想要做爱。这时房间里还有很多人，但他们已经管不了那么多了。男人的手从女人脸上移到脖子上，然后又移回脸上，他不断用指尖来回地抚摸着她。接着，男人的手又向下移到女人的低胸洋装领口，他的手指轻轻地顺着领口边缘滑进去，然后，他碰到了女人已经变硬的乳头。女人这时从喉咙里发出一声轻微的呻吟。"机会来了。"男人想。他抓起女人的手对她说，让他们找个更隐蔽的地方，女人毫不犹豫地跟着他一起走了出去。

男人一边带着女人往二楼的卧室走去，一边在心里暗暗窃喜。他想，自己终于也成了追求女人的个中老手。刚才这套用来吸引这个年轻女人的说词，跟他10年前追求前一个配偶时用过的伎俩完全一样。老实说，这个女人除了胸部较小之外，其他方面都和他第二任配偶如出一辙。他们走进卧室，刚把门关上，两个人就立刻脱光了衣服爬上床去。男人迫不及待地把他那套应付情人的绝佳技巧用在女人身上，这套技巧全是他的前任配偶帮他调教出来的。男人的手掌、嘴唇和舌头同时开始时重时轻地在女人全身游移，这套惯用的技巧从来都没让男人失败过。每次他把配偶刺激得像眼前这个女人一样兴奋时，她一定就能到达高潮。他的配偶总是习惯躺在那儿接受男人的爱抚，他越去抚弄她的阴蒂，她就显得越兴奋，最后总会到达高潮。

现在，男人正缓缓抚弄眼前这个女人，同时也在寻找适当时机开始爱抚女人的阴蒂，但他却发现这个女人毫无反应。突然间，女人紧搂着他的脖子热情地开始和他亲吻起来，女人的热情几乎接近狂暴的程度。男人大吃一惊，他尽力地回应着，然后想要从头再来一遍。女人被他按回去重新躺好，他使劲把手伸向女人两腿之间。男人这个姿势的角度实在让他很难使得上力气，可是女人却还在那里动个不停。他根本摸不到她的阴蒂。男人对付从前的配偶时可从来没遇到过这种问题，还有，在他刺激从前的配偶时，她永远都是静静地躺在那里。

男人决定放弃他一向熟悉的做法，他不再去寻找阴蒂，反过来把手指伸进了女人的阴道。她的里面已经非常湿润，男人轻轻地用手指在阴道里进出，就像他从前爱抚配偶的时候一样。可是这个女人却不喜欢这一套，她把自己的骨盆抵在男人手上激烈地摩擦了好几秒之后，突然很快把男人推倒，然后她自己一翻身，骑到了男人身上。女人接下来的动作是男人这辈子都没有经历过的。她的阴唇像是抓住了男人的阴茎似的，一口气就把它吸了进去。男人躺在那儿觉得自己显得十分笨拙，因为他总是习惯在女人的上面。他企图开始进行前后抽动，可是女人却自己开始了前后抽动。男人从前的配偶每次在性交时，永远都只是静静地躺着，把一切都交给他来处理。而且，如果她想要到达高潮，也总是在前戏的过程里就能够到达。

男人这时虽然尽力集中精神，可是他实在很难配合这个女人的动作。他的阴茎从阴道里滑出来好几次，而女人每次都只是把阴茎重新放回阴唇之间，然后又是一口气地把它吸进去。最后，男人只好放弃进行前后抽动，他把一切都交给女人去做。他决定耐心又温柔地等待女人的高潮来临，然后再射精。女人喉咙里发出的声音越来越高昂，接着，她突然停止了一切动作。既没有肌肉收缩现象，也没有明显地全身放松，什么都没有。男人看到她停止了一切动作，于是他便开始做前后抽动。可是已经太晚了，女人不等他完成射精，就自己从他身上爬下来躺在床上喘气。而男人的阴茎仍然处于兴奋状态，同时还带着潮湿与沮丧。

他趁着女人躺在那儿休息的空隙，又重新开始对她亲吻和爱抚，力图再度燃起她的兴趣，因为他还没在她体内射精。可是，他的努力却没产生任何作用。过了几分钟，女人从床上起来穿衣服，他以为她是要去洗手间，没想到她走到门口，却转头向他道别。"我真的玩得很高兴，不过我非走不可了。"她说。男人抗议着说，他还没得到高潮。女人说："那你只好自己想办法了。如果还有时间的话，我愿意帮你，不过我真的得走了。"因为女人的男友马上就要来接她回家了。女人开门要走出去的那一瞬间，男人向她建议，也许他们还可以找时间再做一次。女人微笑着对他摇了摇头，然后走了出去。

男人穿好衣服，重新走回舞会的房间。大部分的客人都已经离去，剩下来的女孩没有一个能够吸引他的。男人把客人都打发走了以后，回到自己的床上。可是他实在睡不着，即使自慰了以后，还是无法入睡。他不能相信，大好的机会居然会从自己手里跑掉。他已经快50岁了，可是居然还没把握抓住大部分的机会。其实，这也不能怪他没有经验，只能说，他从来没遇到过像今晚这样的年轻女人。

男人年轻的时候几乎从没机会学习做爱，直到遇见第一任配偶之前，他连真正性交的经验都没有过。在他和第一任配偶共同生活的15年当中，他们总共生了两个孩子。可是他的配偶从来没在性交过程里到达过高潮，一次也没有。她从头到尾都采取被动的态度，也不喜欢男人在她的两腿之间抚弄，更不让他的脸接近她的阴毛附近。他们性交时的前戏也不够，所以每次男人要插入的时候，她的阴道永远都不够湿。她经常是为了让自己变得湿润一点，才叫男人把阴茎的尖端放进阴道里，然后她会催促他轻轻地进行前后抽动来帮她分泌润滑液。每次男人的阴茎全部插入之后，她总是希望他快快射精了事。要是性交过程稍微长一点，她就会显得非常为难。有时，她甚至会嫌他插入太久而在中途喊停，并且叫他把阴茎拿出来。男人后来回想起来才觉得非常讽刺，在他和她一起生活的那段时间，他一直确信女人是不会有高潮这种东西的。

男人30岁那年，碰到了第一次外遇的机会。在一次和工作有关的宴会里，一个年轻女同事用自己的脚去触碰他的大腿。等到他们一回到办公室，两个人就立刻倒在那光秃秃又令人感觉很不舒服的地板上开始做爱。男人以为那个女人想要的也和自己的配偶一样，所以他省略了所有的前戏，长裤、裙子和内裤都只脱了一半，男人就打算立即插入。女人对他的性急很不满意，而且她猜想自己恐怕没法得到高潮了，对这一点，她觉得非常失望。女人突然间意识到自己所处的这个状况实在令人不悦，几乎与此同时，她也感到一阵罪恶感的压力，因为她自己也有一个配偶在家里等她。于是，她推开男人，站起来对他说："也许我们还是不要做爱比较好。"说完，女人就走了出去。

三年后，男人想要和他那个真正的情人做爱时，差一点又遭到和前次一样的命运，他的情人也对他的性急感到不满。不过，她并没因为第一次的性交经验令人不满而离开他。尽管男人的情人比他小10岁以上，她却耐心地开始对男人进行教育。他需要学习的东西的确很多。例如，在和配偶一起生活的那些年当中，男人既没看过也没碰过她的阴蒂。老实说，他根本不知道配偶会有阴蒂这个东西。而且，后来回想起来，男人甚至怀疑他的配偶也不知道自己身上有阴蒂这玩意儿。他的情人和他的配偶之间有两点很相像：她们都有点喜欢男人吸吮她们的乳头，都非常不喜欢男人把脸放在她们的两腿之间。每当男人想要这么做的时候，他的情人总是会阻止他。他从来都没亲眼看过她的阴蒂，不过，她的确教会男人如何找到她的阴蒂，以及如何用手指去触摸阴蒂。她不喜欢男人直接去触碰阴蒂突起的部分，她比较喜欢他用手指在阴蒂的周围摩擦或挤压。她从来都不希望在前戏的过程里到达高潮，所以，男人也因此被训练得很懂得判断适当时机。他能够准确地抓住时机把手指的动作换成阴茎的动作，只要男人的时机判断没有发生错误，他的情人似乎每次都能在性交当中到达高潮。然而，即使如此，男人仍然经常感觉她是在假装高潮。

　　这算是男人真正的第一次外遇，他们的关系持续了一年以上，始终没被他的配偶发现。后来，他的情人找到另一个和她年龄更接近的情人，她和男人之间的关系才结束。一年之后，男人又开始了第二段外遇。这时，他虽然已经比较懂得隐瞒外遇的技巧，但还是对女性高潮的真实性感到怀疑。而且说实话，他的第二个情人实在也不是能够教导他的适当人选。

　　在大部分的情况下，男人总觉得自己像是这个女人的玩偶。他们在同一个地方上班，有时也安排出差的机会，借此离开自己的配偶，以便和对方共度时光。后来，在男人答应不会插入的条件下，女人终于让他上床和自己睡在一起。第一个晚上，她表示愿意帮他把精液弄出来，但前提是，她要他爱抚她的全身，并且特别要求他把脸放在她的两腿之间好好地舔她。男人最先还弄不清自己究竟在做什么。尽管那时他已经35岁了，但事实上，那个女人可是第一个肯让他，或者说，要求他作出如此亲密接触的女人。不过，这个女人显然很不知足，她要求他连续地舔舐她的性器、大腿还有肛门，整整让他舔了20分钟。女人的全身几乎涂满了男人的唾液，但即使男人如此努力，她却完全没有得到高潮，甚至连兴奋的感觉都没有。看起来，与其说她需要男人的刺激，倒不如说她是利用他的关心在做心理治疗。

　　一年之后，在他们第十次约会的时候，女人仍然坚持男人只能在不插入的条件下射精。这次他们是到国外去出差两个星期，最初的两个晚上，男人都按照女人的吩咐做了。可是到了第三个晚上，他们都赤裸着躺在床上，男人的脑袋又在女人两腿之间游移着，这时，他的兴奋和不满使他突然失去了控制。他爬到女人身上去亲吻她，就在他亲吻着她的脸颊和嘴唇的同时，他的阴茎滑进了她的阴道。女人立刻开始挣扎，可是男人紧紧地按着她，同时还用他的嘴巴和空着的那只手掌去对付她的挣扎。女人狠命地拒绝着，她挣脱出一只手掌用力地打他、抓他。但是男人比她强壮太多了，而且他也太过兴奋，所以他在转眼之间就完成了射精。两人做爱完毕之后，女人骂他是个"禽兽"，但是并没把他赶下床去，而且她也没穿上衣服。一小时之后，女人又去挑逗男人，又让他再度强迫自己做爱。

　　这一星期剩下来的每个晚上，他们都在一起做爱，男人每晚都必须想出些新招式来强迫女人做爱。结果，女人在这个星期当中怀孕了。不过，因为她从一年多前开始就拒绝和她配偶做爱，所以当配偶发现女人怀孕之后，决定和她分手，因为他不愿抚养别人的孩子。女人这时已经怀孕三个月，配偶宣布要和她分手之后没过多久，她就流产了。

而另一方面，在女人流产之前，男人原本打算要和自己的配偶分手，然后来帮助女人抚养孩子。但当他知道女人已经流产之后，突然觉得自己无法再面对往后的许多年。因为看起来在未来多年当中，他都得继续玩这种强迫性交的游戏。于是，男人决定结束这段外遇关系。可是，一切都太晚了。男人的情人把他们的关系告诉了男人的配偶，三个月之后，他的配偶带着两个孩子投奔到另一个男人的怀抱去了。

男人的配偶走后，他曾经和三个女人有过短期的关系，三个女人都不一样。第一个女人很畏惧做爱，因为她小时候被强奸过，所以她对男人勃起的阴茎感到非常恐惧。这件事不仅让女人苦恼，同时也让男人感到很难过，于是，两个人都开始沉溺于饮酒。他们在一起的一年之间，两人总共同床过五六次，但一次性交也没有。男人一直没发现这个女人跟他前面那个情人很像，直到他们最后一次约会，女人要求他强奸自己，男人才突然发现了这件事。他按照女人的要求，很用力地把自己的阴茎插入女人身体，她那痛苦的模样让他也感到非常难过。然而，这个女人和他的情人不同的是，她没再回来要求他强奸她。男人从此再也没见到过这个女人。

男人这时已经年近40，他接下来的经历可真叫人震撼。那是一次小型的庆祝宴会，男人是和他办公室的同事们一起去的。宴会结束之后，大家一起回到一对20多岁的年轻夫妇家里，他们立刻又开始了另一场充满嘈杂音乐和笑声的饮酒聚会。几乎就在宴会开始的同时，女主人突然消失在卧室门口。不一会儿，她穿着一件透明的白色迷你晚装走回来，之后，她像是没被那喝醉的配偶看到似的，一个接一个地拉着单身男客的手消失在卧室里。轮到男人的时候，女人告诉他，她特意把他保留在最后一个。女人牵着他的手走上二楼，她连门都没锁，就立刻脱掉了他的长裤和内裤。女人脱掉自己的内衣时，男人闻到前面那些男人留下的精液气味。

接下来，女人坐在床沿上开始帮他口交。他觉得女人口交时弄出的声音很快就让她自己变得非常兴奋，她兴奋起来的速度比男人还快。她突然发出一声疯狂的叫声，同时一边用力把男人拉倒在自己身上，一边用手去抓住男人的阴茎往自己身体里面送。男人用力插进自己的阴茎时，女人发出一阵令人毛骨悚然的尖叫，接着她的身体也开始狂野地扭动起来。女人疯狂的反应实在太让男人感到吃惊，连他那勃起的阴茎都被吓软了。于是他开始进行前后抽动，想让自己的阴茎重新变硬起来。然而，就在女人即将到达高潮，而男人也只差几秒就要射精的那一瞬间，女人的配偶突然走进房间里来。男人被女人的配偶从她身上拉下来丢在地板上，同时叫他立即滚出去。女人的配偶看来一点也不觉得惊讶，他甚至有点兴奋地说，下面该轮到他了。女人对于中途更换阴茎这件事丝毫不感觉畏惧，接着，她的嘴里又发出一阵令人毛骨悚然的尖叫。

这次经历之后，男人遇到的是一个外国女人，他们总共做爱5次。头两次做爱，女人显然对他感到有点失望。女人在没有足够前戏的状况下，拒绝让他插入她的身体，而男人从以前的情人那儿学会的前戏技巧，似乎对这个女人丝毫不起作用。每次到了最后，女人都像是很不情愿地才让男人和她性交。他们第三次做爱的时候，女人告诉男人，她宁愿自己来。于是，她开始动手在男人的面前自慰。等她到达高潮之后，她才让男人插入她的身体。很多年之后，男人才想到，要是他当时已经累积了第二任配偶教给他的经验，大概那时他就能让那个女人兴奋起来吧。那个女人帮她自己做的一切，完全就是男人第二任配偶后来教他帮她做的。男人看过那个外国情人自慰两次之后，他觉得自己可能无法帮她什么忙。最后，他居然开始怀疑，这个女人真正想要的，大概也是像他那第二个情人一样，还是要他强迫她做爱吧。男人尝试了一次，可是失败了，女人把他赶了出来，而且永远都没再要他回去。

没过多久，男人就遇到了他的第二任配偶，她比他小20岁（她就是最近才离人而去的那个配偶，她带走了她和男人所生的一个孩子）。他们第一次做爱的时候，女人对他的性急感到非常烦恼，男人差点又要因此失去第二次做爱的机会。不过，女人最后决定宽容地教导他，并且告诉他自己究竟想要什么。经过她调教了两三年之后，男人终于对做爱变得比较在行了。这个女人是个沉稳又容易受到感官影响的女人，她喜欢仰卧着接受男人给她温柔的爱抚，然后她再慢慢地逐渐升高兴奋的感觉。但她不太喜欢被男人吸吮乳头，这一点，和男人的第一个情人有点不同。她很明白地告诉男人阴蒂的位置，而且还教他如何才能找到它。

当阴蒂湿润起来之后，女人喜欢他直接在阴蒂上面摩擦刺激。

到了后来，只要女人想要，男人几乎能够保证让她在前戏当中得到高潮。对于性交中的高潮，女人认为那种感觉太弱，根本不值得多此一举，因此她极少要求性交高潮。每次他们开始做爱的时候，女人都会明白地告诉男人，她今天想要在前戏里得到高潮，或是只想要性交。万一女人后来改变了心意，或是男人为了某些原因不能给她高潮时，她也会在男人面前自慰获得满足。女人还会对男人描述自己在睡梦中得到的高潮。在男人知道的所有女人当中，还没有其他女人曾经有过梦中高潮的经验。

现在，在和第二任配偶生活了10年之后，男人觉得自己已经有能力使任何女人都得到兴奋和满足。但今晚发生的事情却证明了他是错的。震惊与失望的感觉盘踞在他心中，男人在不知不觉之中逐渐睡去，像是陷入一片迷茫的大海。他想，他永远都无法弄清女人。

和男性比起来，女性的性特征实在多得令人惊讶：有些女性（约占2％~4％）终生都不曾得到过性高潮，而另外有些女性（约占5％）却能获得多重高潮，她们能够一次接一次地不断到达高潮；另一方面，约有10％的女性从来不曾在性交过程中到达过高潮，但也有10％的女性几乎每次都能在性交过程中获得高潮；有些女性性交时喜欢采取被动态度以获得高潮，也有些女性会比较积极要求高潮；此外，约有15％的女性定期自慰，也有约20％的女性从来不曾自慰；至于梦中高潮，约有40％的女性有过梦中高潮的经验，可是其他女性却根本无法想象梦中高潮是怎么回事。

除此之外，上述女性性高潮的多样性也和女性身体各部分的敏感度有关。有些女性的乳头部分十分敏感，有些女性的乳头则毫无感觉；有些女性的阴蒂过分敏感，因此她们根本不喜欢阴蒂突起的部分被人触摸，另外则有些女性的阴蒂对刺激毫无反应。

如果说，女性的性高潮全都不一样，这句话可能并不完全正确。不过，对大多数男性来说，他们确实会觉得天底下没有两个完全相同的女人。至于女性的性特征具备多样性的原因，是因为女性性高潮的多样性一方面能够扰乱男性探知女性的受孕期，另一方面也能够协助女性探测男性的性能力。就像我们在前面说明过的，男性也能够通过女性各种形态的性高潮来学习性技巧。

例如场景36里面的那名男性，他对自己遇到的那名年轻女孩感到非常纳闷。其实，他实际上并不像自己所想的那样糟糕，相反，从繁衍成果的角度来看，他的人生算是相当成功。男人和他第一任配偶生了两个孩子，又和第二任配偶生了一个孩子（就让我们假设这些孩子都是男人亲生的）。不过老实说，男人其实还有可能生出更多的子女。在他整个人生当中，他曾在不同时期有过机会让7名女性为他怀孕生子，但就某种程度来看，他竟然每次都把大好机会白白错过了。其中有好几次，他甚至连射精的机会都没把握住。另外还有好几次，他原本是有可能让女人为他怀孕的，但没能好好把握住机会。除了他的两个配偶之外，男人曾经差一点就让第二个情人为他生下另一个孩子。男人前后总共花了一年的时间，才让女人完成受精，这段时间实在太长了。如果他能让她早一点怀孕，也许他就能瞒骗过情人的配偶，让那个男人替他养育自己的孩子。这样一来，男人的情人所怀的胎儿可能就不会流产，而且男人的繁衍成果也便可因此提高33%。

场景里的男人之所以错过和7个女人之间的繁衍机会，主要原因是由于惊讶、震惊与判断错误。男人虽然已经尽了最大的努力，但是女性性特征的多样性实在让他感到困惑。对这个男人来说，他每换一个女人，都会企图将过去的经验加以延伸。他以为过去对其他女人有效的挑逗、刺激和做爱技巧，也能适用于眼前的女人。就某种程度来说，男人过去用来接近女人的手段的确很有效。因为他已经接触过各种女人，这些经验逐渐累积起来，使他的性技巧更具机智与竞争力。然而，男人虽然经历过8个（7个女人和他做爱过，另外一名在做爱之前就离他而去）截然不同的女人，在他企图和第9个女人做爱时，仍然遭受败绩。

对动物来说，有些雄性动物从雌性动物那里得到的经验，同样适用于其他雌性动物，但有些雄性动物却无法故伎重演。而对某些种类的雄性动物（如人类）来说，故伎尤其无用，因为这些种类的雌性动物的基本繁衍策略是以瞒骗雄性为主。例如，人类女性个体除了借着无法预测的情绪与行为变化来蒙骗男性之外（请参见场景2），同时还会以多样性来扰乱男性对女性的认知。我们从这个场景里就看得很清楚，女性主要是以三种方式来表现自己与其他女性的不同之处，并且借此获得繁衍利益。

第一种方式，女性能对每名男性进行严格测试，以探知他们的经验与能力。

这种方式能帮助女性迅速了解男性是否对女性极有经验。因为女性之间的差异极大，只有经验丰富的男性才有可能知道某个女性的类型，并且懂得如何对付她。如果女性的主要目的是为了避免被传染上疾病，并且想要寻找一名忠实的配偶，她可能会比较倾向于天真又无经验的男性。相反，如果女性的主要目的是要物色一名天生具有魅力的男性，这时她可能就比较倾向于广受女性欢迎的男性。

第二种方式，每认识一名陌生男性，女性通常都在认识的初期阶段握有支配权。这种状况会一直持续到男性弄懂怎样才是对待女性的最佳方式为止。也因为这样，女性才能拥有足够的时间来接近男性，并以此了解这名男性是否适合担任她的长期配偶。例如在这个场景里，曾有三个女人对男人进行性取向测验，但她们最后都决定拒绝和他做爱。其中一个女人曾经花费极长的时间去了解这个男人，但在了解的过程中，女人努力限制男人在她体内射精的次数，同时也将她体内的精子储藏量都限定在最小范围。另外两个女人则在作出决定之前的一年当中，始终避免让男人在自己体内射精。这两个女人当中的一人最后还是决定离开男人，另外一人虽然曾经怀孕，后来却又流产了。

第三种方式，女性即使在接受男性作为自己的长期配偶之后，仍然能够按照自己的需要来教育男性，而这种教育却不至于变成协助男性进行外遇的手段。以这个场景里的例子来看，总算有两个女人（男人的第一个情人和第二任配偶）从男人身上发掘出某些魅力，这些魅力基本上弥补了男人无法和其他男性竞争的部分。于是，这两个女人对男人展开一段训练，花了不少工夫教导男人帮助她们获得高潮。老实说，这两个女人所做的努力也可能弄巧成拙，因为男人经过调教之后，他与其他男人竞争的能力可能因此大为增加，而且他也可能比以前更懂得诱惑其他女性。当然，这两个女人对男人的教导多少起到一些作用，不过，如果所有女性之间更具相似性，这些教育可能就会对男人更具效果。男人的第一任配偶所追求的则是另一种极端的策略。她自己完全无法得到高潮，所以也完全无法教导男人。结果，她不但使男人坐失一次外遇的机会，同时还延误了男人进行其他外遇的时机。

*

不难理解女性能从彼此之间的多样性获得极大的利益，然而这种利益的可能性仍然是有限度的。尽管每名女性都拥有其个别的性特征，但我们还是能根据这些性特征，而将女性大略地归纳成几种类别。这些类别可能是由遗传因素造成，也可能是群体为了保持平衡状态而产生的结果。只要每个类别的人数不致过多，这些类别便都能维持其有效的地位。

我们曾在前面说明过遗传因素形成的类别之间的平衡状态。例如双性恋和异性恋在整个群体当中所占的人数比例，以及拥有不同尺寸的睾丸的男性在群体中所占的人数比例，这些都是不同类别在进化的平衡状态中和平共存的实例。任何一种类别的人数过多时，这种类别获得成功的可能性就会降到平均水准以下。相反，任何一种类别的人数变少时，其成功率就会上升到平均水准以上。女性所拥有的这些令人难以置信的多样性，只是我们在上述平衡状态中遇到的最复杂的例子而已。我们在前面的场景中也曾提到，上述的平衡点将通过进化的过程来决定，换句话说，从繁衍成果的角度看，所有类别都能获得相同的成就。

这里提到的不同类别究竟是哪些类别呢？更重要的一点是，这些类别之所以彼此相异，只是为了不同而不同，还是每种类别都与性行为的其他部分有所关联呢？看起来，似乎是后者的可能性比较大。正像大型睾丸和双性恋的男性倾向采取某些性策略，各种形态的性高潮也显示出不同的女性分别倾向于采取某些特定的性策略。例如，某些形态的性高潮能帮助女性在其体内掀起精子战争，并从中获得最大利益；某些形态的性高潮则能协助女性获得体贴的配偶，同时也使女性对配偶表现忠贞，以此获取最大利益。由于女性性特征的多样性实在繁杂到令人惊讶的程度，我们只能按照这些性特征将女性大致分为四种类型。

第一种类型的女性生来就可能（有时能够，有时不能）获得所有形态的性高潮（包括自慰高潮、梦中高潮、前戏高潮、性交高潮、性交后高潮，有时也能同时获得多重高潮）。全体女性当中，只有5％的女性能够完全获得上述各种形态的高潮；25％的女性虽然能够分别获得上述各种性高潮，但却无法同时获得多重高潮；而另有40％的女性能够获得梦中高潮以外的所有高潮，但她们也无法同时获得多重高潮。这种类型的女性能够以我们在前面说明过的各种方式来调节体内的精子储存量，她们特别善于变换各种形态高潮的出现频率，以便使她所拥有的男性与性交机会发挥最高效用。因此，在精子战争能带来繁衍利益的状况下，这种类型的女性可以算是最善于利用精子战争的女性。

从全体来看，属于第一种类型的女性人数可能最多（约占75％），但即使是属于同一种类型，其中仍有相当惊人的差距。例如，这种类型当中约有30%的女性能够同时感受自慰高潮和梦中高潮，而另一方面，其中约有50%的女性只能获得自慰高潮，10%的女性只能获得梦中高潮。这种差异可能就像我们在前面提到的，正好反映出女性高潮的类型，其实是为了表现其多样性才会出现这么多的变化。而事实上，自慰高潮与梦中高潮导致的结果是完全一样的。至于女性究竟决定把重点放在哪种形态的高潮上，这种多样性则随女性的个别差异而变化。高潮形态的变化也可能在女性暗中准备进行外遇时发挥相当的影响力，但从调节体内精子储存量方面来看，变化高潮形态并不能起到什么作用。而且，由于同一种类型的女性之间仍然具备个别差异，每名女性所表现的行为（随具体情况与男性而改变）也会有许多不同之处。总之，女性性特征的多样性是我们永远都无法事先预测的。

第二种类型的女性则是天生采取回避策略。和某些女性以性高潮来调节体内精子储存量或引发精子战争不同，这种类型的女性完全避免采用这种方式。她们不仅从未有过单独获得高潮的经验（自慰高潮或梦中高潮），也从来不在男性面前到达高潮。但在大部分情况下，这种类型的女性调节精子储藏量的能力受到性高潮的影响反而很小。而且相对的，因为她们算是女性中的少数，反而因此获利。在全体女性当中，约有10%的女性天生无法获得自慰高潮或梦中高潮，对这些女性来说，调节精子储存量的任务就只好给有男性一起参与的高潮（指性交高潮等）来负责。她们仍然能够掌握调节精子储存量的各种方法，但对这些女性来说，她们还有一项比调节精子储存量更重要的任务，那就是必须选择一名具备性竞争力的男性作为配偶。另外还有一些女性（同样也占10%），虽然天生无法在男性面前到达高潮，但她们却能够获得自慰高潮或梦中高潮。这类女性也有办法调节体内精子储存量，因为她们可在暗中将子宫颈黏液过滤功能调节得较强或较弱。但这种方式的唯一缺点是无法在最后一刻改变主意，也无法在过滤功能太强的黏液当中立即打开通道。

第三种类型的女性几乎在每次性交当中都能到达高潮，这种类型的女性约占10%。只要这类女性能配合男性射精的时机以调整自己到达高潮的时刻，她们就能以此掌控体内的精子储存量，同时也能在精子战争当中扮演积极的角色。如果女性在男性射精前一两分钟到达高潮，这种高潮能使她体内的精子储存量变低，而在高潮过后，精子储存量则能重新提高。

最后一种类型的女性从来不曾有过任何高潮的经验，这类女性约占2%~4%。不论是性交高潮，或是自慰高潮与梦中高潮，她们全都从未经历过。然而，我们在前面已经说明过，这种类型的女性虽然不知高潮为何物，但她们仍然能够因此获利。因为这些女性不会教导配偶做爱技巧，所以她们的配偶也就无从学会追求外遇的技术。和前三种类型的女性比起来，这种类型的女性对精子战争的结果所拥有的影响力最小。而且，她们非常适合通过比较安全的手段来选择配偶，同时也能善用这种配偶关系。通常，在前次性交之后，女性的子宫颈黏液功能会逐渐变弱。这种类型的女性主要就是以静待子宫颈黏液功能逐渐变弱，来调节体内的精子储存量。不过，由于精子的数量对受精的作用远不如对精子战争来得重要（即使射出少数精子亦可使卵子受精，却需要大量的精子去和他人的精子斗争），既然这些女性的体内不可能发生精子战争，那么，每次性交究竟能留下多少精子在她体内也就无关紧要。

对女性来说，健康男性在其体内射精之后，她能够将超过受精需要的精子量保存在体内，但如果要求女性在其体内只能保存少于受精需要的精子量，这将是一件非常困难的事情。当然，如果精液当中完全不含精子，那么就算是女性将精液全部保存在其体内，她仍然不易受孕。通常这种情况并非由于男性的精液里面毫无精子，因为就算是接受过结扎手术的男性，他偶尔还是能将少量精子（可能数目少于100）射进女性体内而生下子女。精液中只含少量精子，比较可能的原因是男性的健康状况或体质因素使其无法制造精子（也许是无法制造几亿个精子，但能制造几千万个精子），其精液也就无法使女性受精。

不可否认，第四种类型的女性虽然能够避免受到传染病的侵害，但她们同时也牺牲了享有高潮的利益。在所有类型当中，这种类型的女性染患性病的可能性最小。不过也有个例显示，有些女性虽然天生不以高潮作为调节精子数量的手段，但她们一旦染上性病之后，很有可能会因此开始能够获得高潮。至于这些女性如何感受高潮，则视女性个别生理构造而定。假如这些女性的阴蒂很敏感，她们可能会突然有自慰的冲动。不过，通常这些女性的阴蒂生来就对刺激不太敏感，所以，她们可能很难通过自慰获得高潮。当然，这并不表示她们无法通过做春梦得到高潮。即使是接受过阴蒂切除手术的女性，也仍然可能获得梦中高潮。

女性按照其个人差异而采取不同的性策略，这种性策略也是对女性选择配偶可能发生微妙影响的最后一项变量，也是我们列举过的各项因素之外的另一项要素。换句话说，女性应该按照自己应对精子战争的方式，选择能够配合自己性策略的配偶。例如在场景35里那名拥有小型睾丸的男性，他非常善于看守自己的配偶，因此对那名从未到达过高潮的女性来说，选择这名男性作为配偶就很理想。同样，对这个场景里的另一名女性来说，由于她能获得各种形态的性高潮，也能从外遇行为及精子战争当中获得繁衍利益，所以她选择拥有大型睾丸的男性作为配偶就很合适。这名女性能因此从两方面获得繁衍利益：一方面，由于她的配偶是善打精子战争的常胜军，他制造的大量精子能把女性的情人的精子军队击溃；另一方面，由于她的配偶也会发生外遇，因此这名女性也能经常获得发生外遇的自由，以便借此追求她的繁衍成果。

最后，我们还要强调一点，这也是我们在这一章的其他场景里曾经强调过的：一般来说，所有女性的性特征虽然分别属于不同类型，但她们却应该拥有平等的繁衍成果。只要群体能维持适当的平等条件，群体中各类型的女性人数比例就能保持稳定。从结果来看，只要女性选择的配偶与其性特征相合，她应该就能利用与生俱来的各种形态的高潮去追求繁衍成果。

11

最后成绩

场景37　最后成绩

　　老人和他的配偶坐在屋子外面，他抬起满是皱纹的手掌，然后把那僵硬的手指伸向坐在身边的老妇。女人转过头来，微笑着用她那猫眼石一般已经模糊不清的眼睛注视着男人。总算全家都到齐了，这些子孙当中，有的人是花了好几天的时间才赶来的呢！这是几十年来，全家人第一次围绕在这对老年夫妇的周围，整个家族全都是这对老年夫妇花费了漫长人生所制造出来的成果。现在，包括他们自己在内，全家共有5代，他们的长子已经快70岁了，而最小的曾孙才出生两个星期。

　　老人凝视着老伴的脸庞，他自己的视力也和女人一样日渐模糊了。眼前那张真实的脸颊布满了深深的皱纹，那双失明的眼睛残酷地给女人带来许多不便，还有她那温柔的嘴唇之间露出仅存的一颗牙齿，女人是多么为她那颗牙齿深感骄傲啊！然而在这一瞬间，男人眼中看见的是从前那张光滑美丽的面庞、一双清澈明亮的眸子，还有那性感的嘴唇和发亮的牙齿。这一切，都曾在70年前让男人激情燃烧过。那些往事都像昨天才发生似的，深深印在男人的脑海里。他还记得那一天，他们奔跑着穿过树林，男人在女人身后追逐着。然后，他们躺在一片散发着香甜气息的树叶上，也是在这一天，男人爱抚着女人，并且第一次插入她那年轻得令人无话可说的身体。女人始终是个完美的配偶、母亲和祖母，对男人的一生来说，她实在是个无可挑剔的伴侣。男人还记得他们之间也曾经有过一段紧张时期，那是在女人即将停经之前。不过，这段紧张时期也只持续了不到5年。

　　男人有过很多外遇的机会，他也曾经遇到过无法把持的状况，不过，最后他还是坚持了下来。因为他不只是害怕染上疾病，更害怕失去自己的配偶。男人最后一次外遇的机会，是在他刚刚60岁的时候。那是一个轻浮的年轻女孩，她十分倾心于男人的地位和他保养得很好的身体。女孩邀请男人共度夜晚，但他拒绝了她。这可算是男人一生当中最聪明的决断之一。因为5年之后，那个女孩死于当地非常流行的一种性病。很可能在诱惑男人的那个晚上，她已经身染那种疾病。

要是男人那时也因病去世的话，他就无法在日后和家人共同渡过各种难关，也没法将他的经验传授给子女了。那么，他的配偶和全家人会过着怎样的日子呢？

男人遇到最后一次外遇机会的那一晚，他和配偶进行了一次性交。那也是他们最后一次做爱。总之，从那时起，他们觉得彼此年纪都很大了，没有必要再做那种对身体造成负担的事情了。而且，不管有没有做爱，他们之间反正已经够亲密的了。而这一刻，男人沉浸在从前的感情里，他对老伴说："你看起来真不错。"

女人又露出那唯一的一颗牙齿微笑起来。虽然慢性胃病正侵蚀着她的胃部，但身边的家人发出阵阵愉快的欢笑声，似乎能让疼痛减轻许多。女人伸出手用力握住老伴的手。10年以前，她的眼睛还能看得到他，而现在，似乎也没必要再去看他那些性格上的弱点和日渐衰老的模样了。渐渐地，配偶在她脑海里的形象不再是自己失明之前看到的老人了，他又变成多年前那个肌肉结实的年轻运动员。女人还记得他们裸体在湖中游泳的那一天，对于她第一次献身给他的那一刻，她比男人更清晰准确地记在脑海里。

他们花了好几年的时间才生出第一个孩子，不过，后来几个孩子都出生得非常顺利。女人从来不曾想要寻找外遇的机会。男人逐渐拥有财富与地位之后，女人最害怕的事情就是失去他这个配偶。在他们共同生活的这些年当中，男人曾有一段时期变得非常易怒而暴躁，但他却永远不失温柔、体贴和风趣。他们的家庭成员越来越多，女人总是期待他能成为一个更理想的配偶和一家之主。回想到这儿，女人再度询问老伴："有谁来了？你看见我们所有的孩子了吗？"

男人环顾着聚集在他们家门外的大批人群。不只是他的整个家族成员都到了，还有整个村庄的居民也聚集在这儿，他们打算整天都留在这儿举行庆祝活动。孩子们在四周奔跑追逐，也有的孩子嬉笑、争吵、哭闹。大人们则一群群地分散在各处，有些人坐在地上，有些人站在周围，大家一边喝酒，一边吃着点心，同时等待着盛宴开始。门前的空地上充满了谈笑声，偶尔还有人高声跟人打招呼。

男人一个一个地找到了自己的5个孩子所在的位置，他将孩子的名字一一念给老伴听。女人不断地点着头，是的，5个孩子都来了。女人总共生了8个孩子，不过其中两个在小时候就夭折了，还有一个孩子已经成家，在几年前50多岁的时候去世了。"再把孙子的名字告诉我。"女人又催促着她的老伴。男人知道他有

23个孙子,但他没法叫出全部孙子的名字。他念出12个他最熟悉的孙子的名字,他们都已经40多岁了。剩下来的孙子都比较年轻,有些人甚至还在青春期,对这些孙子的名字,男人就要求助他的配偶了。女人把他们的名字都记得清清楚楚,但这对男人来说,似乎没什么帮助。因为他就算是知道这些年轻孙子的名字,还是弄不清谁是谁。不过,即使如此,每当男人听到老伴念出一个名字时,他还是会回答:"来了。"

女人念完全体孙子的名字之后,满意地靠在自己的座位上。23个孙子都活着,这个数目比她那交往了一辈子的好友拥有的孙子人数还多3人。女人的这位好友也是她终生的竞争对手,那个女人是10年前去世的,她的一生都过着复杂又多样的性生活。女人现在回忆起那位好友,心中充满怀念的情谊。她们两个应该都算是十分幸运的,因为在她们那个年代,大部分的年轻女性不是死于疾病或意外,就是无法生育;就算她们能够生育,但生出的子女也会在成年之前夭折。在同年代的女性当中,女人和她的好友所生出的子孙人数,在这个村庄的人口里面占了相当的分量。

男人这时对他的老伴说,他希望她不会叫他计算他们的重孙数目。女人摇着头笑起来,就在这一刻,男人看见那个快满30岁的长重孙女。她手里抱着才出生没多久的新生儿,这个婴儿也是男人和他配偶最近得到的曾孙。女人告诉老伴,昨晚她和女儿好好计算了一下,他们全家应该有52人,另外还有4个婴儿马上就要出生,他们现在已经有16个曾孙。男人听了,轻松地靠在自己的座位上,他终于从计算人数的任务中解脱了出来。

"看看我们做的好事。"男人满意地提醒女人说,他又忘了老伴已经失明。女人听了,重新用力地握了一下男人的手掌,然后放开了他。她的心思全都放在周围的谈话声里去了。

突然间,人群中掀起一阵欢呼声。一群赤裸着身子的孩子领先从树林里跑到空地上来,紧跟在他们身后的,则是一群只有腰间挂着腰带的裸体年轻男人。男人们的肩上扛着三只用树枝叉好的巨大猎物。盛宴终于开始了。

我们曾经在这本书中一连串的场景里介绍过各种外遇的情形。按照场景中的人物所处的时机与情况来解释,他们都在企图抓住机会,尽可能地获得强过他人的繁衍成果。场景37是本书的最后一个场景，我们在这里要说明的是，只要情况与对象适宜，有时，一夫一妻制的伴侣关系也是获得较高繁衍成果的最佳手段。

这个场景同时也重新提醒我们，大约从300万年以前起，长期伴侣关系（包括一夫一妻制关系在内）就已经成为人类的性特征之一。我们那些过着狩猎式采集生活的祖先，不论他们分布的地区是从非洲大草原到南美与东南亚的热带森林，或是从澳洲土著所住的内地到加拿大爱斯基摩人所处的心脏地区，在大多数情况下，他们都拥有长期配偶关系，其中大部分是一夫一妻制。但我们的祖先并不像这个场景里的那对配偶，他们所建立的配偶关系并不需要持续一生，通常，每个人可能和两人或三人建立配偶关系。不过每段关系都是采取一对一的形态（偶尔也会发生外遇行为），而且通常这种关系会持续数年，配偶之间也会建立深厚的人际关系。这一点，和现代工业社会里的配偶关系非常相似。

在人类历史上，只有以农业生活形态为主的15000年之间，一夫一妻制曾经变成为一夫多妻制。这种制度使女性聚集在最富有（即拥有最多农田与家畜）的男性身边。尽管如此，一夫多妻制仍然是一种长期配偶关系，这种关系里的男性与数名女性之间也会建立起深厚的人际关系。而且，即使在这种一夫多妻的关系当中，不论是男性或女性，仍然被期待对其配偶表现忠贞。

直到最近数百年之间，工业化和都市化使得人类的配偶关系又重新转向一夫一妻制，或连续性的一夫一妻制。不过，就算是到了今天，大部分女性还是喜欢聚集在最富有、最有地位的男性身边。

就这个场景里的女人来说，她从来不曾发生过外遇行为，这对她是个很好的抉择。如果场景中的信息无误，女人的配偶不但是最理想的一家之主，也是最佳基因提供者。从繁衍的角度来看，女人在这种状况下发生外遇行为将不会获得任何利益，相反，她甚至还可能失去自己已经拥有的一切。女人和她那个性生活形态更多彩多姿的好友比起来，她所拥有的繁衍成果反而比好友略胜一筹。女人的好友很可能从一开始就没有遇到一个理想的配偶，而从繁衍成果的角度来看，如果女人的好友选择对配偶保持忠贞，也许她这一生获得的成就会更少。这两位女性一生的繁衍成果如何，主要在于她们是否有能力吸引理想的配偶，至于她们是否采取外遇作为自己的繁衍策略倒在其次。事实上，这两个女人确实曾经根据自己所处的环境做过最大的努力。

场景37里的男人也从来没有进行过外遇,这对他来说,也是一个很好的决断。他虽然能从外遇行为当中获得繁衍利益,但相同的,也可能因此损失甚多。尤其在他所处的地域,男人随时都有因外遇而患上致命疾病的风险;另一方面,他也可能因为外遇而失去珍贵的配偶。他的配偶不仅具备繁殖力、忠贞等优点,同时也是一个理想的母亲和理想的祖母。

　　尽管大多数人并非终生贯彻纯粹的一夫一妻制关系,但一般人主要还是通过长期配偶关系而获得其大部分的繁衍成果。只要我们能够根据时机与状况作出正确判断,诸如外遇、强奸、群交(团体性交)、性交易或是交换伴侣等性策略,都比单独的伴侣关系能提供更多的繁衍机会。但如果个人无法处理得当,或其本身缺乏体能及性格的要件,上述各种性策略相对都会给个人带来风险。

　　例如场景37里的这对伴侣,特别是这个男人,如果他曾经有过外遇行为并因此加入精子战争,也许他就能获得更高的繁衍成果。但这种推论只是一种假设,因为事实上,男人和他的配偶根据自己所处的环境判断之后决定避免外遇。他们都选择以忠贞的一夫一妻关系作为自己的繁衍策略,而从结果来看,他们显然都完全获得了成功。

　　然而,即使场景里这对伴侣始终遵行一夫一妻制,并且彼此都对伴侣保持忠贞,但他们仍然无法躲避精子战争的阴影。从表面看来,精子战争和这对伴侣似乎毫无关系,但实际上,他们的身体却始终都对这场永远不会来临的精子战争处于警戒状态。

　　不只是场景里的这对伴侣,我们每个人的身体都毫无例外地永远对精子战争采取警戒态势。事实上,在整个生殖年龄期间,人类的身体自始至终都对精子战争的可能性有所准备,以便随时作出适当的应对。当精子战争的可能性较小时,身体则采取最低限度的备战措施。然而,有时人类的身体还会表现出预期精子战争的行为,这时,预期外遇的情绪便会提高身体的备战程度。在大部分情况下,这种预期通常只不过是一种幻想,真正的精子战争并不会发生。不过,即使在今天这个时代,绝大多数的男性在其一生当中,至少都能有一次机会将这种梦想付诸行动,并因此涉入精子战争。同样的,绝大多数的女性在其一生当中,至少都能有一次机会表现和男性相同的行为,并因此主导精子战争。精子战争一旦发生,每个人的身体早已做好万全的准备,这时精子战争反而可能成为增加繁衍利益的机会。

相信读者在读到这本书之前，很少有人曾对精子战争及其结果认真地思考过。但不可否认的是，如果没有了精子战争，人类的性生活一定会失色不少。在人类进化的过程中要是没有精子战争，那么人类现在只会有一个小小的性器，同时只会制造很少的精子，而且女性将不会有性高潮，性交过程中也不会有前后抽动，所有与性有关的梦想、幻想，甚至自慰行为都不会存在。每个人终其一生只需要性交十几次。因为，只有在必须且有可能受精时，我们才需要进行性交。事实上，如此一来，整个人类文化（其中包括性与社会、艺术与文学等）都将大为改观。

在过去几千年里，精子战争曾对社会构造作出贡献；而相对的，在最近数年之间，我们也看出精子战争从两方面发生了变化。这两种变化分别来自社会方面与科学方面：首先是社会方面的变化。各国政府都陆续地成立了儿童保护机构，这表示政府企图将支持单亲子女的经济责任从社会转移到那些不肯负起责任的亲生父亲身上。事实上，这实在是个非常有趣的现象。因为不论在什么地方，都有些男性为了避免负起抚养子女的责任而拿精子战争做借口，表示怀疑孩子不是自己亲生的。到目前为止，这类否认自己是亲生父亲的声明都只好不了了之。另外，随着科学的进步，DNA比对鉴定为这类纠纷提供了决定性的检验手段。我们比较感兴趣的是，今后上述的儿童保护机构及父子关系鉴定测验，究竟会对人类的性策略及精子战争所扮演的角色产生怎样的影响。

我们认为主要影响可分两方面来说：第一，男性今后想要到处播种会变得比以前困难。即使他们想否认自己是亲生父亲，而把孩子丢给母亲去养育，也不再像从前那么容易。第二，女性今后想要蒙骗男性养育别人的孩子，也会变得比较困难。将来男性碰到可能被迫负担养育责任的子女出生时，他们就会按照惯例要求（或甚至将这种要求变成男性的权利）孩子接受亲子关系的鉴定。

综上所述，以上两种传统的性策略今后将逐渐失去其原有效力，而相对的，另有一些目前并不普及的性策略反而更能带来繁衍成果。例如，女性将比目前更自由地为多数的男性生下子女。她们不仅可能从多数男性身上获得遗传的利益，同时也可能获得长期的经济支持。在女性为数名男性生下子女的过程中，为了使她的男性后代也能拥有极具竞争力的精子，她仍会企图挑起精子战争。但从策略的结果来看，女性已不需要冒险去靠政府给予的微薄补助来养育子女（即男性不肯承认自己是孩子的亲生父亲）。当然，对女性来说，她们会发现，要对数名伴侣隐瞒自己的行为，即使并非不可能，但也会比从前更为困难。不过，事实上，今后女性将越来越不需要隐瞒自己同时拥有多数伴侣这件事。老实说，今后女性可能对配偶的需求都会变得越来越弱。而就算女性拥有一名配偶，配偶对她的遗弃也不会像过去那样给她带来损伤。从另一方面来看，男性反而能够利用女性这种潜在的经济能力。今后他们也不再需要蒙骗其他男性帮自己养育子女，即使抚养别人的子女，也将在明了一切的状况下进行，同时他们也能判断，这种养育子女的方式将是利大于弊。男性甚至可能会觉得，自己的配偶为其他男性生育子女也能给他们带来额外收入，这对他们养育自己的子女也有帮助。

上述的两性行为可能会使两性之间的长期伴侣关系逐渐减弱，同时肯定会使两性关系的本质发生变化，但这种长期伴侣关系今后可能还是会继续保持下去。男性仍然会好好看守自己的配偶，以免卷入精子战争，女性也会不断地从非经济层面去追求能够帮助自己养育子女的伴侣。然而，如前所述，由于养育子女的经济支持问题已获解决，鉴定父子关系的技术日益发展，因此这种一对一的配偶关系的有效期将会逐渐缩短。不论是对男性还是女性来说，在他们具备生殖能力的期间，这种一对一的配偶关系将不断反复建立，而每段关系能够维持的期限则大约正好足以养育一名或两名子女。

对男性来说，今后繁衍成果将会倾向于，集中在富裕且具有地位的男性身上。这种结果不仅是出自于男性的潜意识，同时也可能是儿童保护条例必须诉诸立法人员的理由（因为立法人员也是具有地位的男性）。今后只有富有的男性才有能力和数名女性生养子女，因为只有这样的男性才会成为女性的目标。而对比较贫穷的男性来说，当他们有机会和配偶之外的女性做爱时，将会面临更多压力，因为他们必须比从前更加谨慎，以免留下任何证据。

尽管男女的繁衍策略今后会发生某些变化，但也有某些部分永远都不会改变。除了以手势、脑部手术或注射激素等方式之外，人类在潜意识里想要尽可能地生出大量后代的欲望是永远无法消除的。同样，只要男性拥有的基因和环境许可，他们永远都希望尽可能地与多数的女性生出大量子女，这种男性潜意识里的欲望是永远都不会改变的。对女性来说，只要拥有的基因和环境许可，她们永远都想追求最佳的基因，并为子女寻求最好的生活支持，这种女性潜意识里的欲望也是永远都不会改变的。

另一方面，中国以前实施的强制性"一胎制"政策，则正好灵活地反映出人类的基本繁衍策略如何适应社会的变迁。这项政策虽然成功地降低了每名女性所生的子女人数（平均1名女性生出1.6个婴儿），但整个社会的孩童性别比例也连带地受到了影响，男女婴儿人数之比因此变成了1.6：1。造成这种结果的原因是什么呢？从本质上来看，上述的强制政策对女性潜在的繁衍成果造成的损害，要比对男性的损害更严重。因为获得繁衍成就的男性只要能抓住机会，秘密地和许多女性进行性交，并在精子战争中获胜，他就可能生出大量子女。而相对的，女性想要比其他女性拥有更多子孙，唯一的办法就是生出一名像上述男性那样的儿子。当然，男性若是能生出一名这样的儿子，他的繁衍利益也会因此大为提高。所以，在今日中国实施的一胎制政策下，有人甚至会为了获得生出男孩的机会而去谋杀女婴，不论他们的意识里如何解释自己的欲望，他们的行为只不过是人类期待强化繁衍成果的生物学反应而已。

我们在本书之中说明过的所有繁衍策略，都适用于任何新式的环境。不论将来科学如何进步，社会如何变迁，凡是和精子战争有关的行为特征仍将永远存在。正因为如此，精子战争亦将在未来的时代中，继续扮演构成人类性特征的重要角色。